# 제약바이오산업
## 실전문제

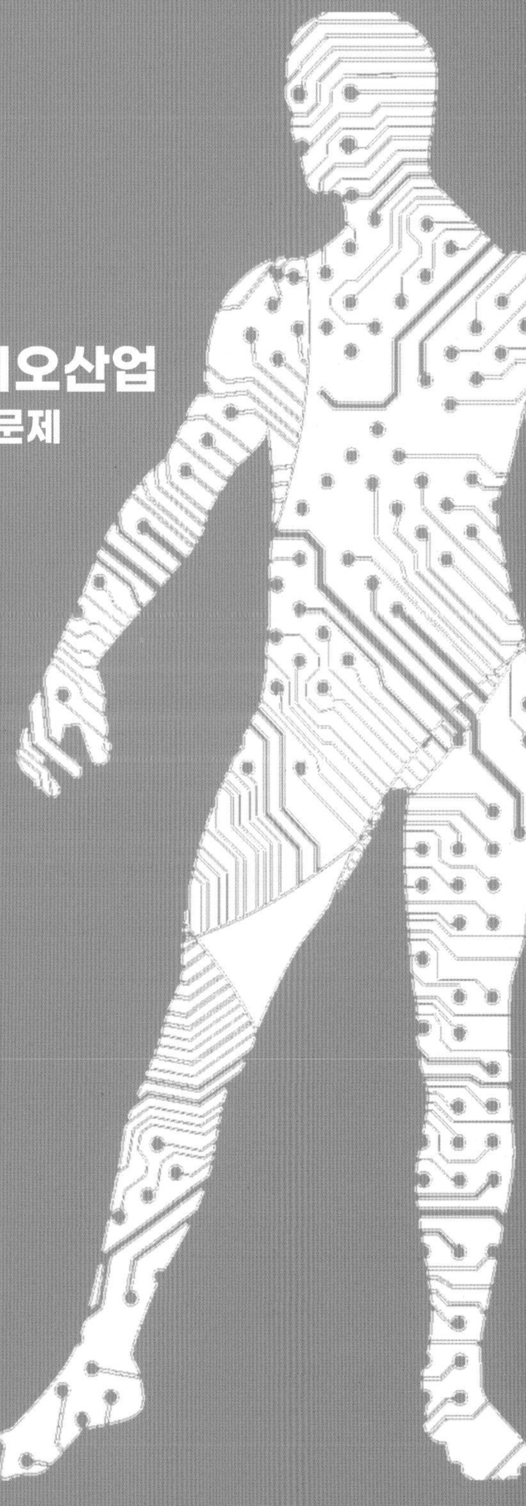

# 제약바이오산업
## 실전문제

초판 1쇄 인쇄 | 2024년 07월 05일
초판 1쇄 발행 | 2024년 07월 18일

지 은 이 임형식
발 행 인 장주연
출 판 기 획 이성재
책 임 편 집 배진수
편집디자인 주은미
표지디자인 김재욱
일 러 스 트 김제도
제 작 황인우
발 행 처 군자출판사(주)
등록 제4-139호(1991. 6. 24)
본사 (10881) **파주출판단지** 경기도 파주시 회동길 338(서패동 474-1)
전화 (031) 943-1888 팩스 (031) 955-9545
홈페이지 | www.koonja.co.kr



※ 해당 저서는 산업통상자원부 및 한국산업기술진흥원(KIAT) 연구비 지원에 의한 연구임(P0013990)
※ This work was supported by the Industrial Strategic Technology Development Program(P0013990), Convergence technology diffusion type Professional Human Resources Development Project funded By the Ministry of Trade, Industry & Energy

ISBN 979-11-7068-147-2 (93510)
정가 25,000원

# 제약바이오산업 실전문제

# 머리말

제약바이오산업은 사람의 생명과 건강에 직접적인 영향을 미치는 의약품을 연구개발 즉 신약후보물질연구, GLP, GCP 과정을 거쳐 의약품을 허가 받은 후, GMP 시설에서 생산, 판매, 시판후 재심사, 재평가 과정을 통하여 지속적인 안전성과 유효성을 입증하는 산업으로 국가에서 엄격한 규제를 하고 있다. 또한 신약개발을 위한 연구개발부터 원료 및 완제의약품의 생산과 판매 등 모든 과정을 포괄하는 첨단 부가가치 산업으로 기술집약도가 높고 신제품 개발 여부에 따라 매우 높은 부가가치를 창출할 수 있는 미래 신성장 동력 산업으로 타 산업과 다른 뚜렷한 특성을 가지고 있는 산업으로 각 분야에서 매우 전문성을 요구하고 있는 산업이다.

이러한 제약바이오산업을 이해하는 과정에서 보다 정확한 이해를 위하여 제약바이오산업의 실무 책에 실전문제를 제공했으나, 많은 독자 분들께서 실전문제에 대한 해답(解答)을 요구하여 이 책을 집필하게 되었다.

실전문제는 필자가 지난 2016년부터 현재까지 대학에서 제약산업학 개론, 임상시험관리, 의약품인허가, 건강보험정책, 약가정책 개론, 제약산업정책, GMP, 생산관리, 제약마케팅, 글로벌 제약마케팅, 바이오산업 시장평가 등 제약산업 관련 과목을 개설하여 학습하던 중 궁금한 사항을 보다 쉽게 이해하기 위하여 모든 학생이 참여하여, 생각하고, 질문을 하는 과정에서 만들게 되었다.

제약바이오산업은 다른 산업과 다르게 환자의 질병과 건강을 다루는 분야로 규제가 있고 또한 의약품의 최종 수혜자인 환자들이 치료받기까지 제약산업의 이해, 신약개발과정, 임상시험단계, 의약품 인·허가 결정과정, 시판 후 의약품 안전관리, 생산, GMP, Validation, GSP, 보험 약가 및 가이드라인 결정, 병원구매 및 의사의 처방 결정까지 다양한 관련부서와 관계자가 연관되어 있는 것을 이해해야 한다. 즉, 제약산업은 전반적인 제약산업의 특수한 상황의 이해와 현재와 미래 제약산업 Market Trend의 이해가 선행되어야 한다. 이러한 이유로 **실전문제에 대한 해답은 규제기관, 제약회사, 유통회사, 제약산업의 1차 고객인 의료인, 약국, 의약품 최종소비자인 환자 등 다양한 이해관계자들의 입장에 따라 다를 수 있다.**

제약바이오 회사의 실무영역인 제약산업의 개요, 의약품의 제품기획, 신약후보물질연구, 의약품연구개발, GLP, GCP, 의약품 인허가, 의약품 안전관리, 의약품 약가, GSP, GMP, Validation, 영업마케팅까지 총괄적이고 통합적 식견을 무장하여 실질적으로 업무수행이 가능하도록 종합적인 지식을 보다 정확하게 이해하기 위하여 이 **책에서는 제약바이오산업 실무 책의 Chapter 별 실전문제의 해답을 제공합니다. 해당 질문에 대한 정답(正答)보다는 저자의 주관적인 생각, 의견, 대안을 제시한 내용입니다.** 이 책이 제약바이오산업에 진출하고자 하는 학생들과 제약바이오 회사에 근무하시는 분들께 조금이라도 도움이 되어 제약바이오산업이 한 단계 발전되기를 기대합니다.

**임형식**

# Contents

# Part 03 임상시험

## Part 05 의약품 약가

# Part 06 국민건강보험

## Chapter 01 국민건강보험 220



## Chapter 02 건강보험과 의료비 244

## Part 08 의약품유통



## Part 09 제약바이오마케팅

# Part 01

# 제약바이오 산업의 현황

Chapter

# 01

# 국내 제약바이오산업 현황

Q&A

# Q 001 제약산업 고용 인력은 증가할까? 줄어들까? 그 이유는?

**A**

제약바이오산업은 인구 고령화와 만성질환, 신종질병의 증가에 따른 의약품 수요 증가로 인해 세계경제의 저성장 기조에도 불구하고 탄탄한 성장세를 이어가고 있다. 더불어 COVID-19로 인해 제약바이오산업의 중요성이 높아지면서 전 세계 처방의약품 시장은 지속적인 성장이 기대되고 있다.

4차 산업혁명 시대의 도래와 제약산업의 꾸준한 성장으로 제약 분야 종사자는 앞으로도 꾸준히 증가할 전망이다. 한국의 제약산업도 지속적으로 성장하면서 일자리 창출을 선도하고 있다. 저성장 기조에 따른 제조업계 전반의 고용감축 흐름과는 달리 매년 지속적인 인력 채용으로 제약산업 종사자는 지속적인 증가를 가져오고 있다. 양적으로도 질적으로도 석·박사 등 양질의 인력 유입을 통해 고용시장에 활기를 불어넣고 있다.

한국보건산업진흥원의 2023년 4분기 보건산업 고용동향에 따르면 2023년 4분기 제약산업의 고용현황은 8만 1,000명으로 전년 동기대비 2.4% 증가했다.

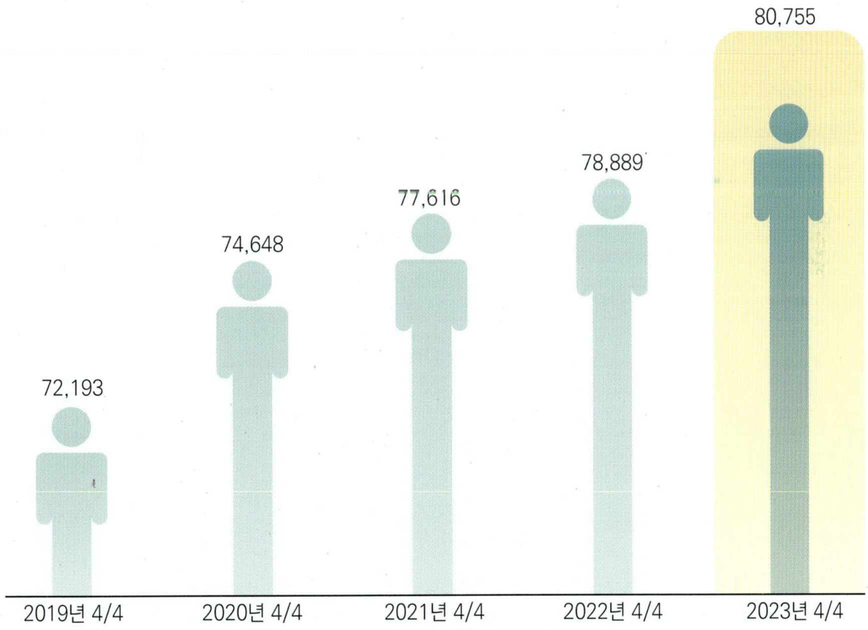


**그림 최근 5년간 국내 제약산업 고용현황.**
(출처: 한국보건산업진흥원, 2023년 4분기 보건산업 고용동향)

## Q 002 국내제약회사 영업이익률은 높은가? 낮은가? 그 이유는?

**A**

영업이익률(operating profit margin, OPM)은 기업이 영업활동으로 얼마나 효율적인 이익을 창출하는지를 나타내는 비율이다. 전체 매출에서 영업이익이 차지하는 비율이 얼마인지를 나타내는 지표로, 회사의 비용 관리와 재무 건전성, 안정성 등을 평가한다.

2023년도 경영실적을 발표한 국내 상장 제약바이오사 100곳의 공시 자료를 분석한 결과, 총 매출 대비 영업이익률은 2023년 평균 영업이익률은 9.5%로 2022년 9.7% 대비 0.2%p 감소한 것으로 확인됐다. 이들 기업의 2023년도 총 매출액은 33조 6,292억 원으로 2022년도 31조 6,855억 원 대비 6.1% 성장했다.

매출액은 늘었지만 영업이익률이 감소한 이유는 제네릭 비중이 높아 가격 경쟁률이 매우 치열했기 때문이다. 특히, 2023년 매출 5,000억 원 미만 제약사 60개 제약사 영업이익률 평균은 2.69%였다. 이는 2022년 영업이익률 평균이 4.77%였던 것과 비교하면 2.08%p 줄어든 수치다.

2023년도 누적 영업이익률은 삼성바이오로직스가 30.1%로 가장 높았다. 2위 셀트리온(29.9%), 3위 유나이티드(19.7%), 4위 JW생명과학(14.9%), 공동 5위 한미약품, 종근당(14.8%)이다.

**표. 제약바이오기업 2023년 영업이익률 TOP 10**

| 순위 | 제약바이오사 | 분기 영업이익 | | | | 누적 영업이익 | | |
|---|---|---|---|---|---|---|---|---|
| | | 당기 (4분기) | 영업 이익률 | 전기 대비 증감 | 전년동기 대비 증감 | 당기 (12개월) | 영업 이익률 | 전기 대비 증감 |
| 1 | 삼성바이오로직스 | 3,500 | 32.6% | +9.9% | +11.9% | 11,137 | 30.1% | +13.2% |
| 2 | 셀트리온 | 184 | 4.8% | -93.1% | -81.7% | 6,515 | 29.9% | +0.7% |
| 3 | 유나이티드 | 104 | 14.7% | -35.0% | -18.8% | 549 | 19.7% | +14.0% |
| 4 | JW생명과학 | 80 | 14.9% | +28.1% | +0.9% | 309 | 14.9% | +13.9% |
| 5 | 한미약품 | 701 | 16.6% | +21.9% | +80.5% | 2,207 | 14.8% | +39.6% |
| 6 | 종근당 | 1,144 | 22.7% | +105.2% | +515.2% | 2,466 | 14.8% | +124.4% |
| 7 | JW중외제약 | 333 | 16.2% | +27.5% | +16.1% | 1,003 | 13.4% | +59.3% |
| 8 | 환인제약 | 65 | 11.0% | -17.1% | +2.9% | 302 | 13.1% | +1.2% |
| 9 | 하나제약 | 59 | 10.2% | +6.3% | -27.4% | 270 | 12.0% | -13.3% |
| 10 | 대웅제약 | 287 | 7.9% | -2.4% | +127.3% | 1,226 | 8.9% | +28.0% |
| | 코스피 평균 | | | | | | 10.6% | |

출처: 약업닷컴, 2024년 3월 사업보고서

## Q 003 의약주권이 왜 중요한가?

**A**

의약품의 개발생산은 인구 고령화, 생활습관의 변화 등에 따른 만성질환 증가로 인한 의약품 수요증가에 맞춰 국내 시장에 생산·공급하는 과정이 일반적이다. 또한 생산된 의약품 수출을 통하여 의료비용과 사회적 비용을 크게 절감할 수 있게 한다. 국내 제약산업이 생산시설 등 제반 시설과 의약품 개발기술이 국제적 요구에 부합하지 못하면 제약산업은 더 이상 성장, 발전하지 못할 것이다. 국내 제약산업이 성장하지 못하고 붕괴할 경우 의약품의 안정적 공급에 차질을 빚는 것은 물론 연쇄구조조정으로 이어지면서 대규모 고용 감축이 이루어지고, R&D 축소 등 사회적, 경제적으로 심각한 문제가 발생한다. 국내 제약산업이 무너지면 결과적으로 해외에서 수입되는 의약품에 대한 의존도가 심화되어 이에 따른 약가에 대한 정부의 통제력이 약화될 것이다. 이는 곧 국민의 약값 부담이 증가되는 현상으로 이어질 수밖에 없다. 동남아 국가들 중 국내 제약산업 기반이 무너져 다국적 제약사와 수입의약품에 국민건강권을 의존하는 국가들이 많다. 싱가포르, 말레이시아, 베트남, 대만 등 동남아시아의 경우 제약시장의 80% 이상, 브라질과 페루 등 중남미 국가들도 70% 이상을 수입의약품에 절대적으로 의존하고 있다. 자국 제약산업 육성에 실패한 필리핀은 오리지널 의약품을 세계 각국의 평균치보다 비싼 가격으로 구매하여 사용하고 있다. 동남아시아 국가는 의약품자급률이 20%에 불과하지만 한국은 2020-2022년 평균 완제의약품 자급률은 70%이다. 반면 원료의약품 비중은 낮다.

**표. 국내 의약품 자급도** (단위: 백만원, %)

| 구분 | | 2018 | 2019 | 2020 | 2021 | 2022 |
|---|---|---|---|---|---|---|
| 원료 | 생산 | 2,561,639 | 2,470,647 | 3,542,591 | 3,045,490 | 3,379,161 |
| | 수출 | 1,746,824 | 1,981,471 | 2,034,048 | 2,272,080 | 2,953,619 |
| | 수입 | 2,267,225 | 2,530,142 | 2,626,897 | 2,395,489 | 3,144,739 |
| | 국내 자급도 | 26.4 | 16.2 | 36.5 | 24.4 | 11.9 |
| 완제 | 생산 | 18,543,783 | 19,842,531 | 21,023,589 | 22,445,107 | 25,571,174 |
| | 수출 | 3,396,302 | 4,076,640 | 7,930,785 | 9,092,092 | 7,502,533 |
| | 수입 | 4,888,020 | 5,524,773 | 5,943,785 | 8,871,285 | 8,220,598 |
| | 국내 자급도 | 75.6 | 74.1 | 68.8 | 60.1 | 68.7 |

## Q 004 최근 신종 바이러스 감염증이 유행하는 이유는?

**A**

제러드 다이아몬드의 '총, 균, 쇠', 윌리엄 맥닐의 '전염병의 세계사'에서도 볼 수 있듯이 바이러스나 각종 세균으로 인한 감염병은 오랫동안 인류의 생존을 위협해 왔다. 실제로 2002년 사스(중증호흡기증후군), 2009년 신종인플루엔자(H1N1), 2014년 서아프리카 에볼라바이러스, 2015년 메르스(중동호흡기증후군)를 비롯해 지카바이러스, 코로나-19 등 새로운 질병의 발현은 기후변화가 중요한 원인 중 하나로 작용하고 있다. 최근 인류를 위협하는 신종 감염병 대부분은 동물들로부터 유래된 인수공통감염병이라는 특징을 갖고 있다. 신종 감염병 대부분이 과거에는 일부 지역에서만 발생하던 토착 질병이었지만 교통수단의 발달과 국제 교류의 증가 때문에 쉽게 퍼져 나가고 이동과정에서 병원균이 변형돼 독성이 강해지고 있다. 놀랍게도 감염병의 증가와 독성이 강해지는 이유는 지구온난화로 인한 기후변화 때문이다.

국제동물보건기구(OIE)도 "기후와 환경변화는 가축전염병 발생에 상당한 영향을 미치는 요인"이라고 강조하고 있다. 기후변화로 인한 기온상승과 강우 패턴의 변화, 대기 중 이산화탄소의 증가는 병원체의 성장속도를 빠르게 하고 모기, 설치류 등 질병 매개 동물의 생육환경은 바꿔서 병원균은 더 쉽게 옮기도록 변하고 있는 상황이다. 저개발국가들의 산림자원 훼손과 도시화는 위생상태 악화, 물 공급 부족, 인구밀도 증가를 가져와 감염병 전파의 속도를 높이고 있다. 이와 함께 각종 화학물질로 인해 내분비 호르몬이 영향을 받아 면역기능이 약화되는 것 역시 신종 및 인수공통감염병 증가의 요인으로 꼽히고 있다.

## Q 005 전문의약품의 비중이 지속적으로 증가하는 이유는?

**A**

식품의약품안전처의 의약품 생산현황을 연도별로 분석한 결과, 2022년 의약품 생산품목은 2만 1,298개로, 지난 2018년의 1만 9,539개에 비해 1,759개 늘어났다. 제약사들은 일반 의약품 생산을 줄이고 전문약 생산은 늘린 것으로 분석됐다. 지난 2018년 전문약 생산품목 수는 1만 4,203개에서 2022년에는 1만 6,414개로 전문의약품 수가 2,211개 증가했다. 반면에 일반의약품 생산품목 수는 2018년 5,336개에서 2022년 4,884개로 일반의약품 수가 452개 감소하였다. 일반의약품 생산액은 2018년 2조 9,586억 원에서 2022년에는 3조 5,848억 원으로 5년간 6,262억 원이 늘어났다. 전문의약품 생산실적은 21조 9,864억 원으로 완제의약품 중 86.0%를 차지해 최근 5년간 83-86%의 수준을 유지했다. 최근 코로나19백신과 치료제의 생산 증가, 고령화에 따른 만성질환 치료제 사용 증가 등 전문의약품의 높은 수요, 국내 제약업체의 개량신약 및 제네릭의약품 개발 등으로 인해 전문의약품 비중은 지속적으로 증가할 것이라 예상된다.

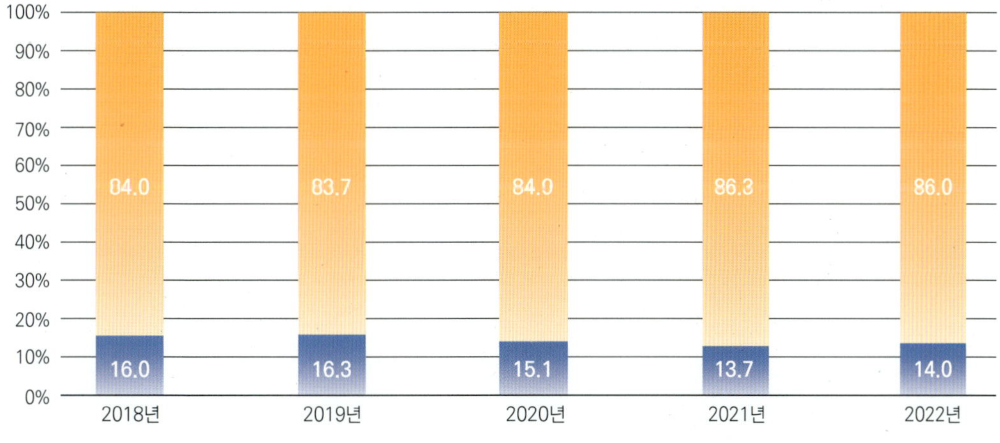


그림 **전문의약품 vs 일반의약품 생산실적 비중(단위: %).** (출처: 2023 제약바이오산업 DATABOOK)

## Q 006 완제의약품비중의 수출 비중이 높은 이유는?

**A**

2022년 의약품 전체 수출액 중 완제의약품 수출 비율이 72%(58억 달러)로 2019년 이후 큰 폭으로 증가하였다. 특히 의약품 전체 수출실적 상위 20품목 중 바이오의약품은 백신과 바이오시밀러 등 바이오의약품이 수출 비중의 약 60%를 차지하였는데, 코로나 19의 풍토병화(endemic)로 코로나19 백신과 치료제의 수출은 점차 감소하겠지만, 글로벌 바이오시밀러 시장의 확대로 인해 국내 바이오시밀러 관련 제품 수출이 지속적으로 증가할 것으로 예상된다.

완제의약품 생산 규모는 지속적으로 증가하고 있고 완제의약품 제조에 필요한 원료의약품 생산은 2019년 이후 증가 추세를 보이고 있다. 국내 제약기업 대부분은 시간과 비용이 많이 투입되는 신약개발보다는 제네릭 위주의 사업구조를 가지고 있어 높은 수익창출이 어려운 구조적인 한계를 가지고 있다. 2022년 우리나라 의약품 수출액은 81억 달러로 수출경쟁력은 주요국 대비 미흡한 수준을 보이고 있으나 수출액은 지속적으로 증가하고 있다.

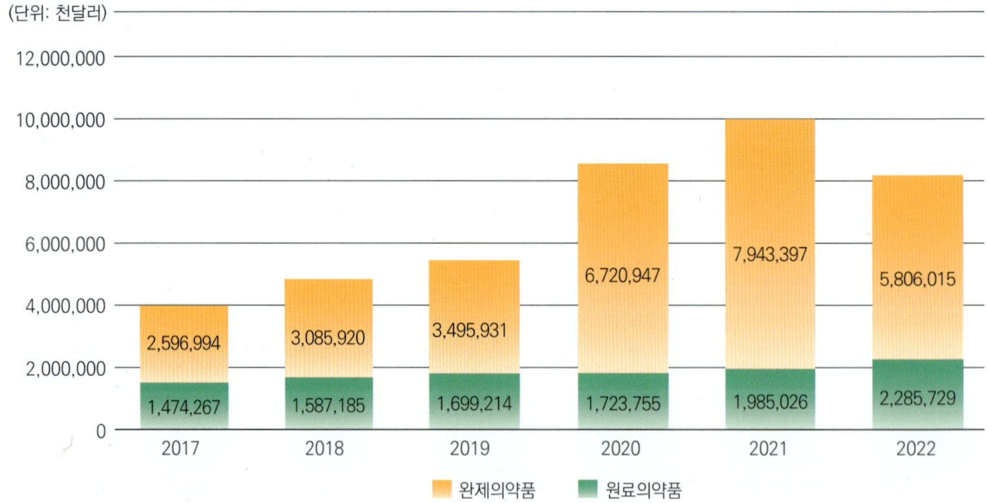


그림 **의약품 수출 현황(2018-2022).** (출처: 2023 제약바이오산업 DATABOOK)

## Q 007 의약외품 수출이 지속적으로 증가할까?

**A**

약사법에 따르면 의약외품(quasi-drug)은 의약품의 용도로 사용되는 물품을 제외한 것으로, 사람·동물의 질병 치료나 예방에 쓰이는 섬유·고무 제품, 인체에 대한 작용이 경미하거나 직접 작용하지 않으며, 기구 또는 기계가 아닌 것과 이와 유사한 것, 감염병을 막기 위한 살균·살충제 등이 포함된다.

- 사람이나 동물의 질병을 치료·경감(輕減)·처치 또는 예방할 목적으로 사용되는 섬유·고무 제품
- 인체에 대한 작용이 약하거나 인체에 직접 작용하지 않는 제품
- 감염병 예방을 위하여 살균·살충 및 이와 유사한 용도로 사용되는 제품

2020년에 코로나19 영향으로 마스크와 외용소독제 중심으로 방역물품 생산 증가에 따라 의약외품 생산액과 수출액이 급증했다. 현재는 엔데믹의 영향으로 의약외품 생산액과 수출액이 감소하고 있지만 향후 다양한 감염병 예방물품의 수요가 증가하면서 생산과 수출이 지속적으로 증가될 것으로 예상된다.

## Q 008 국산신약이 허가 받은 대부분의 임상시험은? 이유는?

**A**

국산 신약은 대부분 3상 임상시험에 '비열등성 시험 방식'을 도입하여 접종군, 위약대조군으로 효능이 입증된 약품과 새로 개발된 약품을 비교해 효과가 떨어지지 않거나 같거나 그 이상일 경우를 증명하는 식으로 진행하게 되는데, 국내에서 비열등성 시험방식으로 3상 임상시험을 하는 경우 4,000명 이상이 참여하면 안전성 검증이 가능하다고 보고 있다.

한미약품이 개발한 호중구감소증치료제 '롤론티스'는 국산 33호 신약이다. 롤론티스는 바이오의약품의 약효를 늘려주는 한미약품의 독자 플랫폼 기술 '랩스커버리(LAPSCOVERY)'가 적용됐다. 롤론티스는 주요 타겟 장기인 골수에 특이적으로 분포하여 지속적으로 작용함으로써 기존 제품 대비 우수한 조혈모세포 분화 및 증식 효능을 갖고 있으며 비열등성 임상으로 효과를 입증했다.

대웅제약이 개발한 위식도역류질환치료제 '펙수클루정'은 국내 순수 자체 기술로 개발한 국산 34호 신약이다. 펙수클루정은 위벽에서 위산을 분비하는 양성자 펌프를 가역적으로 차단하는 기전의 P-CAB (potassium-competitive acid blocker) 제제다. 펙수클루정은 임상을 통해 PPI 계열 치료제 대비 신속한 증상 개선 및 효과의 지속성을 입증했다. 또 투여 초기부터 주간, 야간에 관계없이 즉시 가슴 쓰림 증상을 개선했다. 특히 증상이 심한 환자에게 투여했을 때 비교군인 에소메프라졸(Esomeprazole) 대비 3배 많은 환자에게서 가슴 쓰림 증상을 개선했다.

아이큐어가 개발한 치매치료용 패치제 '도네시브 패취'는 세계 최초의 도네페질 패치제다. 도네시브 패취는 한국, 대만, 호주, 말레이시아에서 약 400명의 경증·중등증 치매환자를 대상으로 24주간 진행한 임상3상을 통해 기존 경구제 대비 패치제의 비열등성을 확인했다. 또 기존 도네페질 경구제 복용 환자도 복용량에 상응하는 패취제로 전환 시 유의한 효과 차이가 없음을 확인했다.

한림제약이 개발한 급성기관지염치료제 '브론패스정'은 백부근을 첨가한 복합생약추출물이다. 급성기관지염환자 대상 임상3상에서 펠라고니움시도이데스 정제와 급성 기관지염 효과와 안전성을 비교 평가했다. 그 결과, 브론패스정이 펠라고니움시도이데스 정제에 비해 열등하지 않음을 확인했다. 비열등한 증상 개선 효과를 보였다. 또 임상시험을 통해 기존 급성기관지염 치료제(항생제)의 부작용이 없는 것으로 확인됐다.

임상시험을 진행하기에 앞서 임상시험을 어떻게 설계할 것인가 하는 것은 매우 중요하다. 신약 개발 과정에서 많이 쓰이는 임상 연구법은 다음과 같다. '평행 연구(parallel design)'의 특성은 신약인 A를 위약 또는 타 약제인 B와 비교해 A의 우월성 및 동등성을 시험하는 연구다. '교차시험(crossover design)'은 약제 A와 B를 일정 기간 비교해 실험한 후 약제만 서로 바꾼다. 이때 각각의 투여군은 그대로 나뉘어 있는 상태여야 한다. 단, 두 가지 이상의 약제를 동시에 연구 주제로 진행하기 때문에, 연구를 끝까지 끌고 가기가 어렵다는 단점이 있다.

〈계속〉

A

임상 시험은 목적에 따라 분류되기도 한다. 보통 우월성(superiority), 비열등성(non-inferiority), 동등성(equivalence)을 증명하기 위한 연구들로 나뉜다.

- 우월성시험(superiority trial)은 시험약의 효과가 위약이나 대조약보다 우월함을 입증하는 고전적인 비교형태이다. 위중한 질환에서 기존의 치료약이 존재할 경우, 위약으로 우월성시험을 하는 것은 비윤리적일 수 있으므로 이 경우에는 대조약으로 위약이 아닌 기존 치료약을 사용한다.
- 비열등성시험(non-inferiority trial)은 표준치료가 이미 잘 확립된 경우 신약이 표준치료보다 우월성을 입증하기가 어렵다. 따라서 효과는 비열등하고 기존의 치료보다 편의성을 개선시키는 것도 유의미하므로 이런 경우 수행한다. 비열등시험의 경우 경계의 하한치만 필요하다. 비열등시험에서는 플라시보를 대조군으로 사용하는 것은 비윤리적이다.
- 동등성시험(equivalence trial)은 주성분, 함량 및 제형이 동일한 두 의약품의 유효성이 동등하다는 것을 입증하기 위해 실시하는 시험으로, 동등성 경계의 상한치와 하한치가 모두 필요하다.
- 차이성시험(equality trial)은 시험약이 임상적으로 의미 있는 차이나 효과를 나타내는지 확신할 수 없는 경우 우선적으로 수행하는 시험이다.

대조약과 치료약의 유효성 차이를 기준으로 시험 설계를 분류했을 때, 각 설계의 허용범위는 아래와 같다.

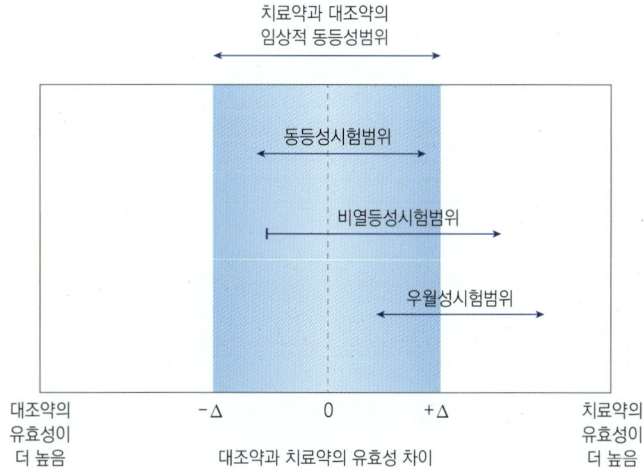


그림 **대조약과 치료약의 유효성 차이.**

〈계속〉

**A**

'1:1 비교법(head to head comparison)'은 말 그대로 약과 약을 비교해 실험하는 것이다. 이 방법은 직접적이며 효과를 확실하게 입증할 수 있지만 신약 개발 분야에서 흔쾌히 실행하기엔 부담스럽다. 기존 약제 대비 우월성을 입증하려다 실패하면 매우 곤란해지기 때문이다.

새로운 약제가 위약군과의 대결에서 이기는 것은 어찌 보면 당연하다. 따라서 기존의 우수한 약제와 비교해 우월성을 입증하는 것이 아무래도 의미가 있다.

한 예로 과거 토파시티닙(약품명: 젤잔즈)과 MTX를 1:1로 비교했던 'ORAL strategy' 연구이다. 현재 MTX는 대부분의 류마티스 질환에서 최적의 치료 약제로 알려져 있다. 따라서 기존의 어떤 연구도 MTX를 제외하고 우월성을 입증하려는 시도를 하지 못했다. 이에 토파시티닙이 MTX를 배제한 채 우월성을 입증하기 위해 도전한 것이다. 연구 결과, 토파시티닙+MTX 투여군에서 아달리무맙(약품명: 휴미라)+MTX 투여군 대비 비열등성을 입증했다. 그러나 토파시티닙 단독 vs 토파시티닙+MTX, 토파시티닙 단독 vs 아달리무맙+MTX을 대상으로 한 실험에서 토파시티닙 단독군은 MTX 및 아달리무맙 대비 비열등을 입증하지 못했다.

## Q 009 신약 재창출(Drug repositioning)로 성공한 의약품은?

**A**

통상적으로 신약개발 과정은 질병에 대한 작용점 선정, 약물 스크리닝, 약물 최적화 등의 신약 연구단계와 전임상, 임상 1, 2, 3상 시험 및 FDA 심사, 등록 등 개발단계의 복잡한 과정을 거치게 되며, 일반적으로 10~15년의 오랜 기간과 평균 10억 달러 이상의 자금이 소요되는 과정으로 알려져 있다. 한편, 최근 들어 생물학, 약학, 독성학 및 의학 등 신약개발 관련 학문 분야의 급격한 발전으로 약물 에 대한 작용기전의 이해와 이를 통한 다양한 약물 작용 및 독성에 대한 이해도가 높아지고 있다. 그리고 이러한 기술의 발달이 신약개발의 효율성을 높여줄 것으로 기대하고 있다.

그러나 이러한 기대와는 달리, 최근의 의학 관련 기술의 발달이 보다 높은 수준의 약물안정성과 예측가능성의 요구로 이어져서, 아직까지는 개발 비용 증가의 원인이 되고 있는 실정이다. 물론 앞으로 꾸준한 기술의 발달과 보다 많은 정보의 축적이 궁극적으로는 신약개발의 효율화를 이룰 수 있을 것으로 판단된다. 하지만, 이러한 과도기적 비효율성을 극복하고 기존 약물의 가치를 높이는 방법으로써 최근 신약재창출(drug repositioning) 기술이 관심을 받고 있다.

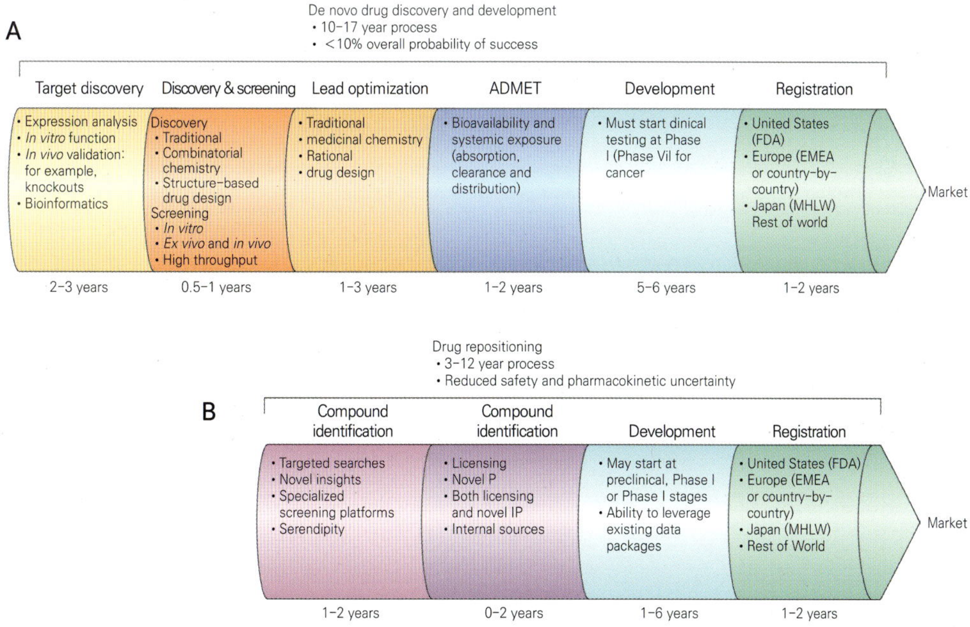


**그림** **일반적 신약개발과 Drug repositioning 기술 적용에 의한 신약개발 효율성.**

〈계속〉

A

Drug repositioning 기술은 시장에서 이미 판매 중이거나 임상단계에서 안전성 외의 이유로 산업화에 실패한 약물들의 새로운 의학적 용도를 개발하는 신약 개발의 한 방법이다. 따라서 이미 안전성이 검증된 약물을 활용하여 비용 절감 및 개발 기간의 단축을 이룰 수 있다는 장점이 있다. Drug repositioning을 사전적으 로 정의하자면, 약물의 구조를 바꾸지 않고 새로운 적응증을 찾아 용법이나 용량 등을 바꾸는 정도의 변화 과정이다. 하지만 최근에는 약물의 제형 또는 일부 화학 구조를 변경시킴으로써 약물의 전달 속도, 약효, 안전성의 향상 등을 꾀하는 경우도 drug repositioning의 범주에 포함시키는 추세이다. 한편, 기존 약물의 구조나 제제, 용도 등을 일부 변형시켜 약물 전달속도, 약효, 안정성 등의 향상을 통해 얻어지는 약물을 통칭 개량신약이라고 하는데, drug repositioning은 새로운 적응증 의 창출이라는 관점에서 개량신약과 구별되어 독립적인 신약개발 전략으로 간주 되고 있다.

지금까지는 drug repositioning에 의한 신약개발은 의도된 신약개발 전략이라기보다는 우연한 발견(serendipity)에 의한 경우가 대부분이었다. 최근에는 대단히 계획적인 시스템의 활용으로, 임상의학 및 첨단 생물학적 정보에 기반한 새로운 개념의 drug repositioning 기술이 시도되고 있다. Celgene사는 1957년 임신부의 입덧 완화를 위해 출시되었다가 기형아 출산 등의 부작용으로 1961년에 시장에서 퇴출되었던 'thalidomide'를 이 약물의 작용기전을 기반으로 다발성 골수 종 및 한센병 치료제로 1998년 FDA 허가를 받아 현재까지 사용하고 있다. 또한, Pzer는 협심증과 고혈압치료제로 개발 중이던 'sildenal'과 'minoxidil'을 각각 발기부전 치료제와 대머리 치료제로 적응증을 전환하여 개발함으로써 새로운 블루 오션형 치료제 시장을 개척하였다.

**표. drug repositioning 신약개발**

| drug | original indication | new indication |
|---|---|---|
| Amphotericin B | Fungal infections | Leishmaniasis |
| Aspirin | Inflammation, pain | Antiplatelet |
| Bromocriptine | Parkinson's disease | Diabetes mellitus |
| Finasteride | Prostate hyperplasia | Hair loss |
| Gemcitabine | Viral infections | Cancer |
| Methotrexate | Cancer | Psoriasis, rheumatoid arthritis |
| Minoxidil | Hypertension | Hair loss |
| Raloxifene | Cancer | Osteoporosis |
| Thalidomide | Morning sickness | Leprosy, multiple myeloma |
| Sildenafil | Angina | Erectile dysfunction,<br>pul- monary hypertension |

# Q 010 개량신약(IMD) vs. Bio better

A

## 개량신약(IMD)

개량신약(incrementally modified drug, IMD)이란? 안전성, 유효성, 유용성(복약순응도, 편리성 등)에 있어 이미 허가(신고)된 의약품에 비해 개량되었거나 의약기술에 있어 진보성이 있다고 식약청이 인정한 의약품이다. 또한, 신약의 물리화학적 특성, 제제의 다양화 및 효능을 통한 약효개선, 적응증 추가, 변경, 부작용감소 등의 치료개념을 향상·발전시켜 효율을 극대화하고 새롭게 허가·등록된 의약품을 의미한다. 개량신약은 신약에 비해 R&D 비용이나 개발기간의 부담이 적어 국내 제약사의 개발이 활발한 추세이며 주로 이미 승인된 의약품의 구조나 제형 등을 변형하여 출시하는 경우가 많다. 개량신약 개발에 대한 평균 연구개발비는 약 30억 원으로 신약개발 1건에 투입되는 400억 원 대비 약 7-8%의 비용만으로도 개발이 가능하며, 연구기간도 약 3년으로 신약개발의 1/3에 그치는 것으로 알려졌다.

개량신약은 특허를 회피하여 시장에 조기에 진입하는 수준이었으나, 현재는 효능이 향상되고 부작용이 개선된 제품, 복약순응도(drug compliance)를 향상시키는 개선된 제품이 개발되고 있고, 더욱 진보된 다양한 기술로 개량신약이 개발되고 있다.

**표. 신약, 개량신약, 제네릭 비교**

| 항목 | 신물질 신약 | 개량신약 | 제네릭 |
|---|---|---|---|
| 시험항목 | 효능<br>독성시험(전체)<br>임상시험(Ⅰ, Ⅱ, Ⅲ) | 효능<br>독성시험(일부)<br>임상시험(일부) | 생물학적 동등성 시험 |
| 개발기간 | 10-15년 | 3-5년 | 2-3년 |
| 개발비용 | 1,000억 원-3조 원 | 10-40억 원 | 8871285원 |
| 독점기간 | 장기독점/배타적 권리 14년<br>물질특허 20년 | 장기독점/배타적 권리 3-7년<br>물질특허 20년<br>특허분쟁기능 | 최초 제네릭 출시 시<br>장기독점/배타적 권리 6개월<br>특허분쟁 및 과다 경쟁 |

〈계속〉

A

## Bio better: 바이오 의약품

바이오 의약품은 사람이나 다른 생물체에서 유래된 세포, 조직, 호르몬 등을 이용해 개발된 의약품으로 백신, 혈액제제, 유전자재조합 의약품, 세포치료제, 바이오베터(Bio better), 바이오시밀러(Bio similar) 등을 들 수 있다.

바이오 의약품은 합성의약품에 비해 복잡한 구조를 가지고 있으나, 생물 유래물질로 고유의 독성이 낮고 난치성 만성질환에서 효과가 뛰어난 편이다. 특히 의약산업 환경이 치료 중심에서 개인 맞춤형에 기반한 예방 중심으로 점차 전환되면서 세포치료제와 유전자재조합 의약품 등 새로운 개념을 지닌 의약품의 연구개발이 활발해지고 있다.

글로벌의약품 시장에서 신약 연구개발(R&D) 중심이 합성의약품에서 바이오의약품으로 빠르게 이동하고 있다. 바이오의약품은 합성의약품에 비해 약효가 우수하고 부작용이 적다는 장점이 있다. 더구나 임상시험에서 상업화까지 가는 전체 신약개발의 성공률도 합성의약품에 비해 상대적으로 높아 글로벌 빅파마들은 연구개발에 바이오의약품 비중을 높이고 있다. 한국은 아직 바이오의약품 연구개발에 있어 초기 단계에 있지만 바이오의약품의 한 분야인 바이오시밀러 개발이 활발히 진행되면서 축적된 기술력을 바탕으로 향후 바이오의약품 개발에 있어서도 성과를 내고 있다.

2003년부터 2023년까지 FDA 승인 신약 31개 중 바이오의약품은 16개로 나타났다. 특히 셀트리온과 삼성바이오에피스의 FDA 승인이 최근에 많이 이루어지고 있다. 아직 개발되는 전체 신약 중 합성의약품의 수가 많기는 하지만 해가 갈수록 개발되는 신약 중 바이오의약품 비중이 갈수록 증가될 것으로 예상된다.

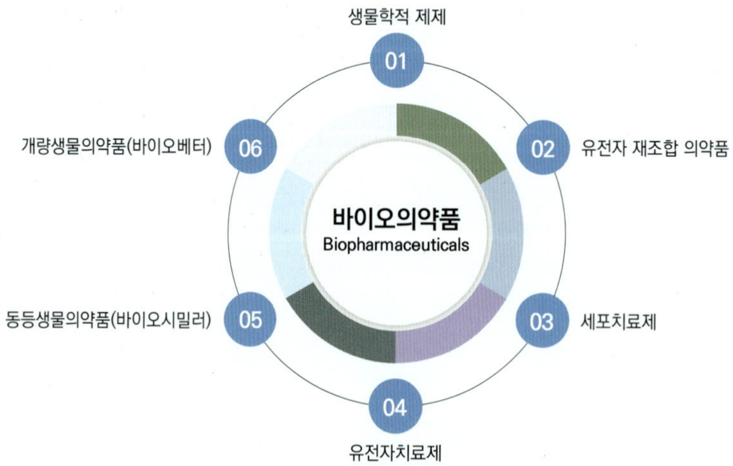


그림 **바이오의약품의 종류.** (출처: 한국바이오의약품협회)

〈계속〉

A

표. 미 FDA 승인 신약 현황(2003-2023년)

| NO. | 허가년월 | 회사명 | 제품명 | 효능군 | 분류 |
|---|---|---|---|---|---|
| 1 | 2007년 7월 | LG화학(전 LG생명과학) | 팩티브 | 항생제 | 합성신약 |
| 2 | 2007년 7월 | LG화학(전 LG생명과학) | 밸트로핀 | 인간성장호르몬 | 바이오시밀러 |
| 3 | 2013년 8월 | 한미약품 | 에소메졸 | 항궤양제 | 개량신약 |
| 4 | 2014년 6월 | 동아ST | 시벡스트로(경구용) | 항생제 | 합성신약 |
| 5 | 2014년 6월 | 동아ST | 시벡스트로(주사제) | 항생제 | 합성신약 |
| 6 | 2015년 12월 | 대웅제약 | 메로페넴 | 항생제 | 제네릭 |
| 7 | 2016년 4월 | 셀트리온 | 인플렉트라(국내명:램시마) | 자가면역질환치료제 | 바이오시밀러 |
| 8 | 2016년 5월 | SK케미칼 | 앱스틸라 | 혈우병치료제 | 바이오신약 |
| 9 | 2017년 4월 | 삼성바이오에피스 | 렌플렉시스(국내명:레마로체 | 자가면역질환치료제 | 바이오시밀러 |
| 10 | 2017년 7월 | 휴온스 | 0.9% 생리식염 주사제 | 수분결핍 공급 등 | 제네릭 |
| 11 | 2018년 11월 | 셀트리온 | 트룩시마 | 항암제 | 바이오시밀러 |
| 12 | 2018년 11월 | 셀트리온 | 테믹시스 | 항바이러스제 | 개량신약 |
| 13 | 2018년 12월 | 셀트리온 | 허쥬마 | 항암제 | 바이오시밀러 |
| 14 | 2018년 4월 | 휴온스 | 리도카인주사제 | 국소마취제 | 제네릭 |
| 15 | 2019년 1월 | 삼성바이오에피스 | 온트루잔트(국내명:삼페넷) | 항암제 | 바이오시밀러 |
| 16 | 2019년 2월 | 대웅제약 | 주보(국내명:나보타) | 주름개선제 | 바이오신약 |
| 17 | 2019년 3월 | SK바이오팜 | 수노시(솔리암페톨) | 수면장애치료제 | 합성신약 |
| 18 | 2019년 4월 | 셀트리온 | 리네졸리드 | 항생제 | 제네릭 |
| 19 | 2019년 4월 | 삼성바이오에피스 | 에티코보 | 자가면역질환치료제 | 바이오시밀러 |
| 20 | 2019년 7월 | 삼성바이오에피스 | 하드리마(유럽명:임랄디) | 자가면역질환치료제 | 바이오시밀러 |
| 21 | 2019년 11월 | SK바이오팜 | 엑스코프리(세노바메이트) | 뇌전증 치료제 | 합성신약 |
| 22 | 2019년 11월 | SK케미칼 | SID710(리바스티그민 | 치매치료제(패치) | 제네릭 |
| 23 | 2019년 12월 | 휴온스 | 부피바카인 염산염주사제 | 국소마취제 | 제네릭 |
| 24 | 2020년 5월 | 휴온스 | 리도카인주사제(바이알) | 국소마취제 | 제네릭 |
| 25 | 2021년 9월 | 삼성바이오에피스 | 바이우비즈(성분명:라니비주맙) | 황반변성치료제 | 바이오시밀러 |
| 26 | 2022년 9월 | 스펙트럼(한미약품) | 롤베돈(국내명:롤론티스) | 호중구감소증 | 바이오신약 |
| 27 | 2022년 9월 | 셀트리온 | 베그젤마(베바시주맙) | 항암제 | 바이오시밀러 |
| 28 | 2023년 5월 | 셀트리온 | 유플라이마(아달리무맙) | 자가면역질환치료제 | 바이오시밀러 |
| 29 | 2023년 6월 | 휴온스 | 2% 리도카인 | 국소마취제 | 제네릭 |
| 30 | 2023년 10월 | 셀트리온 | 짐펜트라(램시마SC) | 자가면역질환치료제 | 바이오시밀러 |
| 31 | 2023년 12월 | GC녹십자 | 알리글로 | 혈액제제 | 바이오의약품 |

(출처: 제약바이오협회, DATABOOK 2023년)

## Q 011 개량신약(IMD)의 종류별 성공 사례는?

**A**

**표. 신약, 개량신약, 제네릭 비교**

| 종류 | 오리지널 개발사/제품 | 개량신약 개발사/제품 | 개량신약 특징 | 개량신약 성과 |
|---|---|---|---|---|
| 구조변형 (이성체) | AstraZeneca/ Omeprazole (LosecTM) | AstraZeneca/ Esomeprazole (NexiumTM) | S-이성체는 R-이성체에 비해 대사안정성 증가→약효증가, 부작용 감소 | LosecTM의 특허 만료 시점에 NexiumTM으로 성공적 제품 Switch→2005년 기준 57억 불의 거대 제품화 |
| 구조변형 (Prodrug) | Pfizer/ Gabapentin (NeurontinTM) | XenoPort/ XP13512 | Gabapentin의 새로운 Prodrug 개발로 흡수율을 획기적으로 증가시키고 개체별 흡수차이를 줄였으며, SR Formulation 가능 | Astellas에 동남아 판권 US 85Mil. +Running Royalty에 매각, 현재 임상 3상 진행 중 |
| 신규제제 (제어방출) | Bayer/ Nifedipine (AdalatTM) | Alza/Oros Technology (Adalat orosTM) | 삼투압을 이용한 Oros Technology의 개발로 부작용을 줄이고 1일1회 요법제 개발 | Bayer에 기술을 이전하여 2004년 기준으로 약 8억 불의 연간 매출을 올림 |
| 신규용도 (적응증) | Merck/ Finasteride 5 mg (ProscarTM) | Merck/ Finasteride 1 mg (PropeciaTM) | 기존 Proscar는 전립선 비대증 치료제로 개발되었으나, 이후 용량을 줄여 대머리 치료제 용도로 개발 | 2004년 기준 Proscar 매출 약 7.3억 불 이외에 신규 용도인 Propecia 매출을 약 2.7억 불 올리고 있음 |
| 구조변형 (신규염) | Pfizer/ Amlodipine besylate (NovarscTM) | Hanmi/ Amlodipine camsylate (AmodipinTM) | 기존의 베실산염을 캄실산염으로 바꾸어 광안정성을 획기적으로 개선함 | 2005년도 국내 매출 약 400억 원의 거대품목으로 성장. 국내에 개량신약 성공 모델 제시 |

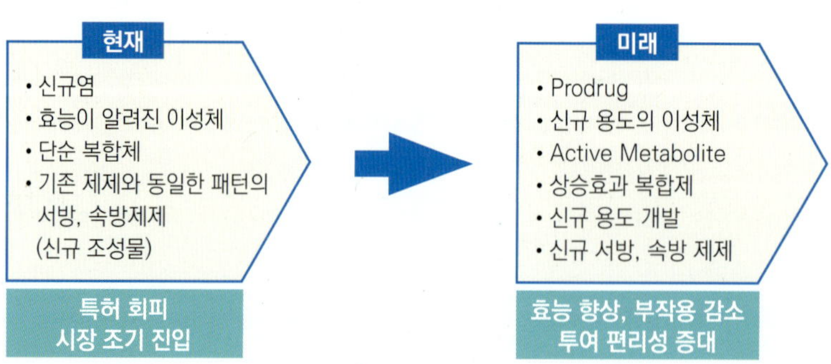


그림 국내 개량신약 개발전략.

〈계속〉

# Q 012 제네릭 의약품 허가사항 중 공동생동 1+3이란?

**A**

현재 국내 제네릭의약품(생물학적동등성시험 실시대상 품목에 한정)은 품목허가를 받기 위해 생물학적동등성시험(이하 생동성시험)을 반드시 수행하여야 한다. 생동성시험이란 생동성 입증을 위하여 실시하는 생체 내 시험의 하나로 주성분이 전신 순환혈에 흡수되어 약효를 나타내는 의약품에 대하여 동일 주성분을 함유한 동일 투여경로의 두 제제가 생체이용률에 있어서 통계학적으로 동등함을 입증하기 위해 수행하는 시험을 말하며 1989년부터 제네릭의약품 품목허가 시 생동성 시험 자료 제출을 의무화했다. 식품의약품안전처(이하 식약처)는 2003년 「의약품 등의 안전성·유효성 심사에 관한 규정」 개정을 통해 전공정 위탁제조 시 생동성시험 자료 제출을 면제해주는 위탁/공동생동 제도를 최초로 시행하였다. 이는 2001년 약사법 개정에 따라 대체조제 허용 범위를 생동성 인정 품목으로 한정하였는데, 건강보험재정 절감 효과를 위한 대체조제 활성화를 위해 대체조제 가능한 품목 수를 늘리기 위함이었다. 특히 2011년 위탁/공동생동 시험 전면 허용 이후 위탁/공동 개발 비율이 현저히 증가하였고, 제약사들은 제네릭의약품 자체 개발보다는 적은 개발 비용으로 품목 수 늘리기에 중점을 두었으며, 자체 제조 능력 없이 위탁/공동생동으로 허가 품목 수만 늘려 시장에 난입하는 업체에 의해 과잉 경쟁이 유도되었다. 2018년 발사르탄 사태는 위탁/공동생동 시험 제도와 높은 제네릭 약가 수준으로 인한 제네릭 난립 및 원료 품질관리 미비가 주요 원인으로 지적되었고, 이에 따라 제네릭의약품 제도 전반에 대한 개편이 이루어졌는데, 제네릭의약품 허가제도 개편에 따른 2021년 7월 생동성시험 제한(1+3) 제도의 시행이다. 이는 의약품 허가를 받기 위해 임상시험을 직접 진행하는 수탁 제약사 1곳당 위탁 제약사 수를 3곳으로 제한하는 것으로, 직접 임상을 진행한 제약사 1곳이 임상자료를 공유할 수 있는 횟수를 3회로 제한하는 것이다.

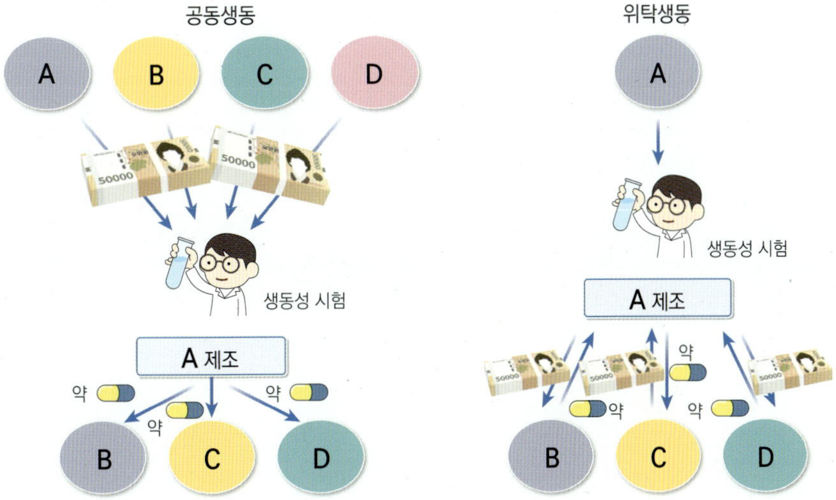


그림 (출처: 의협신문)

## Q 013 미래에 제네릭 의약품 처방이 증가할까? 감소할까? 그 이유는?

**A**

각국의 약제비 억제정책 강화에 따른 제네릭 의약품 사용 권장과 글로벌 신약의 특허 만료 등으로 제네릭 의약품의 매출 비중이 증가하는 추세이다. 오리지널과 비교하면 효능과 안전성 등은 동일하고 상대적으로 가격이 저렴하기 때문에 보험정책상 선호되고 있다. 2009년 IMS Health의 각 국가별 제네릭 의약품 처방 비중 조사에 따르면 최대 제약시장인 미국의 경우 약 90%에 달하는 것으로 나타났다. 제네릭 의약품 전문기업인 테바(이스라엘)의 경우 1999년 매출 규모가 13억 달러에 불과 했으나 2017년 235억 달러로 세계 10대 제약기업 대열에 진입하는 등 신약개발 주력기업과 대등한 경쟁을 하고 있다. 테바는 2013년 11월 ㈜ 한독과 합작회사(joint company)인 ㈜ 한독테바를 설립, 한국시장에 진출했다.

(A) 주요 국가별 제네릭 의약품 사용 비중

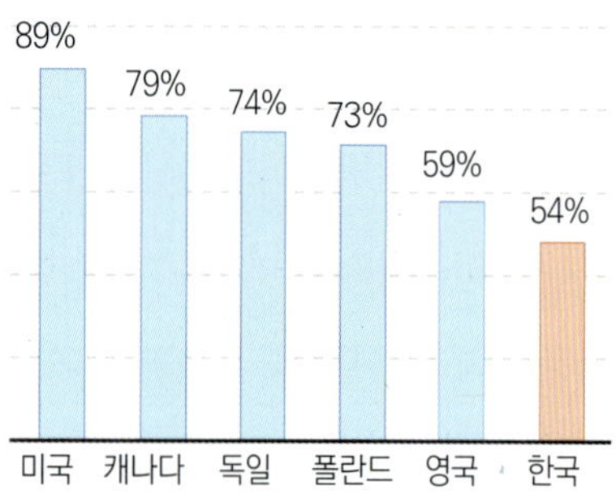


(B) 주요 국가별 제네릭 의약품 사용 비중

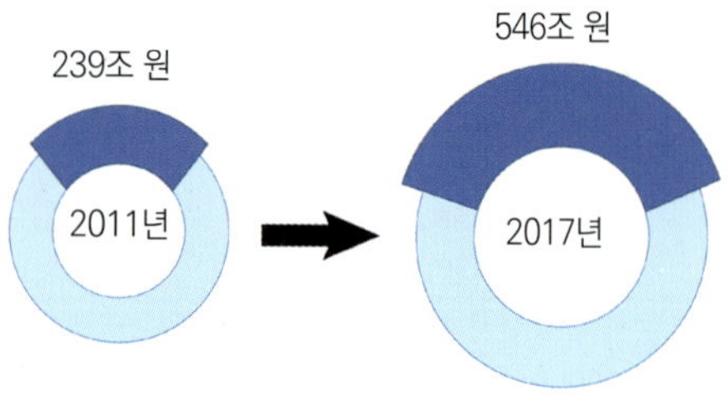


그림 제네릭 의약품의 추이.

## Q 014 제약기업이 다른 산업에 비하여 R&D 비중이 높은 이유는?

**A**

제약산업은 지속적인 연구개발 및 투자의 결과가 기업의 성과와 연결되는 특징을 가지고 있으며 신제품 및 신약개발을 위해서는 비용 및 시간이 필수적으로 투자되어야 한다. 그런 이유로 타 업종에 비해 연구개발 비중이 높은 것이 특징이다. 글로벌 제약회사의 연구개발비(매출액 대비 약 18%)보다는 적지만 국내제약회사의 연구개발비 비율도 증가하고 있다. 특히, '22년 국내 상장 제약기업 156개사의 연구개발비 4조 3,894억 원 중 혁신형 제약기업은 2조 5,469억 원으로 전체 상장사 대비 약 58%를 차지하고 있다. 전 세계 제약시장은 빠른 고령화에 따른 의료비 지출 증가추세에 따라 헬스케어 관련 산업에 대한 수요가 지속적으로 증가하고 있으며 중국을 비롯한 제약시장 수요가 급증하고 있기 때문에 국내 역시 향후 지속적인 성장과 함께 연구개발 비중 또한 상승할 것으로 전망하고 있다.

**표. 국내 연구개발비** (단위: 개, 억원, %)

| 구분 | | 2019 | 2020 | 2021 | 2021 |
|---|---|---|---|---|---|
| 의약품 제조기업 | 기업 수 | - | - | - | - |
| | 매출액 | 273,022 | 335,033 | 399,241 | 419,277 |
| | 연구개발비 | 18,057 | 21,900 | 20,754 | 23,280 |
| | 매출액 대비 비중 | 6.61 | 6.54 | 5.89 | 6.27 |
| 상장기업 | 기업 수 | 6 61 | 141 | 151 | 156 |
| | 매출액 | 243,810 | 267,018 | 298,734 | 346,644 |
| | 연구개발비 | 27,424 | 32,904 | 35,442 | 43,894 |
| | 매출액 대비 비중 | 11.2 | 12.3 | 11.9 | 12.7 |
| 혁신형 제약기업 | 기업 수 | 44 | 48 | 43 | 43 |
| | 매출액 | 154,976 | 159,186 | 167,459 | 193,559 |
| | 연구개발비 | 19,132 | 22,545 | 21,193 | 25,469 |
| | 매출액 대비 비중 | 12.3 | 14.2 | 12.7 | 13.2 |

(출처: 2023 제약바이오산업 DATABOOK)

## Q 015 국내제약회사의 R&D 비율은 증가할까? 줄어들까? 그 이유는?

**A**

2023 제약바이오산업 데이터북에 따르면 국내 상장된 제약바이오기업들의 3년간(2019-2022) 연구개발비는 꾸준히 증가했다. 주요 제약사들이 지난해 연구개발(R&D)에 투자한 전체 규모는 늘었으나, 매출액 대비 투자 비중은 소폭 감소한 것으로 나타났다. Pandemic을 극복하기 위해 국내 제약바이오 기업들이 코로나19 치료제와 백신 등을 비롯해 신약개발에 토대가 되는 연구개발(R&D) 비중을 늘리고 있다. 실제로 이들 기업의 총 연구개발비는 2019년 2조 7,424억 원으로 매출액 대비 비중 11.2%였고 2020년 3조 2,904억 원(12.3%), 2021년 3조 5,442억 원(11.9%), 2022년 4조 3,894억 원(12.7%),로 R&D 비용과 매출액 대비 비중이 지속적으로 늘어났다.

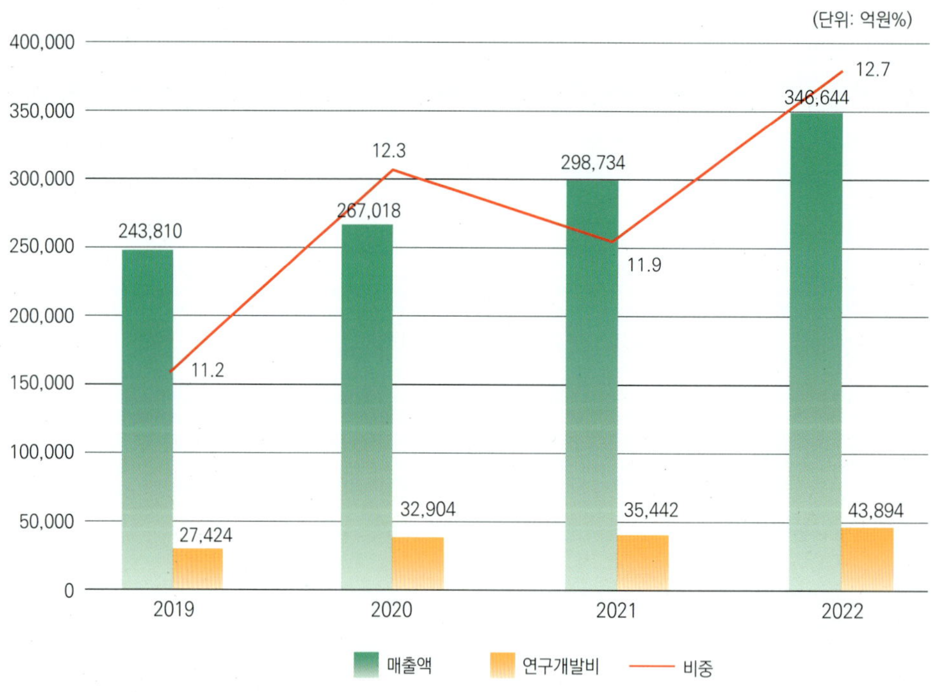


그림 **상장기업 매출액 대비 연구개발비.** (출처: 2023 제약바이오산업 DATABOOK)

## Q 016 제약산업을 규제산업이라고 한다. 그 이유는?

**A**

제약산업은 인간의 생명과 건강과 직접적인 관련이 있어 신약개발 단계인 GLP, GCP, GMP, GSP 등 다양한 GXP로 엄격한 규제를 하고 있다. 제약바이오마케팅도 규제산업이라고 하는 제약바이오산업의 특수한 환경의 이해가 있어야 한다.

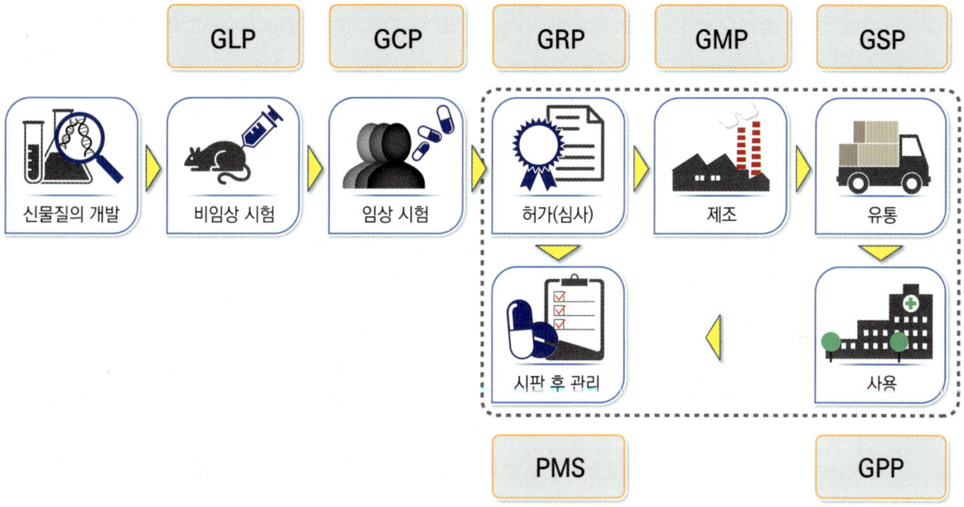


- **GXP:** 의약품 개발에서 제조 판매 후 안전관리 과정 중에서, 결과 및 과정을 명시하여 품질, 안전성, 유효성 확보하기 위한 기준
  - **GCP (Good Clinical Practice):** 의약품 임상시험관리기준
  - **GMP (Good Manufacturing Practice):** 의약품 제조 및 품질관리기준
  - **GSP (Good Supplying Practice):** 의약품 유통품질관리기준
  - **GDP (Good Distribution Practice):** 국제의약품 유통품질관리기준
  - **GLP (Good Laboratory Practice):** 의약품 비임상시험관리기준(동물안전성시험기준)
  - **GPSP (Good Postmarketing Study Practice):** 의약품 시판후 조사관리기준
  - **GPP (Good Pharmacy Practice):** 의약품 우수약무기준
  - **GVP (Good Vigilance Practice):** 의약품 제조판매 후 안전관리기준

그림 **의약품관리 체계.**

〈계속〉

A

첫째, 의약품은 인간의 생명과 건강에 밀접하게 관련된 필수 소비재이다. 일반적인 상품들과는 다른 안전성에 대한 요구가 매우 크기 때문에 제조, 판매, 취급, 수출입, 유통, 광고 등을 포함한 모든 행위가 약사법의 강력한 규제를 받는다.

둘째, 전문의약품을 선택할 수 있는 권한은 최종 소비자인 환자가 아니라 처방하는 의사에게 있으므로 제약회사의 마케팅 활동은 의사, 의료전문가, 의료기관을 대상으로 실시하고 있다. 또한 전문의약품의 경우에는 대중 광고가 제한되어 있어 소비자에게 충분한 정보를 제공해주지 못하는 상황이다.

셋째, 오늘날 인류를 위협하는 질병의 종류는 너무나 다양하며 이와 같은 질병을 치료하기 위해 새로운 의약품이 계속 개발됨에 따라 그 종류도 매우 빠르게 늘어나고 있어 의료전문가뿐만 아니라 제약회사에 근무하는 근로자들도 지속적인 연구와 학습이 필요하다.

넷째, 의약품은 환자의 구매할 수 있는 경제적 능력과 상관없이 의약품을 무조건 사용해야만 한다. 따라서 가격이 높더라도 비용을 지불하고 구매해야 하므로 대부분 의약품의 가격은 비탄력적이라고 할 수 있다. 이런 특성 때문에 정부에서는 지속적인 규제산업으로 인식하고 많은 규제와 장치를 마련하여 입법하고 있다.

제약바이오마케팅은 다양한 외부적인 요소의 영향을 받는다. 특히 정부와 회사의 정책이 바뀌거나 제약산업 또는 환자의 특성이 변화하게 되면 커다란 영향을 받게 된다. 경제적인 여건이나 사회적인 변화 등 통제가 어렵거나 거의 불가능한 여러 가지 요인에 의해서도 영업활동은 달라지게 마련이다. 더욱이 전문 의약품을 위한 영업 및 마케팅에서는 의사의 처방 선택 권한이 실제 수요 창출의 근원이므로 의사의 영향력이 절대적이라고 할 수 있지만, 최근에는 고객인 의사뿐 아니라 환자와 사회 전반적인 현상을 파악하여 접근하는 것이 필요하다.

제약바이오마케팅은 이러한 제약산업의 특수한 환경을 이해하고 의약품이 가진 가치(positioning message)를 지속적으로 강조하고, 의료인들이 의약품의 치료가치를 받아들이도록 의료인의 치료관점에 변화를 주도록 하는 모든 활동을 의미한다. 제약바이오마케팅은 일반 소비자마케팅과 같이 고객의 니즈와 원츠를 충족시키는 면에서 비슷하지만, 1차 고객이 최종 소비자인 환자가 아닌 의사나 의료전문가로 매우 독특하고, 마케팅조직과 이해 관계자들이 매우 복잡하고 특수하다.

## Q 017 제약산업의 윤리경영이 왜 필요한가?

**A**

제약업계에 윤리경영이 확산되고 있다. 한국의 제약업계가 글로벌 제약시장에 성공적으로 진출하기 위해서는 약의 효능효과 못지않게 그 의약품을 만든 기업의 투명성이 강조되고 있다.

제약산업이 사람의 생명과 연관된 의약품을 다루는 만큼 다른 산업보다 높은 윤리의식이 필요하다는 인식이 강화되고 있다. 제약사의 윤리경영이 단순한 기업 이미지 개선이 아닌 필수적인 요소로 인식되면서, 업계 투명성 강화를 위한 요구도 높아지고 있는 상황이기에 한국제약협회(KPMA)와 한국다국적의약산업협회(KRPIA)는 국내 제약기업의 윤리경영 실천방안을 모색하고 지키기 위해 노력하고 있다.

전 세계적으로 공정경쟁의 자율규제를 장려하고, 위반행위를 대중에게 공개하는 등 투명성 제고에 대한 관심이 높아지고 있다. 제약업계와 보건의료 전문가 등 모든 이해당사자의 윤리기준이 높아져야 한다. 제약업계의 투명성 제고를 위해서는 제약사뿐 아니라 요양기관과 의료인의 참여가 필요하다. 자정 노력을 뒷받침하기 위해서는 관련자들의 합의에 의해 이루어진 지침을 마련하는 등 시스템구축이 절실하게 필요하다. 윤리적인 업무 수행은 필수지만, 업계에 통일된 행동강령과 예측 가능한 운영시스템 구축이 뒤따라야 자율행동강령의 실효성을 높일 수 있다. 한국제약협회(KPMA)와 한국다국적의약산업협회(KRPIA) 회원 대부분 회사들은 2015년 공정거래 관련 법규를 자율적으로 준수하기 위해 운영하는 준법시스템인 자율준수프로그램(compliance program, CP)을 선포하고 실천하고 있다. 더 나아가 2017년부터 상위 제약기업들은 준법경영 강화 및 부패방지경영시스템을 도입하고 있다. ISO 37001 (ISO 37001: anti-bribery management systems)은 국제표준화기구(International Organization for Standardization, ISO)가 제시하는 표준에 따라, 조직에서 발생 가능한 부패 행위를 사전에 식별하고 통제하기 위해 고안된 부패방지경영시스템이다. 정부기관과 비정부기구, 기업체 등 다양한 조직이 반부패경영시스템 프로그램을 수립하고, 집행·유지하는데 도움을 주고자 고안된 부패방지 국제표준이다. 한국제약협회에 따르면 2019년 12월 현재 2017년 11월 한미약품을 첫 시작으로 2년 만에 ISO 37001(글로벌 부패방지경영시스템) 인증 제약업체가 38개 회사로 늘어났다. 일부 제약기업들은 스스로 부패방지 책임자와 내부 심사원 등으로 구성된 부패방지위원회를 구성하여 각 부서에서 발생할 수 있는 부패 리스크 식별 및 평가를 통해 부패방지경영시스템을 수립·실행·유지 및 개선하는 등 전사적인 노력을 기울이고 ISO 37001 인증을 통해 부패방지경영시스템이 기업문화로 정착될 수 있도록 정기적인 임직원 교육과 모니터링 등을 지속적으로 실시하고 있다.

## Q 018 CP vs. ISO 37001

**A**

'ISO 37001'과 'CP (compliance program)'의 차이점은 'CP'가 위에서 아래를 관리, 통제하는 하향처리방식이라면 'ISO 37001'은 전 직원에게 역할과 권한, 책임이 부여되는 전사적 개념이라는 점이다. 'CP'가 조직에 한정해 적용되는 시스템인데 반해 'ISO 37001'은 조직과 사업관계자 등 이해당사자를 포함한다는 점에서도 차이가 있다.

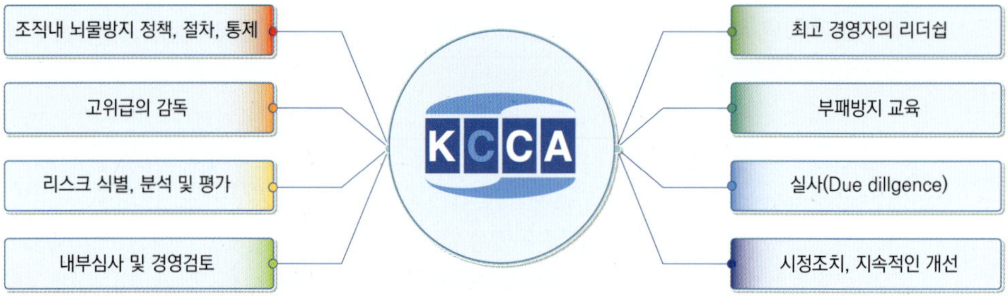
조직내 뇌물방지 정책, 절차, 통제
고위급의 감독
리스크 식별, 분석 및 평가
내부심사 및 경영검토
KCCA
최고 경영자의 리더쉽
부패방지 교육
실사(Due dillgence)
시정조치, 지속적인 개선

그림 ISO 37001(부패방지 경영시스템)의 주요 요구사항.

윤리경영이란 막연히 기업은 도덕적이어야 한다는 생각에서 더 나아가 기업이나 종업원에 관한 도덕적 규범이나 규칙, 경영자의 올바른 가치관, 임직원의 정직한 행동, 정당한 실행을 최우선 가치로 생각하며, 투명하고 공정하며 합리적인 업무 수행을 추구하는 경영 정신을 의미한다.

윤리경영은 글로벌기업과의 파트너십 비중이 높아지는 상황에서 필수 조건이며 회사 생존 문제로 직결된다. 불법 리베이트 영업은 당장의 매출에서는 효과를 볼 수 있지만 약가 인하, 품목 허가취소까지 이어질 수 있고, 잘못하면 회사의 존립마저 위협할 수 있으므로 현대사회에서 제약사의 윤리경영은 선택이 아닌 필수라고 볼 수 있다.

표. CP와 ISO 37001의 차이점

| CP | ISO 37001 |
|---|---|
| Top down | Top down & Bottom up(전사, 모든 부문, 전 직원에게 역할과 권한 및 책임 부여) |
| 개발기간 | 경영시스템(조직의 목표, 업무절차, 프로세스 수립이 필수 전제) |
| 개발비용 | 조직과 조직의 사업관계자를 포함하는 시스템(의약사, 의료기관, 대행사, 공무원 등 포함) |
| 독점기간 | 경영시스템의 효율성 중시 |

## Q 019 제약회사들이 ESG경영을 강조하는 이유는?

**A**

ESG는 환경보호(environment), 사회공헌(social), 윤리경영(governance)의 준말이다. 기업이 환경보호에 앞장서고, 사회적 약자에 대한 지원과 사회공헌 활동을 활발히 하며, 법과 윤리를 철저히 준수하는 윤리경영을 실천하는 것을 말한다. 즉, 기업이 경영이나 투자를 할 때 매출 같은 재무적 요소에 더해 ESG 같은 사회적, 윤리적 가치를 반영해 경영하거나 투자하는 것이 ESG 경영이다.

지속 가능한 경영이 중요해지면서 앞으로는 ESG 경영 성과가 기업의 운명을 좌우하는 경영 평가 지표로 대두될 전망이다. 정부도 2030년부터 모든 코스피 상장사에 ESG 정보를 반드시 공시하도록 했다.

이 같은 ESG는 기업뿐 아니라 국가 평가에도 도입되어 국제신용평가사인 무디스는 국가별 ESG 신용 영향 점수를 평가하기 시작했다. 이에 따르면 우리나라는 독일, 스위스 등과 함께 1등급을 받았고, 미국, 영국 등 30개 나라는 2등급, 일본, 중국 등 38개 나라는 3등급을 받았다. 국가 및 기업 경영, 자본시장 투자에 ESG가 필수조건인 시대가 된 것이다. 특히, 코로나19, 기후위기 등 다양한 이슈 때문에 ESG가 큰 관심을 받고 있다.

### ESG 경영 중요성과 이유는 무엇인가?

첫 번째, 심각해진 기후변화 때문이다. 최근 심각한 자연재해가 빈번하게 발생하고 있는데, 균형을 잃은 생태계로 인해 홍수, 가뭄 등의 자연재해가 발생하고 있고, 이미 해수면 온도는 산업화 이전보다 1.1도나 올랐고 해수면 비용은 무려 17조 달러라고 추산하고 있다. 이런 상황으로 전 세계 각국들은 환경과 관련된 규제를 강화하고 있다. 탄소는 규제하고 친환경 에너지는 독려하고 있다.

두 번째, 친환경 에너지 생산, 탄소규제는 지금까지는 관심이 미진했다. 하지만 기후변화로 인해 위기가 도래하자 정부가 직접 나서고 있다. 기후위기 대응을 위해 탄소 사회법안을 발의했고 20조 규모의 뉴딜펀을 조성했다. 국내 국민연금은 2020년까지 전체 자산 절반을 ESG 관련 영역에 집중하겠다고 밝혔다. 현재 기업들이 ESG에 집중하는 이유도 경제활성화를 위해 ESG 투자를 받고 싶기 때문이다.

## Q 020 한국기업들의 글로벌시장 진출에 가장 많이 활용한 전략은?

A

### 1) 수출전략

바이오산업은 불확실성과 극도의 다양성 등의 특성을 갖고 있다. 연구개발(R&D) 현장의 DNA(데이터, 네트워크, 인공지능) 혁신을 통해 바이오헬스, 바이오정보기술(IT) 등 융합비즈니스 모델을 확장하여 글로벌 의약품 시장 트렌드에 맞게 유전체 진단을 통해 맞춤형 의약품을 개발하여야 수출의 활로가 확장될 것이다.

### 2) 현지화전략

현지 사업자를 통해 해당 국가에 진출하는 전략이다. 현지 에이전트에게 배급 권한을 주는 계약을 하면, 현지 사업자는 주어진 기간 동안 수출회사를 대신하여 임상을 진행하거나 영업마케팅 활동을 수행한다. 현지 culture code와 의약품 인허가 등 의약품 전단계의 가이드라인 등의 know-how를 활용하면 시간과 비용을 줄이며 현지에 진입할 수 있다. 셀트리온, 삼성바이오로직스 등 우리나라 대부분 기업들은 초기화 단계로 현지화 전략을 활용하고 있다.

#### (1) 주요 제약사별 특화된 해외시장 진출 전략

내수 중심의 전문의약품 사업이 약가인하와 정부규제, 과다경쟁 등으로 성장의 한계에 직면하여 다양한 해외시장 진출 시도가 활발해질 전망이다. ❶ 한미약품과 녹십자 등 상위 제약사는 시장이 큰 선진국에 진출하기 위해 글로벌 신약개발에 투자 집중하고 있다. ❷ 대웅제약과 종근당, 보령제약 등의 제약사는 제약산업 신흥시장(pharmerging) 진출을 목표로 설정했다. ❸ 에스티팜, 유한화학, 유한양행 등과 같은 제약사는 다국적 제약기업에 원료의약품을 수출하여 선진국 시장에 진출한다. 정부의 신약개발 지원과 제약사의 신약개발 의지는 지속될 전망이다. 오픈이노베이션을 통한 신약개발 활동이 증가되고, 제약사와 바이오벤처 간의 노하우 공유 및 외부 신약 파이프라인을 도입하는 오픈이노베이션 차원의 신약개발 제휴가 증가될 것이다.

#### (2) 신약후보물질 개발 및 기술수출 전략

정부 및 제약사의 지속적인 R&D투자 증가로 임상단계의 신약후보물질 수가 크게 증가했다. 제약사들은 자체적으로 신약후보물질을 개발하거나 외부에서 개발 중인 후보물질을 도입하여 공동 개발하는 경우도 증가하고 있어, 임상 단계의 신약 파이프라인 양적으로 크게 증가했다. FDA 임상 3상에 진입하는 사례가 증가하는 등 질적으로도 성장한 경우도 있지만 비임상단계 이전의 선도물질 및 후보물질은 상대적으로 부족하여 이에 대한 파이프라인 강화가 필요하다.

〈계속〉

A

신약 개발과 관련하여 글로벌 판매망이 구축되지 않은 국내 바이오텍에게 가장 필요한 것은 신약의 기술이전과 관련된 의사결정 과정이다. 각 임상 단계별 성공확률이 다르고, 어느 임상 단계에서 기술이전 계약을 하느냐에 따라서 총 계약금액과 로얄티가 달라지기 때문이다. 이런 기술이전 계약의 특징과 바이오텍의 취약한 재무 구조 등으로 인하여, 바이오텍이 글로벌 Big pharma를 상대로 기술이전을 하는 stage를 정하는 것은 매우 중요한 의사결정이 문제가 된다.

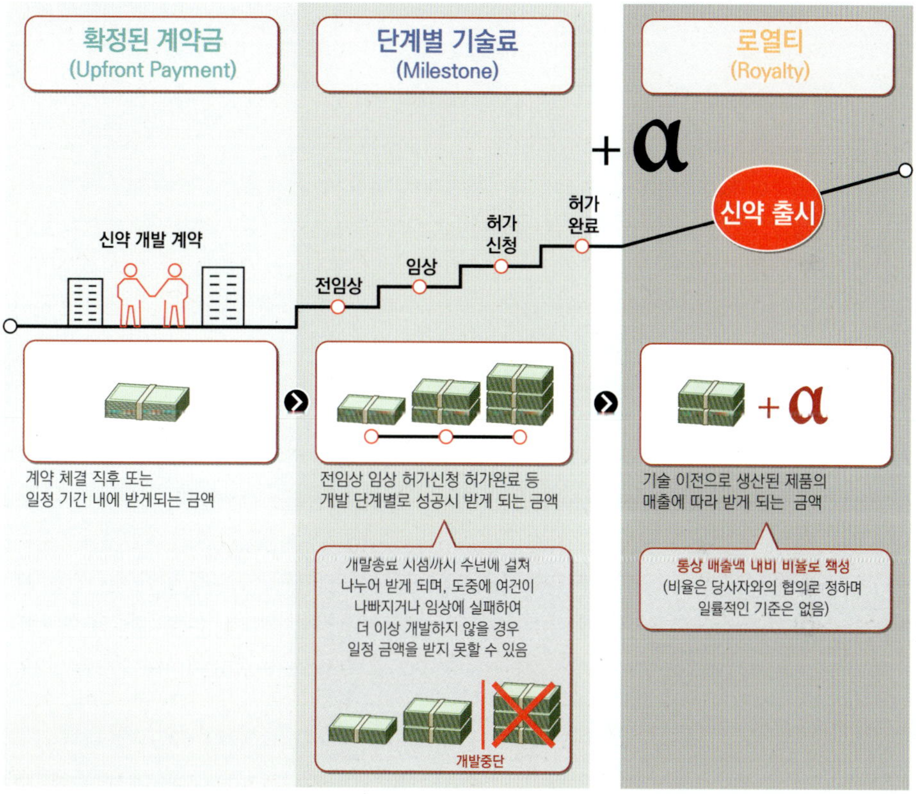


그림 License 계약 시 수익 구조.

## Q 021 한국기업들이 글로벌시장 진출을 위하여 global standard를 갖춰야 하는 이유는?

**A**

기술의 발전만큼 global standard에 맞는 공동체의 가치와 도덕성을 함양해야 한다. 해외 글로벌 기업에 비해 한국기업들이 컨설팅, 지적재산, know-how에 대한 가치를 중요하게 생각하지 않는 경향이 있다.

다국적기업들이 파트너 기업을 선정할 때에 중요하게 판단하는 것은 영업마케팅 역량보다 더 중요하게 생각하는 것은 파트너 기업의 도덕성이다. 그 이유는 협력 파트너사의 영업력이 아무리 뛰어나다 하더라도 불법적인 혹은 비도덕적인 마케팅을 했을 경우 그 다국적기업이 감수해야 하는 위험이 매우 크기 때문이다.

## Q 022 한국기업들의 '의약외품' 글로벌시장 수출 전략은?

A

### 한국제약기업 Post COVID-19 글로벌 성공전략

인류의 건강이 위협받고 세계 경제가 쇼크에 빠져 불황이 지속될 가능성이 높은 현시점에 제약바이오 산업분야에서 COVID-19로 인해 새롭게 변화될 글로벌 진출의 패러다임은 무엇일까? '글로벌 가치 공유', '거대 정부의 역할 확대'의 관점에서 같이 생각하는 기회를 가져야 한다.

첫째, 코로나-19 이후 급변하게 될 세계의 새로운 패러다임에 적응해야 한다. 우리 한국 제약 기업들은 우리의 사정에 맞추어 변형된 globalization 전략을 수립해야 할 것이다. 즉, 기업의 규모와 상관없이 해외에 직접 지사를 설립해서 그들의 생태계 안에 자리잡고 그 네트워크 안에서 융화해야 할 것이다. 국경 폐쇄가 오래 지속되거나 원거리 출장이 예전같이 자유롭지 않은 시기에는 글로벌 기업들의 입장에서 License-in, License-out, 전략적 제휴 등 자신들의 공간 내에서 문화를 공유하는 기업들에게 더 많은 기회를 제공할 것이 분명하기 때문이다.

둘째, License-in 또는 License-out은 긴 호흡으로 접근해야 한다. 비록 해외 기업이 우리가 제안했던 파이프라인이나 플랫폼 기술에 대해서 초기에는 관심을 보이지 않아도 지속적으로 그들에게 업데이트를 해주는 것이 중요하다.

셋째, 해외에서 지사 설립 시 우리와는 법체계나 판례가 다른 현지 노동법과 상법, 대외무역법, 외환관리법 등 주재국의 법률을 잘 숙지하고 법률에서 규정한 대로 지사를 운영하여야 할 것이다.

### 처음 시작단계부터 글로벌 진출 가능성을 염두에 둔 전략 수립

첫째, 의약품의 경우 IND filing을 하기 전 CMC 준비와 프로토콜 디자인 과정 중에 본 의약품을 미국, 유럽 등을 타겟으로 할 것인지에 대해 신중하게 검토하고 결정해야 한다. 과학기술의 발달로 기업의 파이프라인 연구개발의 기술도 발전했지만, 반대로 안전성과 유효성을 검증하는 FDA, EMA와 같은 규제기관들도 동시에 검증 기술이 발전했으며 그들이 요구하는 자료들도 더 많아지고 까다로워졌기 때문이다.

둘째, 미국 FDA IND filing 하이브리드 방식에 대한 전략적 접근방법이 필요하다. 상대적으로 익숙하지 않고 비싼 임상 비용 때문에 한국 임상 1상 이후에 미국 임상을 진행하려는 기업들이 있다. 이런 경우, 시간을 절약하기 위해서 미국 FDA에 임상 1상 IND 승인을 받고 승인된 프로토콜에 맞춰서 한국에서 임상 1상을 진행하는 것이다. 그 이후에 그 한국 임상 1상 결과자료를 미국 FDA에서 제출해서 미국 임상 1상을 인정 면제받는 것이다. 이런 다양한 방식이나

〈계속〉

A

전략으로 IND 신청 전에 내부적으로 글로벌 진출에 대해 신중하게 검토해야 한다. 100% 효능과 안전성을 보장할 수 없는 제품에 대해 해외에서 임상을 진행하면서 발생하는 많은 추가 비용을 어떻게 감당할 것인가에 대해서도 고민하여 결정해야 한다.

셋째, 글로벌 임상시험 또한 자연과학적 연구는 물론 행정적으로도 규제과학으로써 본질적인 속성을 내포하고 있음을 간과해서는 안 된다. 따라서 임상 진행에 있어 사전에 충분한 법리적 검토는 물론이고, IRB, 인간연구대상자 보호 프로그램(HRPP) 등 연구 윤리에 종속된 절차적 타당성의 중요성에 대해서도 유의해야 한다.

## Q 023 한국기업들이 '의약외품'으로 수출한 품목과 그 비중은?

**A**

2022년 의약외품 생산실적은 2조 1,394억 원으로 2021년(2조 3,368억 원)보다 8.4% 감소했다. 의약외품 생산업체 수는 1,113개로 2021년(1,324개)보다 15.9% 감소했으며, 생산품목 수는 5,909개로 2021년(6,384개)보다 7.4% 감소했다. 2022년 우리나라 의약외품 시장의 주요 특징은 방역물품(마스크, 외용소독제) 중 생산 실적이 큰 폭으로 감소한 마스크, 치약제 등 상위 5개 품목이 생산실적 대부분 차지한다는 것이다. 특히 코로나19 방역물품 생산실적은 7,980억 원으로 2021년보다 24.9% 감소했다. 다만, 방역물품 이외의 의약외품 생산실적은 2021년 대비 2022년 5.4% 성장하였다.

의약외품 생산실적 상위 5개 품목은 마스크(7,075억 원, 33.1%), 치약제(3,725억 원, 17.4%), 자양강장변질제(3,174억 원, 14.8%), 생리용품(2,748억 원, 12.8%), 반창고 등(1,526억 원, 6.5%)으로 상위 5위 품목의 생산실적이 1조 8,369억 원으로 전체 의약외품 실적(2조 1,394억 원) 중 85.6%를 차지했다.

2022년 기준 업체별 의약외품 생산실적 1-5위 기업은 동아제약(3,159억 원), 엘지생활건강(1,615억 원), 유한킴벌리(1,400억 원), 아모레퍼시픽(1,229억 원), 엘지유니참(484억 원)이다. 이들 업체가 전체 의약외품 생산실적의 33.8%를 차지했다.

## Q 024 국내제약기업의 기술수출 계약금(upfront) 비율이 낮은가? 높은가? 그 이유는?

**A**

글로벌 제약사들의 라이선스아웃 현황을 살펴보면 알츠하이머나파킨슨병 등으로 분류되는 신경질환과 관련한 거래들의 계약금 비중이 높다. 인구 고령화로 신경질환 유병률 및 관련 의료비용이 지속적으로 증가할 것으로 예상되어 개발에 대한 수요가 확대되고 글로벌 파이프라인에서도 신경부문의 비중이 높게 나타난 것이다.

반면, 우리나라 제약사들의 기술수출 거래 및 R&D 파이프라인은 상대적으로 경쟁이 치열하고 기존 제품이나 파이프라인이 다수 존재하는 항암, 당뇨 등의 병증에 집중된 상황이다. 대규모 기술 수출이 본격적으로 시작된 2015-2018년 11월까지의 주요 기술수출 내역에서도 당뇨 및 항암 관련 기술이 전체 계약의 절반 이상을 차지했다. 또한 국내 제약사들의 주요 파이프라인에서도 종양(항암 등)에 이어 대사질환(당뇨 등) 관련 파이프라인 비중이 높았다. 이로 인해 국내 제약사 기술수출 계약금 비중이 평균 5~6% 수준으로 낮게 책정된 것으로 보이며, 경쟁 제품의 등장으로 상업성이 약화되어 개발 도중 권리가 반환되는 사례들이 발생했다. 이에 국내 제약사들의 기술수출 실적 평가 시 대상지역, 적응증의 범위, 개발 단계, 글로벌 파이프라인 트렌드, 경쟁사 대비 개발 속도, 계약금 규모 등의 확인에 대한 신중한 접근이 요구된다.

## Q 025 제약바이오산업에서 IP 중요성이 강조되는 이유는?

**A**

제약바이오산업에서 IP 중요성이 강조되는 이유는 다음과 같다.

**① 지식재산권(intellectual property rights)**

지식재산권은 지적능력을 가지고 만들어낸 창작물에 대한 권리를 말하는데, 이는 크게 저작권과 산업재산권으로 나눈다.

- 저작권: 미술, 음악, 영화, 시, 소설, 소프트웨어, 게임 등 문화예술 분야의 창작물에 부여되는 것
- 산업재산권: 산업과 경제활동 분야의 창작물에 부여되는 발명품, 상표, 디자인, 특허권, 상표권과 같은 것들이 산업재산권에 포함된다. 특히 음악이나 소설 작품 등으로 인해 가장 많이 알려진 '저작권'의 경우 작가가 사망한 이후에도 짧게는 50년에서 길게는 70년까지 보호를 받을 수 있다. 반면, 산업재산권은 특허청의 심사를 받아야만 등록할 수 있고, 보호 기간은 10-20년으로 저작권에 비해 짧다.

**② 특허권**

배타적이고 독점적으로 부여된 권리이다.

- 특허제도: 발명을 보호 장려해서 국가산업의 발전을 도모하기 위하여 만든 제도
- 특허요건: ❶ 산업상 이용가능성 ❷ 신규성 ❸ 진보성 출원일로부터 약 12-15개월 심사 후 특허가 허가된다. 특허 허가 시 20년간 보호받을 수 있다.
- 선출원주의: 특허청에 가장 먼저 출원한 자에게 특허권 부여 → 우리나라에서 채택
- 선발명중의: 실제로 가장 먼저 발명한 사람에게 최우선권 부여 → 전 세계 대부분 국가들이 채택

**③ 실용신안권**

특허보다는 낮은 수준의 발명에 부여하는 지식재산권이다. 이는 이미 개발된 것을 개량하여 보다 편리하고 유용하게 만든 것이며, 소발명/개량발명에서 주로 신청한다. 이는 출원일로부터 10년 동안 보호받을 수 있다.

**④ 디자인특허**

디자인을 등록해서 권리를 가지는 것으로, 물품과 상품을 대상으로 해서 새롭고 독창적이며 장식적인 디자인에 대한 특허로 본다. 이는 출원일로부터 20년 동안 권리를 보호받을 수 있다.

- 출원대상: ❶ 물품의 구성이나 형상 ❷ 물품에 적용된 표면장식 ❸ 구성과 표면 장식조합

**⑤ 상표권**

상품을 표시하는 것으로, 생산, 제조, 가공 또는 판매업자가 자신의 상표를 다른 업자의 상품과 식별하기 위해 사용하는 기호, 문자, 도형 또는 그 결합이다. 이는 등록일로부터 10년간 보호 및 갱신이 반영구적으로 가능하다.

〈계속〉

A

**의약품 특허종류**

- 물질특허: 조성물질이나 화학물질 중 특정물질에 대한 특허
- 제법특허: 특정물질 생산을 위한 제조방법에 관한 특허
- 용도특허: 용도발명에 대한 특허 출현 특허. 용도발명이란 특정의 물건에 존재하는 특정 성질만을 이용하여 성립하는 발명
- 개량특허: 어떤 존재하는 발명을 기초로 기능 등을 개량한 것에 대한 특허

**의약품 특허의 중요성**

제약바이오 산업에서 제품을 출시하기 위해서 넘어야 할 엄청난 허들은 바로 규제기관의 허가를 받는 과정이다. 이는 다른 산업과 가장 큰 차이점이자 의약품 시장의 특수성이라 할 수 있다.

허가를 받고 시장에 제품이 출시된 이후 경쟁자가 내 제품을 카피하지 못하게 하려면 일종의 보호 장치가 필요하다. 이것이 바로 특허다. 특히, 의약품 시장에서 특허 1개의 가치는 엄청나므로 매우 중요하다. 예를 들면 휴대폰 하나에 들어 가는 특허가 수백 개라면 의약품은 물질특허 하나만 있어도 진입을 차단할 수 있기 때문이다. 블록버스터 의약품의 특허권이 만료되는 순간, 즉 특허 독점권을 잃는 순간(loss of exclusivity, LOE) 특허의 중요성이 여실히 드러나 급격하게 매출이 감소한다.

TNF-$\alpha$억제제 항체 의약품인 '휴미라', '엔브렐', '레미케이드'를 비교해 보면 세계 최초의 바이오시밀러 셀트리온의 '램시마'가 등장한 J&J의 '레미케이드'는 2015년 유럽 특허 만료, 2018년 미국 특허 만료로 바이오시밀러 회사들의 폭격을 맞고 있다. 암젠의 '엔브렐'은 2017년 2위(83억 달러), 2018년 5위(74억 달러), 2019년 9위(72억 달러), 2020년 12위(63억 달러)로 마찬가지로 하락세이지만 하락의 경사도는 레미케이드보다 낮다. 이는 2015년 유럽 특허 만료로 매출 하락 자체를 막을 수 없지만, 미국 특허는 2029년 만료로 아직 남아있기 때문인 것으로 보인다. 몇 년째 1위를 지키고 있는 애브비의 '휴미라'는 2018년 유럽 특허가 만료되어 2019년 매출이 꺾이면서 더 이상의 상승은 없다. 미국과 유럽의 특허 포트폴리오가 달랐던 '휴미라' 미국 특허가 2023년에 만료되면 본격적인 매출 하락이 예상되어 조만간 MSD의 '키트루다'에게 1위 자리를 넘길 것으로 예상된다.

항암제, 항체 의약품도 마찬가지다. '리툭산', '허셉틴', '아바스틴' 모두 미국, 유럽에서 특허가 만료되었거나 거의 끝나가면서 매출이 급감하고 있다. 위와 같이 블록버스터 의약품이 특허 존속기간 만료로 매출이 급감하는 특허절벽(patent cliff) 현상이 발생한다. 이는 의약품 시장에서의 특허의 중요성을 가장 잘 대변해주고 있다.

〈계속〉

A

| 구분 | 2017년 | 2018년 | 2019년 | 2020년 |
|---|---|---|---|---|
| 1 | Humira (18.9) | Humira (20.4) | Humira (19.4) | Humira (20.4) |
| 2 | Enbrel (8.3) | Eliquis (9.8) | Eliquis (12.1) | Keytruda (14.4) |
| 3 | Eylea (8.3) | Revlimid (9.6) | Keytruda (11.1) | Eliquis (14.1) |
| 4 | Revlimid (8.2) | Opdivo (7.5) | Revlimid (9.4) | Revlimid (12.1) |
| 5 | Rituxan (7.8) | Enbrel (7.4) | Imbruvica (8.1) | Imbruvica (9.4) |
| 6 | Remicade (7.8) | Keytruda (7.1) | Opdivo (8.0) | Stelara (8.0) |
| 7 | Herceptin (7.4) | Herceptin (7.0) | Eylea (7.4) | Eylea (7.9) |
| 8 | Eliquis (7.4) | Avastin (6.9) | Avastin (7.3) | Opdivo (7.9) |
| 9 | Avastin (7.1) | Rituxan (6.8) | Enbrel (7.2) | Xarelto (7.8) |
| 10 | Xarelto (6.6) | Xarelto (6.6) | Xarelto (6.8) | Dupixent (7.5) |
| 11 | Opdivo (5.8) | Eylea (6.5) | Rituxan (6.7) | Biktarvy (7.3) |
| 12 | Lantus (5.7) | Remicade (6.4) | Stelara (6.4) | Enbrel (6.3) |
| 13 | Prevena13 (5.6) | Imbruvica (6.2) | Herceptin (6.2) | Prevena13 (5.9) |
| 14 | Lyrica (5.3) | Prevena13 (5.8) | Prevena13 (5.8) | Avastin (5.6) |
| 15 | Neulasta (4.6) | Stelara (5.2) | Remicade (5.3) | Trulicity (5.4) |

그림 특허만료 의약품 매출 감소 추이.

## Q 026 수출과정에서 현지의 culture code를 이해해야 하는 이유는?

**A 의약품 전단계의 가이드라인 등의 know-how를 활용하면 시간과 비용을 줄이며 현지에 진입할 수 있다.**

- 코로나19 유행 초기 마스크, 인공호흡기 등 개인보호장비(PPE)와 필수 의약품의 공급부족 사태가 발생하면서 의약품 및 의료용품의 안정적 공급망 구축이 세계 각국의 핵심 정책과제로 부상했다.
  → 미국, EU 등이 필수 의약품의 해외 의존도를 낮추고 자국 내 생산역량 강화를 추진하여 글로벌 공급망의 재편이 빠르게 진행되고 있다.

- 미국, EU 등 선진국들은 부가가치가 높은 연구개발, 임상시험 등에 특화되어있고 부가가치가 낮은 제조 부문은 아웃소싱해 왔으나, 그로 인해 중국에 대해 원료의약품 제조를 크게 의존하게 되어 공급망 리스크가 확대되는 결과를 초래했다.
  → 이윤이 낮은 제너릭 의약품의 경우 가격경쟁력이 가장 중요한 요소로 작용하면서 제너릭 의약품의완제 및 원료의약품 생산시설이 대부분 중국, 인도 등 생산비가 낮은 국가들로 이선되었나.
  → 낮은 이윤으로 기업들은 제조에 대한 설비투자를 확대할 인센티브가 없어 품질 관리에 문제가 발생할 가능성이 높아지고 있으며, 갑작스러운 수요 증가 등 공급망 교란 상황에 대처할 수 있는 예비 생산능력(redundant capacity)도 부족하다.
  → 이에 따라 미국은 의약품 공급망의 회복탄력성 강화를 위해 자국 내 생산 확대를 위한 인센티브제공, 핵심 의약품의 재고 확보 및 관리시스템 구축, 동맹국과의 협력 강화 등을 추진할 계획이다.

- 중국은 저부가가치 제네릭 의약품을 중심으로 세계시장 점유율을 확대해왔으나, 최근 들어 고부가가치 바이오의약품 산업에도 공격적으로 투자를 확대하고 있으며, 미국의 견제에 대응하기 위한 과학기술의 자주혁신을 최우선 국정과제로 추진 중이다.
  → 중국의 거대한 내수 시장과 인구 고령화 추세에 따라 글로벌 제약사들의 중국 진출이 가속화되고 있으며, 중국 정부는 〈14차 5개년 규획〉에서 바이오 산업을 국가적 차원에서 집중 육성할 계획임을 밝혔다.

- 우리나라의 의약품 생산액은 2016년 이후 연평균 7.1%의 성장률을 기록해 왔으나, 원료의약품 국내 자급도는 '17년 이후 빠르게 감소하고 있어 의약품 공급망의 안정성 확보 차원에서 대응책 마련이 필요하다.

〈계속〉

A

→ 국내 제약산업은 협소한 내수 시장과 글로벌 블록버스터급 신약 부재, 제네릭 중심의 사업 구조 등으로 인해 글로벌 메이저 제약사를 보유한 선진국에 비해 경쟁력이 뒤처지고 있다.

→ 우리나라의 2019년 원료의약품 국내 자급도는 16.2%로 2008년 관련 통계를 집계한 이후 역대 최저치를 기록했으며, 대중국 원료의약품 의존도도 36.7%로 나타나 공급망 리스크에 취약한 편이었다.

- 코로나19 이후 의약품 시장의 확대와 글로벌 공급망의 재편은 바이오의약품의 생산과 바이오시밀러 분야에 강점을 가진 우리나라에 새로운 기회로 작용할 가능성이 있다.

→ 우리나라는 세계 2위 규모의 바이오의약품 생산 능력을 갖추고 있어 공급망 안정화 및 다각화의 중요성이 강조되고 있는 상황에서 백신 등 바이오의약품의 글로벌 생산기지로서 위상 강화가 기대된다.

## Q 027 Evergreen effect가 무엇인가?

**A**

에버그린 전략이란 특허의 독점적 권리 유지기간을 실질적으로 연장하여 더 많은 독점권을 향유하고자 하는 전략을 가리킨다. 의약품특허의 에버그린 전략은 오리지널 제약사들이 미국에서 1984년의 특허-허가 연계제도 시행 이래로 의약품의 장기간 이익 유지를 위해 사용하는 중요한 전략 중 하나이다. 제약사들은 원천특허에 대한 제형, 적응증, 투여방법, 병용투여, 개량화합물 등의 여러 특허를 추가로 획득하여 특허 포트폴리오를 구성, 특허의 실질적 유지기간을 늘리고 이익을 극대화하는 방법을 사용하고 있다. 막대한 자금과 시간을 투자한 제약사 입장에서는 투자자금 회수가 중요한 이슈이며, 특히 최근 R&D의 생산성이 점점 낮아지는 추세에서 재투자를 위해서는 에버그린 전략이 더욱 중요하다.

2003년 12월 Hatch-Waxman법 개정 전에 에버그리닝의 대표적인 사례로 GlaxoSmithKline's (GSK)의 Paxil의 사례를 들을 수 있다. GSK는 4번의 30개월 자동허가 중지를 통해 거의 65개월 동안 허가를 지연하게 되었다. GSK는 Paxil을 제조 및 판매하고 있는 회사로서 우울증(depression) 등으로 미국 FDA에서 1992년 12월에 허가되었다. 미국 특허 제4,007,196호는 Paxil의 핵심 유효성분(active pharmaceutical ingredients, APIs)인 Paroxetine hydrochloride이 만료되었고, 이후 GSK는 Paroxetine hydrochloride Hemihydrate를 포함하는 특허인 미국 특허 제 4,721,723호를 오렌지 북에 등재하였다.

미국의 Paxil 사례와 같이 오리지널 제약회사가 합법적으로 제네릭 의약품의 시장진출을 지연시키기 위해 미시적으로 낮은 개량특허를 취득 후 특허권을 남용하는 전략을 통하여 에버그리닝 특허들은 제조과정부터 정제(tablet), 또는 심지어 의약품이 환자에 의해 소화되고 대사되어 질 때 화학적으로 생산되는 것까지 모든 측면을 포함할 수 있으며 에버그리닝 전략 유형에는 염화합물, 용매화합물, 결정형, 광학이성질체, 제형 및 약물동력학적 데이터, 제법, 용도 등이 대표적이다.

에버그린 전략은 의약품의 특허권을 보유한 제약사들은 원천특허에 대한 제형, 적응증, 투여방법, 병용투여, 개량화합물 등의 여러 특허를 추가로 획득 해 특허의 실질적인 유지기간을 늘리면서 제네릭의 출시를 지연시키거나 막는 전략이다. 화이자는 고혈압치료제인 '노바스크'의 물질특허가 2003년 3월에 만료되었지만 제네릭 출시를 막고 지연시키기 위하여 1987년 3월에 제법특허를 1987년 8월에 Amodipine Besylate 염특허를 출원하여 특허기간을 연장하였다.

A

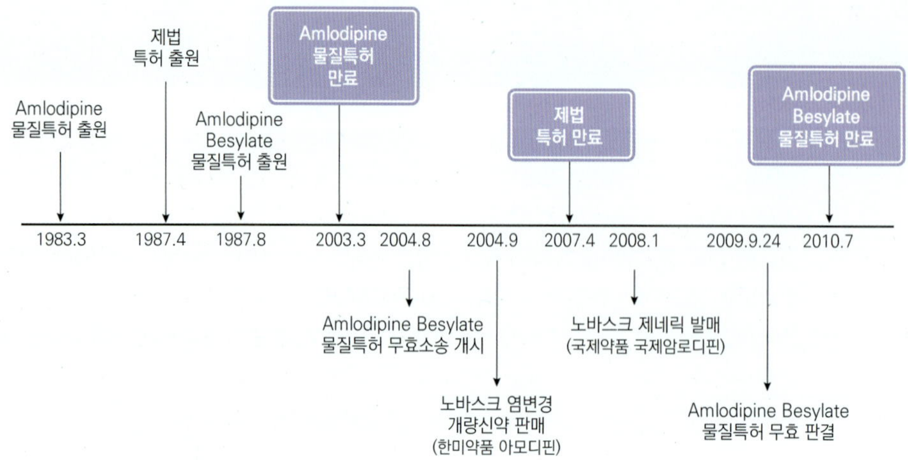


그림 **노바스크 특허현황 개량신약 개발경과**

사노피는 심근경색 치료제인 '플라빅스'의 물질특허가 2003년 7월에 만료되었지만, 제네릭 출시를 위하여 우회적 방법으로 1987년 2월에 이성 질체 특허를 출원하여 특허기간을 연장하는 방법을 사용했다.

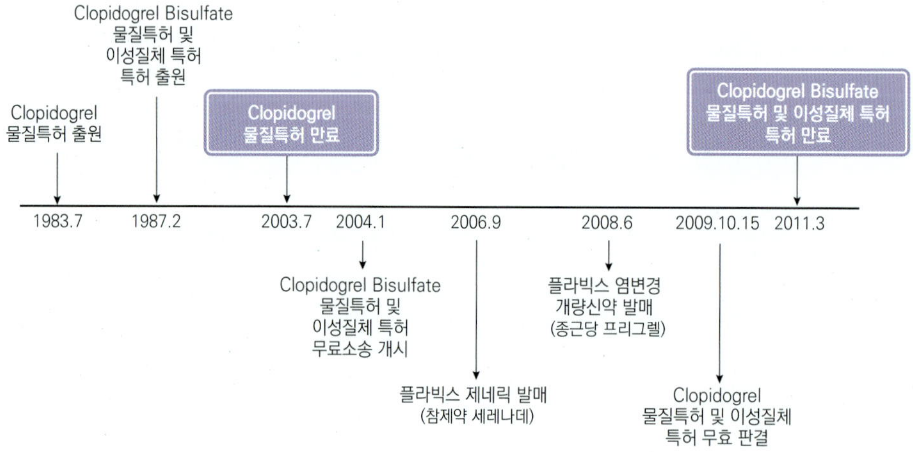


그림 **플라빅스 특허현황 개량신약 개발경과**

## Q 028 의약품 특허연계제도는 무엇인가?

**A**

의약품허가-특허연계제도는 신약의 안전성·유효성 자료에 의존한 의약품의 품목허가절차에서 신약에 관한 특허권 침해 여부를 고려하는 단계를 두었다. 이를 통해 신약의 안전성·유효성 자료 이용을 확대하면서도 그에 관한 특허권을 보다 적극적으로 보호하려는 취지하에 도입되었다. 의약품 허가-특허 연계제도는 1984년에 미국 Hatch-Waxman법에 의하여 최초로 법제화되었으며, 이후 캐나다, 호주 등에 유사한 제도가 도입되었다. 우리나라는 미국과의 자유무역협정(FTA)을 계기로 의약품 허가-특허 연계제도를 도입하게 되었다.

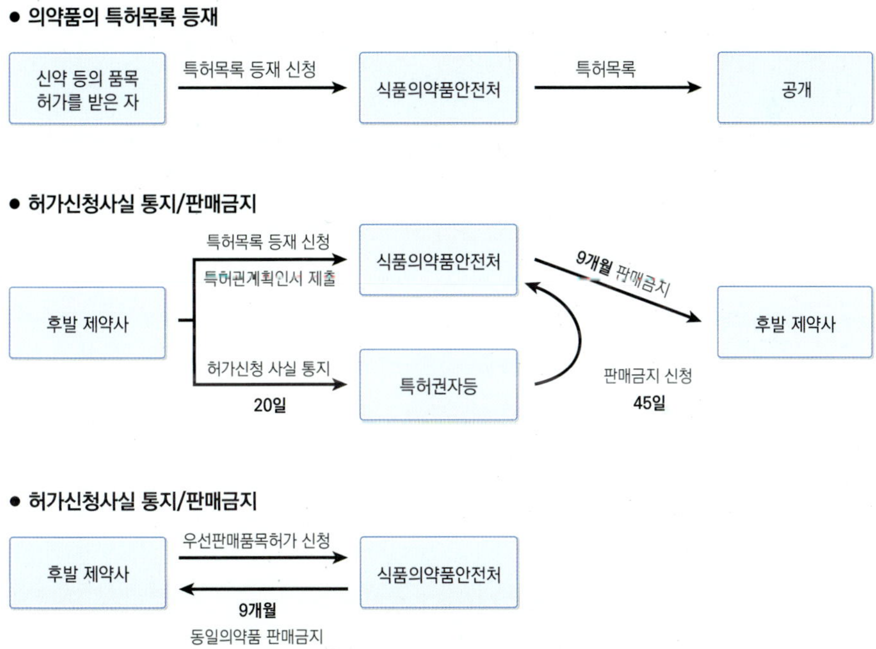


**그림** 한국의 의약품 허가-특허 연계제도 개요.

2015. 3. 15. 시행된 개정 약사법(법률 제13219호)의 의약품허가-특허연계제도는 위의 그림에 나타나듯 크게 ① 의약품의 특허목록등재 ② 허가신청사실의 통지 ③ 판매금지 ④ 우선판매품목허가의 4가지 절차로 이루어져 있다.

〈계속〉

A

이 중 ① 의약품의 특허목록등재 ② 허가신청사실의 통지는 한-미 FTA 협정문 제18.9조 제5항 가호에 규정을 반영한 것이고, ③ 판매금지는 나호의 규정을 반영한 것이다. ④ 우선판매품목허가의 경우에 한-미 FTA에서 요구하고 있는 사항은 아니다. 미국의 의약품허가-특허연계제도는 특허권에 대한 보호분만 아니라 후발의약품에 대한 약식허가절차인 ANDA (abbreviated new drug application)를 도입함으로써 후발의약품의 시장진입을 촉진하는 목적을 균형적으로 고려하였던 것인데 반해, 한-미 FTA 협정문에서 요구되는 조치들은 후발의약품에 대한 보상 부분은 포함하고 있지 않다. 우선판매품목허가는 소송에 따른 위험과 비용의 부담을 감수하고도 특허에 도전한 후발제약사에게 후발의약품의 시장진입을 촉진한 것에 대한 보상이 필요하다는 측면에서 도입되었다고 볼 수 있다.

## Q 029 의약품 개발단계 중 Licensing out 시점은?

**A**

신약개발이 후기 단계로 갈수록 상당한 자본과 방대한 경험이 필요하기 때문에 국내제약회사는 주로 초기 단계의 신약후보물질을 자사보다 규모가 큰 회사나 신약개발 경험이 풍부한 회사에 license out하는 경우가 많다. Licensing out 시점은 주로 신약개발 개념 입증 단계(proof of concept, PoC)에서 이루어지지만, 후보물질에 따라, licenser, licensee의 상황에 따라 그리고 다양한 시장 환경에 따라 다를 수 있다.

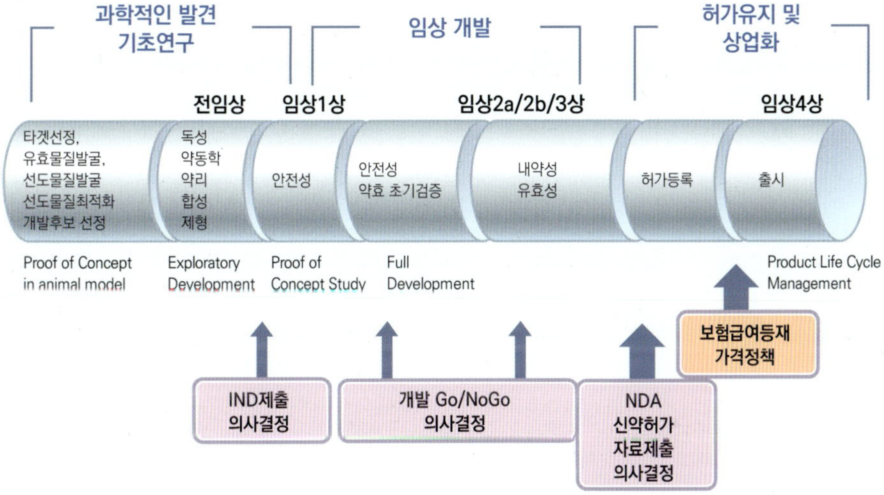


그림 신약개발과정.

## Q 030 글로벌 제약마케팅 전략 중 현지화 전략 비중이 높은 이유는?

**A**

글로벌 현지화 전략을 통해 해외 각국에서 그 나라의 문화, 환경, 제도 등 전반적인 환경과 트렌드를 분석하고, 이에 맞는 현지화 전략을 추진하는 것이 시간과 비용을 절약하고 성공할 수 있는 가능성이 커지기 때문이다.

현지 시장 내 사업 주도권 없이 단순 수출에만 의존할 경우 현지 규정과 파트너 정책에 따라 사업의 불확실성이 커지게 되고, 현지 기업과 같은 위치로 성장할 수 없다.

글로벌 사업에서 단기적인 매출 확장보다는 미래 성장동력을 갖추기 위한 현지시장 지배력 강화에 더 집중할 필요가 있다. 이를 위해 생산 및 연구 밸류 체인을 확보하고, 현지 정부와의 긴밀한 협력을 통한 사업역량 확대에 주력해야 한다. 또한 우리나라에서 제품을 단순 수출하는 것이 아닌 현지에서 특화된 품목의 연구개발을 통해서 현지 고객이 원하는 품목을 만들고 공급하는 회사로 지속적인 사업구조 혁신을 이어 나가야 한다. 어느 국가에서든 외국산 의약품의 현지 진출에 대한 진입장벽은 높다. 그러나 높은 장벽을 무너뜨리기 위해 각 제약업체만의 현지화 전략으로 끊임없이 세계시장의 문을 두드려야 한다.

# Q 031 국내제약기업이 성공한 기술수출은?

## A

표. 제약바이오산업 2023년 기술수출 실적

| 일자 | 개발사 | 계약상대 | 국가 | 제품명(코드명) | 적응증 | 계약규모(억원) |
|---|---|---|---|---|---|---|
| 1/14 | 지씨셀 | 아티바 바이오테라퓨틱스 | 미국 | AB-205 | NK세포치료제 | 비공개 |
| 1/17 | 이수앱지스 | 알팜 | 러시아 | ISU 106 | 면역항암제 | 비공개 |
| 1/18 | 진코어 | 비공개 | 비공개 | TaRGET (유전자가위 기술) | 유전자치료제 | 4,348 |
| 1/24 | HK이노엔 | 유로파마 | 브라질 | 케이캡 | 위식도역류질환 | 비공개 |
| 1/31 | 대웅제약 | CS파마슈티칼 | 중국 | 베르시포로신 | 섬유증질환 | 4,128 |
| 2/24 | 대웅제약 | 목샤8 | 브라질 | 엔블로정 | 당뇨병 | 1,082 |
| 3/2 | 차바이오텍 | 아스텔라스 재생의학센터 | 일본 | 망막색소상피세포 및 배아세포 | 황반변성 등 | 430 |
| 3/10 | 온코닉테라퓨틱스 | 리브존파마슈티컬 | 중국 | 자스타프라잔 | 위식도역류질환 | 1,600 |
| 3/27 | 바이오오케스트라 | 비공개 | 비공개 | BDDS(뇌 표적 고분자 기반 약물전달체기술) | 퇴행성 뇌질환 | 11,050 |
| 4/20 | 카이노스메드 | 장수아이디 | 중국 | KM-023 | 에이즈치료제 | 매출액 대비 로열티 |
| 4/28 | 대웅제약 | 비탈리바이오 | 미국 | DWP213388 | 자가면역질환 | 6,391 |
| 5월중 | 이뮤노포지 | 비공개 | 비공개 | 비공개 | 비공개 | 비공개 |
| 8/17 | SK바이오팜 | 히크마MENA FZE | 중동 | 세노바메이트 | 뇌전증치료제 | 307 |
| 9/6 | 한국유나이티드 제약 | MCQ | 태국 | 레보틱스CR정 | 진해거담제 | 696 |
| 10/16 | 지아이이노베이션 | 마루호 | 일본 | GI-301 | 피부질환 | 2,980 |
| 11/6 | 종근당 | 노바티스 | 스위스 | 히스톤탈아세틸화효소6 (HDAC6) | 억제제(심혈관) | 17,300 |
| 11/6 | 오름테라퓨틱스 | BMS | 미국 | ORM-6151 | 급성 골수성 백혈병 등 (CD33 항체 기반 GSPT1 단백질 분해제) | 2,340 |
| 12/11 | 대웅제약 | 자이더스 | 인도(본사) | DWJ108U | 항암주사제 | 1,200 |
| 12/22 | 피노바이오 | 컨쥬게이트바이오 | 미국 | ADC 플랫폼 | 항체약물 접합체(ADC) | 3,200 |
| 12/26 | 레고켐 바이오 | 얀센 | 미국 | LCB84 | 항체약물 접합체 (ADC) 항암제 | 22,400 |

출처: 한국제약바이오협회

〈계속〉

**A**

한국제약바이오협회에서는 2023년 제약바이오 업계의 기술수출 총 계약금액이 8조 원을 달성했다고 밝혔다. 이는 공개된 계약을 바탕으로 산정한 수치로, 2022년(6조3000억 원)보다 1조 7천억 원 늘어났다. 계약 건수도 16건에서 20건으로 증가했다.

'종근당'과 '레고켐바이오'의 계약이 2023년 기술수출 규모를 주도한 것으로 나타났다.

Chapter

# 02

# 글로벌 제약산업 현황

Q&A

## Q 032 의약품 시장이 지속적으로 늘어나는 이유는?

**A**

인구 고령화에 따른 만성질환 및 삶의 질 향상(QOL), 의약품 수요 증대와 특허 만료에 따른 제네릭 의약품 시장의 성장, 정부의 중증 질환/희귀의약품의 급여확대, 블록버스터 품목 집중 마케팅 등의 영향으로 의약품 시장은 매출 증가와 수익성 증대가 지속적으로 이루어지고 있다.

**[우리나라 의약품 시장 주요 특징]**

① 완제의약품 생산 비중 및 국산 신약 생산이 증가했다.
② 의약품 수출이 지속적으로 성장했다.
③ 국내 바이오의약품 시장이 성장하고, 바이오시밀러를 중심으로 수출이 확대되었다.
④ 의약품 수입이 지속적으로 증가했다.

## Q 033 바이오의약품 임상성공률이 화학의약품보다 높다. 그 이유는?

**A**

바이오의약품은 사람이나 다른 생물체에서 유래된 세포, 조직, 호르몬 등을 이용해 개발된 의약품으로 백신, 혈액제제, 유전자재조합 의약품, 세포치료제, 개량생물의약품(바이오베터), 유전자치료제 동등생물의약품(바이오시밀러) 등을 들 수 있다.

바이오의약품은 합성의약품에 비해 복잡한 구조를 가지고 있으나, 생물 유래물질로 고유의 독성이 낮고 난치성 만성 질환에 뛰어난 효과를 가지고 있다. 특히 의약산업 환경이 치료 중심에서 개인 맞춤형에 기반한 예방중심으로 점차 전환하면서 세포치료제와 유전자재조합 의약품 등 새로운 개념을 지닌 의약품의 연구개발이 활발해지고 있다.

세계의약품 시장에서 신약 연구개발(R&D) 중심이 합성의약품에서 바이오의약품으로 빠르게 이동하고 있다. 바이오의약품은 합성의약품에 비해 약효가 우수하고 부작용이 적은 장점이 있다. 더구나 임상시험에서 상업화까지 가는 전체 신약개발 성공률도 합성의약품에 비해 상대적으로 높아 글로벌 빅파마들은 연구개발에 바이오의약품 비중을 높이고 있다. 바이오의약품 종류에는 생물학적 제제, 유전자재조합 의약품, 세포치료제, 유전자 치료제, 바이오베터, 바이오시밀러가 있다. 한국은 아직 바이오의약품 연구개발에 있어 걸음마 단계에 있지만 바이오의약품의 한 분야인 바이오시밀러 개발이 활발히 진행되면서 축적된 기술력을 바탕으로 향후 바이오의약품 개발에 있어서도 성과를 낼 것으로 기대된다.

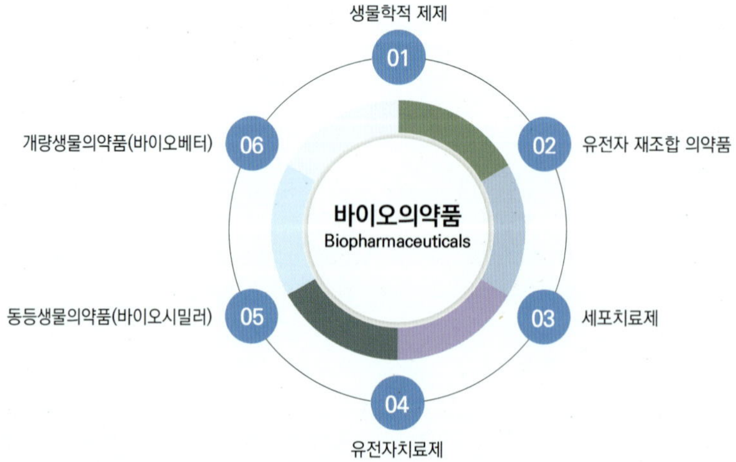


그림 **바이오의약품의 종류.** (출처: 한국바이오의약품협회)

〈계속〉

바이오의약품은 미생물, 식물 혹은 동물 세포와 같은 살아있는 생물체를 이용하거나 생물공학 기술을 이용해 만드는 의약품이다. 화학적으로 합성되는 기존 화학합성의약품과 여러 차이점이 있다.

먼저 분자구조상 바이오의약품은 고분자의 매우 복잡한 구조를 지녔다. 분자 크기는 기존 화학합성의약품보다 100-1,000배 거대하다. 또한 바이오의약품은 엄밀히 얘기하면 제조하는 것이 아니라 배양하는 것이다. 기존의 화학합성의약품과는 원료와 제조 공정에 큰 차이가 있다.

화학합성의약품은 주로 경구를 통해 투여하나 바이오의약품은 주로 주사를 통해 투여하고 주입, 이식 등 시술로 투여할 수도 있다. 안전성 측면에서도 바이오의약품은 생물 유래물질을 이용하므로 비교적 독성이 낮다는 장점이 있다. 다만 예상치 못한 면역반응으로 인한 부작용이 있을 수 있다.

바이오의약품은 그동안 치료제가 없던 다양한 질환의 근본적 원인을 치료할 수 있게 했다. 전 세계 3억 5천만 명이 넘는 사람들이 혜택을 보고 있으며, 지금도 650개 이상의 새로운 바이오의약품이 개발되고 있다.

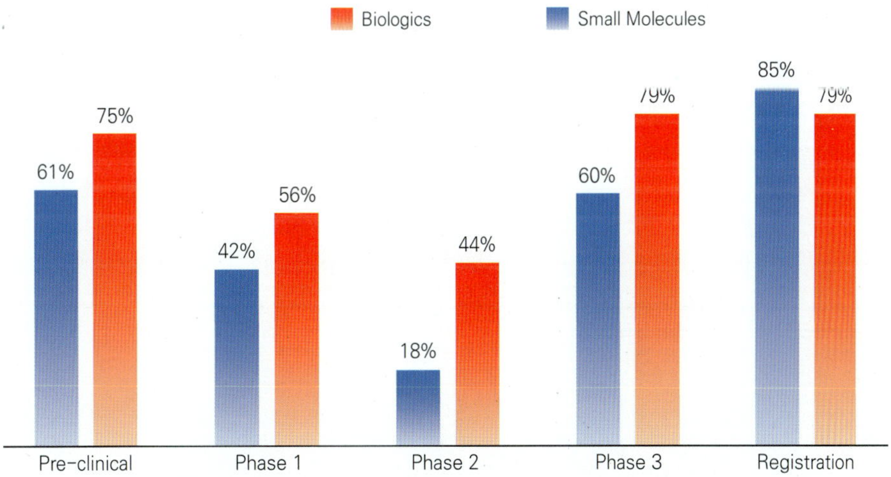


그림 **임상시험 단계별 성공률.**

## Q 034 바이오의약품 비중이 왜 늘어날까?

**A**

글로벌 의약품 시장에서 바이오의약품의 가치가 주목받고 있다. 유수 제약기업들이 바이오의약품 개발에 앞다퉈 나서면서 전 세계 의약품 시장의 무게중심이 케미컬(합성)의약품에서 바이오의약품으로 빠르게 이동하고 있다.

생명공학정책연구센터의 '글로벌 제약산업 2019년 프리뷰 및 2024년 전망'을 보면, 오는 2024년 상위 매출 100대 제품 중 바이오의약품 비중이 50%를 넘어서며 최초로 케미컬의약품을 추월할 것으로 전망된다. 2024년 바이오의약품은 의약품산업 내 비중이 32%며, 매출 상위 100대 제품 내 비중이 50%를 차지할 것이라는 전망이다.

글로벌 매출 상위 100대 제품에서 바이오의약품 비중은 2010년 34%에서 2018년 53%로 처음으로 기존제품(small molecules; 저분자 화합물)을 넘어서며, 2024년에는 기존제품과 바이오제품의 판매는 50 대 50이 될 것으로 예상되고 있다.

바이오의약품 매출 1위 기업인 로슈의 경우, 2018년 375억 달러의 판매액을 기록한데 이어 2024년에도 선두자리를 유지할 것으로 전망된다. 2024년 매출은 387억 달러에 달할 것이라는 예측이다.

특히 머크의 비약적 성장이 예상된다. 바이오의약품 분야에서 머크는 2018년 153억 달러로 7위를 차지하고 있으나, 2024년까지 연평균 10.9%의 높은 성장으로 2위(283억 달러) 자리를 차지할 것으로 전망된다. 그 밖에 일라이 릴리는 당뇨병치료제 '트룰리시티' 출시에 힘입어 2024년까지 7.5%의 성장이 기대된다. 반면 같은 기간 애브비는 '휴미라'의 특허가 만료되면서 매출이 4.9% 줄어들 것으로 전망되고 있다. 휴미라는 매출액 기준 세계 1위 바이오의약품이다. 지난 2018년 전 세계에서 199억 3600만 달러(약 23조 원)가 팔렸다. 세계 의약품 시장에서 나타나고 있는 바이오의약품으로의 무게중심 이동은 국내 제약기업의 신약 개발 방향에도 영향을 주는 모습이다.

〈계속〉

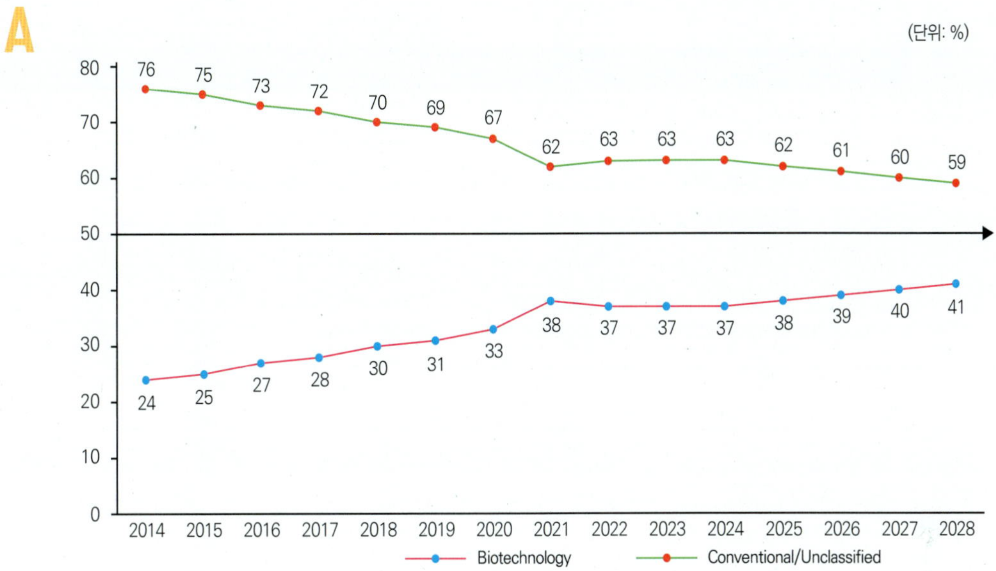


**그림 의약품 종류별 시장 점유율.** (출처: World Preview 2023, Evaluate Pharma)

## Q 035 항암제 비중이 늘어나는 이유는?

**A**

유전체 분석의 발전에 따른 정밀의학의 시대가 도래하면서 글로벌 빅파마들의 무게 중심이 만성질환에서 항암제로 빠르게 옮겨가는 양상을 보이고 있다. 암은 현재 사망원인 2위에 올라 있지만 아직 항암제의 효능이 높지 않아 미충족 수요가 가장 큰 분야다. 특히 항암제 시장은 아직 개발 여지가 큰 동시에 의약품 시장 중 가장 크고, 당분간 시장 확대 속도가 가장 빠를 것이라는 전망이 더해져 빅파마의 관심이 높을 수밖에 없다고 설명했다.

2024년 글로벌 항암제 시장 규모는 2,385억 달러로 2018년 대비 약 2배의 고성장이 예상된다. 신약 개발에 투입되는 R&D 투자 비용 중 약 40%가 항암제 개발에 집중되고 있으며, 항암제에 대한 벤처캐피탈 투자 금액은 45억 달러로 36%의 비중을 차지하며 꾸준히 증가하는 추세이다. 지난 5년 동안 23개의 암종에 대한 총 57개의 신규 항암제가 출시되었다. 2018년에는 15개의 새로운 항암제가 총 17개의 적응증에 대해 FDA 승인을 획득했다. 이는 2018년 허가의약품 중 약 25%에 해당한다. 허가 받은 항암제의 특징은 절반 이상이 경구용 항암제, 희귀암을 타겟으로 하며, 특정 표지자를 통해 적절한 환자군을 선별하는 예측적인 바이오마커를 포함하고 있다. 한편, 질병별 개발 방향성을 살펴보면 지난 5년간 허가 받은 항암제는 23개의 암종에 대해 89개의 적응증을 획득했다. 환자수가 많은 폐암(12개), 유방암(7개), 흑색종(6개) 치료제 개발이 활발했으며, 고형암 대비 치료제가 부족해 미충족 수요가 높았던 혈액암(림프종/백혈병/다발성골수종)은 총 28개의 적응증에 대해 허가를 받으면서 개발 속도가 빨라지고 있다.

신규 항암제 출시에도 불구하고 미충족 수요는 계속되고 있다. 기존 항암제의 낮은 효능 과 부작용, 내성 발현 문제가 대두되고 있기 때문이다. 이에 항암제 개발은 ① 내성을 극복하는 신규 항암제 개발 ② 치료 반응률을 증가하는 방향으로 이루어지고 있다.

기본적으로 여러 개의 약물을 병용 투여하면서 시너지효과를 이끌어낼 수 있다. 최근 면역항암제의 반응률을 높이기 위한 병용 임상이 2,000건을 넘어서고 있다. 한편 항체 엔지니어링 등의 기술이 발전함에 따라 하나의 약물로 여러 효과를 도출하는 신규 치료제들도 개발되고 있다. 대표적으로는 이중항체를 포함한 다중 항체, ADC, CAR-T세포 치료제 등이 있다. ① 다중항체: 1개의 물질을 표적하는 항체를 다수를 표적하도록 변형, ② ADC(항체-약물 접합체): 효과는 뛰어나지만 독성이 강한 약물을 표적능을 가진 항체에 연결하여 원하는 표적에 전달, ③ CAR-T/CAR-NK: 항체를 면역세포 표면에 발현시켜 면역세포의 표적능을 향상시킨 치료제 등 항체를 이용한 항암제 기술이 다양화되고 있다. ADC, 이중항체, CAR-T 순으로 상용화가 이루어졌으며 급격한 매출 성장이 예상된다.

의약품을 기술에 따라 크게 화학합성, 바이오의약품 두 가지로 분류할 수 있다. 현재 항암제 신약후보물질은 화학합성의약품(66%), 바이오의약품(34%) 비중으로 개발 중에 있으며, 유전자 변이에 따른 암의 종류가 세분화되면서 특정 유전자 변이를 타겟으로 하는 화학합성의약품에 대한 관심은 꾸준하다. 바이오 의약품 중에서는 항체(66%), 세포/유전자(19%), 재조합단백질(8%) 순으로 개발되고 있다.

## Q 036 항암제는 왜 비싼가? 이유는? 대책은?

**A**

최근 출시되고 있는 표적항암제나 면역항암제들은 약가가 천문학적인 가격으로 책정되면서 암 환자 및 가족은 물론 우리나라 건강보험재정에도 심각한 영향을 미치고 있다는 지적이 제기되고 있다. 실제로 최근 출시된 항암신약의 연간 평균비용은 10만 달러 이상이며 병용투여가 일반적이다. 하지만 보험급여가 되지 않는 이상 환자가 약가를 지불하지 못하는 경우가 많고 설령 약을 구입했다 하더라도 이는 개인 파산의 원인으로 이어지는 경우가 많다. 일부 환자들의 경우 처방한 용량을 줄이거나 용법을 바꾸는 사례도 발생하고 있다.

국민건강보험시스템을 통해 환자에게 모든 항암신약을 제공할 수 있는 국가는 전 세계 어디에도 없으며 일부 선진국에서도 새로 승인된 항암제의 절반 미만만 사용 가능하다. 특히 항암제 비용은 향후 지속적으로 증가할 것으로 예상되는 만큼 세계경제가 이 비용에 대한 지속성을 유지할 수 없는 한계점에 달하는 것은 시간문제다.

제약사와 정부는 지속 불가능한 의약품 가격을 낮추고 혁신적인 보험모델을 촉진하는 정책 변경에 초점을 맞추는 장기적인 해결책을 제시하고 종양전문의 입장에서는 제공되는 치료의 가치에 대한 고찰이 필요하며 비용-효과 문제에 대한 환자의 참여를 적극 권장하는 것이 해결책이 될 수 있다.

항암제가 고가인 핵심 원인으로 제약사들이 R&D 비용을 언급하고 있는 만큼 R&D, 제조, 마케팅 비용 등과 관련한 의약품 가격 투명성 관련 법의 제정이 필요하며 오리지널보다 저렴한 제네릭이나 바이오시밀러 약물의 신속 승인도 대안이 될 수 있다.

아울러 치료 결과 개선과 거의 상관관계가 없이 항암제 가격이 책정된 만큼 제약기업이 항암제 가격을 낮추어야 하는 1차적 책임이 있으며 고가항암제는 결과기반으로 약가를 책정하는 정책을 고려할 필요가 있기 때문에 정부는 비용-효과 분석 후 저비용-고가치 치료에 우선적인 지불을 시행해야 한다. 최근 활발하게 개발이 진행되고 있는 면역항암제의 경우, 모든 환자들에게 효과를 발휘하지 못하므로 적정 환자를 판별하는 게 가장 중요하고 더욱이 일부 환자에서는 종양 성장이 가속화되는 '고진행성질병(hyperprogressive disease, HPD)'이라는 역효과가 발생할 수 있는 만큼 제한적인 환자에게만 효과적인 항암제이다.

더욱이 제약사들이 면역항암제 등의 개발 당시 임상시험에서 가장 모범적인 사례를 피험자로 활용하기 때문에 임상기준과 다른 일반 암 환자에게 100% 적용하는 데는 한계가 있고 특정 항암제는 민족 간 차이가 존재하므로 RWD가 축적될 때까지 신약을 맹신해서는 안된다.

〈계속〉

**A**

2세대 항암제인 표적항암제가 등장한지는 십 수 년이 경과했고, 소위 3세대로 불리는 면역항암제의 등장은 5년 미만인 점을 감안할 때 앞으로 더욱 많은 사후관리 자료가 축적돼야 면역항암제의 진정한 가치를 평가할 수 있다.

국내 제약기업들의 항암제 개발 전략과 관련 "새로운 패러다임을 제시할 수 있는 새로운 개념의 연구가 필요하다"면서 "글로벌 빅파마들이 뛰어든 면역항암제 개발보다는 제약사와 제약사, 제약사와 벤처기업 등 우리의 오픈이노베이션 강점을 살린 3세대 표적항암제 개발이 바람직할 것"이며 국내 제약기업 역량에 맞는 틈새시장을 공략하는 항암제 연구개발 전략이 필요하다.

## Q 037 글로벌 제약사들은 왜 지속적으로 M&A를 진행할까?

A

**글로벌 제약사들이 M&A (Mergers & Acquisitions)를 적극적으로 많이 하는 특징은 제약업계의 가장 큰 특징 중 하나이다.**

수많은 M&A와 기술이전을 통하여 신약개발 아이템들을 확보하는데도 불구하고 상위 10대 제약사의 시장 점유율을 보면 43%에서 42%로 약간 떨어져서 겨우 유지되고 있다. 다른 산업이라면 상위 10대 글로벌 회사가 전체 시장의 70-90%를 차지할 것이다. 스마트폰 시장이나 자동차 시장을 생각해보면 비교가 된다. 상위 10대 글로벌 회사들이 전 세계시장의 대부분을 차지하고 있고 나머지는 시장에서 살아남지 못한다. 하지만 제약산업만은 그렇지 않다. 또한 신약개발 분야에 있어서는 매우 많은 분야의 다양한 질병이 있으며 그에 대한 모든 알맞은 약이 나와 있는 것이 아니며 약을 개발하는 데는 오랜 시간과 비용, 전략이 따라야 한다. 그렇기 때문에 신약개발을 하는 대형 제약사들 외에 특수한 질환, 질병을 연구하여 기술 수출하는 작은 벤처회사나 제네릭만으로 살아가는 시장도 있다.

글로벌 제약사들은 최근 40년 사이에 적극적으로 M&A를 해왔다. 제약사들의 성장 히스토리는 M&A의 역사라고 해도 과언이 아니다. 특히 최근 2000년대에는 그 정도가 더욱 가속화되고 있다. 이들은 새로운 기술과 신약 아이템을 확보하기 위하여 기술이전, 개발권, 사업권의 이전 방법도 많이 사용하지만, 자산의 인수나 회사 자체의 인수나 합병방법인 M&A도 역시 많이 사용하고 있다.

## Q 038 최근 글로벌 제약사들이 다른 업종의 기업을 M&A하는 이유는?

**A**

특허만료기간이 끝나면 제네릭 의약품이 출시되며, 그 약은 신약개발 비용이 없이 개발 비용이 신약개발 비용에 비해 5%, 1% 수준이라서 수많은 기업들이 만들고 판매하게 된다면 가격이 10% 또는 5%까지도 내려가기 때문이다. 이런 경우 오리지널 제약사는 같이 가격을 낮추어야 하고 시장을 대부분 잠식당하여 해당 분야의 차기 신약이 없다면 많은 세일즈, 마케팅 직원들을 구조조정으로 관련 부서나 사업본부를 폐쇄할 수준까지 이르게 된다. 그 때문에 화이자의 경우 리피토가 매년 13조 원 이상씩 팔릴 때 특허가 5년 이상이 남아있는데도 특허 만료를 대비하여 다양한 복합제와 개선제 등을 개발했었다. 이러한 기업들은 에버그린(evergreen) 정책을 펴기 위해 수많은 임상시험들을 진행한다. 혹은 희귀의약품 등 신약 개발을 하는 기업 인수가 대부분의 해결 방안이다. 난치병 환자를 위한 희귀의약품은 허가 기준 완화와 세금 감면 등 각국 정부로부터 혜택을 받을 수 있고, 개발에 성공할 경우 사실상 시장을 독점할 수 있다.

갈수록 신약 개발이 어려워지는 것 또한 기업들의 인수전 참여를 늘리는 원인 중 하나이다. 신약 개발은 보통 10년 이상 수조 원의 자금이 들어가는데 성공 확률은 10% 미만이다. 많은 글로벌제약사들은 기존 의약품 특허만료 전에 미래의 미충족수요(unmet medical needs)를 위해 다양한 업종과 다양한 회사를 대상으로 M&A를 하고 있다.

## Q 039 글로벌 상위 10 제약사들의 M&A는 어떻게 되는가? 이것이 다른 업종과 다른 이유는?

**A**

글로벌 제약바이오 업계가 인수합병(M&A)에서 성장의 활로를 찾고 있다. 국적이 다른 제약사간 M&A가 활발히 이뤄지고 있고, 이업종 간 합병 사례(융합형 M&A)도 증가하고 있다. 국내에서도 제약바이오 업계의 인수합병 사례가 증가한 것으로 나타났다. 제네릭 규제 강화로 국내사간 M&A는 보다 활발해질 전망이다.

일본 타케다의 영국 샤이어 인수를 비롯해 제약바이오 업계는 M&A를 통해 항암제와 희귀의약품 및 3세대 바이오의약품으로 불리는 세포치료제와 유전자치료제 개발을 중심으로 기술을 확대하고 있는 것으로 나타났다. 정밀의료 시대에 대비한 유전체 빅데이터 분석역량을 확보하고 있으며 반려동물 인구증가에 따른 동물의약품 및 동물건강관리 사업을 강화하고 있는 것으로 파악됐다.

온라인 플랫폼 기업들의 바이오 산업 진출도 주목했다. 아마존이 미국 온라인 의약품 유통업체 필팩을 인수한 사례에 대해 온라인 의약품 유통시장 진출뿐만 아니라 필팩이 보유한 환자 의료 데이터를 확보하기 위한 것으로 풀이했다. 크로스보더 M&A는 소요기간이 길고 이뤄지기 어렵다는 단점이 있으나 폭 넓은 선택권과 해외시장 진출에 유리하다는 큰 징점을 가지고 있다. 앞으로 모든 업종에서 크로스보더 M&A는 꾸준히 증가할 것이다.

글로벌 M&A Deal 타깃은 자가면역질환/면역항암제/뇌/염증성질환, 기술은 ADC와 유전자 치료신약, 지난해 대비로는 임상2/3상 파이프라인 인수비율이 확대된 점이 특징적이다.

## Q 040 글로벌 제약사의 Big Deal이 증가하는 이유는?

**A**

미국의 경우 1970년대에는 글로벌 Big Pharma 자체에서 신약개발이 약 80%가 이루어졌지만 점점 줄어들어 2016년 51%에서 2021년에는 38%로 떨어졌다. 더불어 2010년 이후에는 글로벌 Big Pharma 자체에서 개발한 신약에서 나오는 순익도 줄어들고 있다. 때문에 글로벌 Big Pharma들은 자체에서 신약개발이 어려워져 외부와의 계약을 통해서 약물을 개발하고 이를 통해 순이익이 커지고 있기 때문이다.

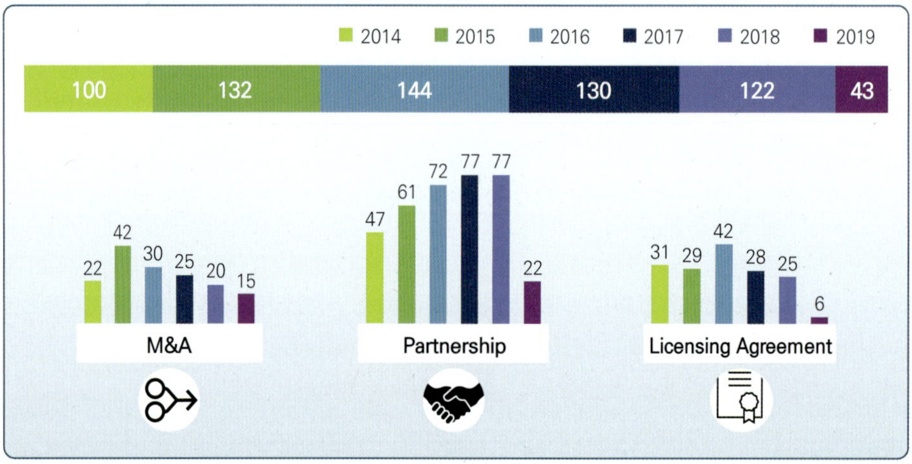


그림 5년간 희귀질환 분야 deal 현황(2014-2019년).

### Partnering

희귀의약품은 2014년부터 현재까지 356건의 파트너십 체결이 있었으며 거래 규모는 $30B(약 36조 750억 원)이었다. 파트너십 체결 규모가 2015년도에 상승하였다가 2019년도에는 규모와 가치가 하락하였다. 그럼에도 불구하고 전략적 파트너십은 희귀 질환을 연구 개발하는데 있어 여전히 중요한 요인으로 작용하고 있다. 특허의 어려움과 기존 의약품 개발이 더욱 어려워지고 가격이 오르면서 희귀의약품 개발에 전념하는 비중이 증가하고, 따라서 희귀 의약품과 관련된 전략적 파트너십의 증가는 당분간 지속될 것으로 예상된다.

### Licensing

2014년 이래로 희귀의약품으로 지정된 의약품에 대해 $15.2B(약 18조 2,780억 원) 규모의 161건 라이선스 계약이 있었다. 지난 5년 동안 잠재적으로 희귀의약품으로 지정된 약물의 라이센싱 계약의 가치와 규모는 계속 변동이 있었으며 2016년도의 라이센싱 규모가 가장 큰 규모였다. 2019년 초에는 희귀의약품 관련 라이센싱 계약의 가치가 높게 책정되었고 이는 희귀의약품이 제약 업계에 미치는 영향력이 크다는 것을 나타내고 있다.

## Q 041 글로벌 제약사와 다른 업종 간의 Big Deal이 증가하는 이유는?

**A**

글로벌 빅파마들은 경쟁우위 및 시장점유 지속, 기술혁신과 파이프라인 확충을 통한 신사업 진출, 공급망 안정성 강화, 새로운 기회를 통한 M&A 거래를 위한 M&A를 추진하고 있다. 글로벌 빅파마들이 블록버스터 의약품에 대한 특허 만료로 인한 특허절벽(patent cliff) 발생에 대응하기 위해 재정적 유연성과 M&A를 통해 희귀질환·암 등 신약 파이프라인을 확보하고 있다. 또한 세포 및 유전자 치료, mRNA 기반 치료제와 같은 첨단 바이오기업, 디지털치료제, 인공지능(AI), 빅데이터 및 로봇공학 등 디지털 기술 개척 기업, 비전통적인 환경에서 개인화된 맞춤형 치료 및 원격의료를 제공하는 기업 등 높은 잠재력을 가진 혁신 기업과의 M&A를 통해 신사업에 진출하고 있다.

## Q 042 인수합병을 진행한 글로벌제약사는 희귀질환과 암에 집중됐다. 그 이유는?

**A**

제약시장의 35%를 차지하고 있는 종양학 시장은 엄청난 성장 잠재력을 가지고 있어 그 가치 및 규모면에서 기업 인수의 대부분을 차지하고 있다. 특히, 2023년은 A항체-약물결합체(antibody-drug conjugates, ADC)와 같은 임상적 및 상업적 효과가 증명된 모달리티(modality)에 대한 인수가 주요 타겟이 됐는데 종양학 분야에 대한 M&A 투자는 지속적으로 증가하고 있다.

종양학뿐만 아니라 변화하는 규제 환경으로 다른 분야도 매력적인 인수 대상이 되고 있는데 그중 하나가 희귀질환 분야다. 인플레이션감축법(IRA)와 같은 규제가 희귀의약품 가격에는 영향을 미칠 가능성이 적어 희귀질환 전문기업이 중요한 M&A 대상으로 관심으로 받고 있다.

New modality에는 세포치료제, RNA치료제, 바일러스벡터(ACC), 항체의약품, 항체-약물결합체(ADC), 단백질분해의약품(TPD) 등이 있다.

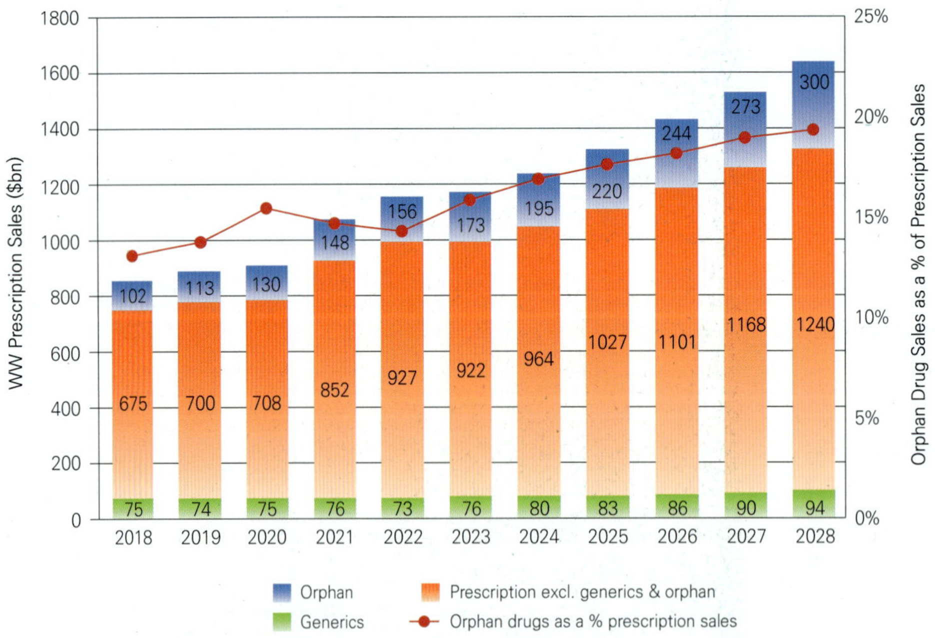


그림 **전 세계 희귀의약품 시장 규모.** (출처: 국가임상시험지원재단)

# Q 043 글로벌 제약사의 Big Deal이 주로 early stage에 성사되는 비율이 증가하는 이유는?

**A**

글로벌 제약사들은 M&A도 하지만 초기 스타트업에 투자해 지분을 갖고 가능성이 있으면 전략적 투자자로 변신한다. 화이자, GSK, 노바티스 등 빅파마들이 투자 상위권에 이름을 올릴 정도로 적극적인 투자를 한다. 특히 미국은 초기 단계에 대한 공격적인 투자가 계속 늘어나는 추세이다.

글로벌 파마들이 early stage단계에 공격적인 M&A를 하는 이유는 신약개발은 대표적인 고위험 고수익(high risk high return) 분야로 실패할 확률이 높은 초기기술이라도 가능성이 있다면 과감히 투자해 높은 수익과 새로운 성장 기회를 찾는 것이 보편화되어 있다.

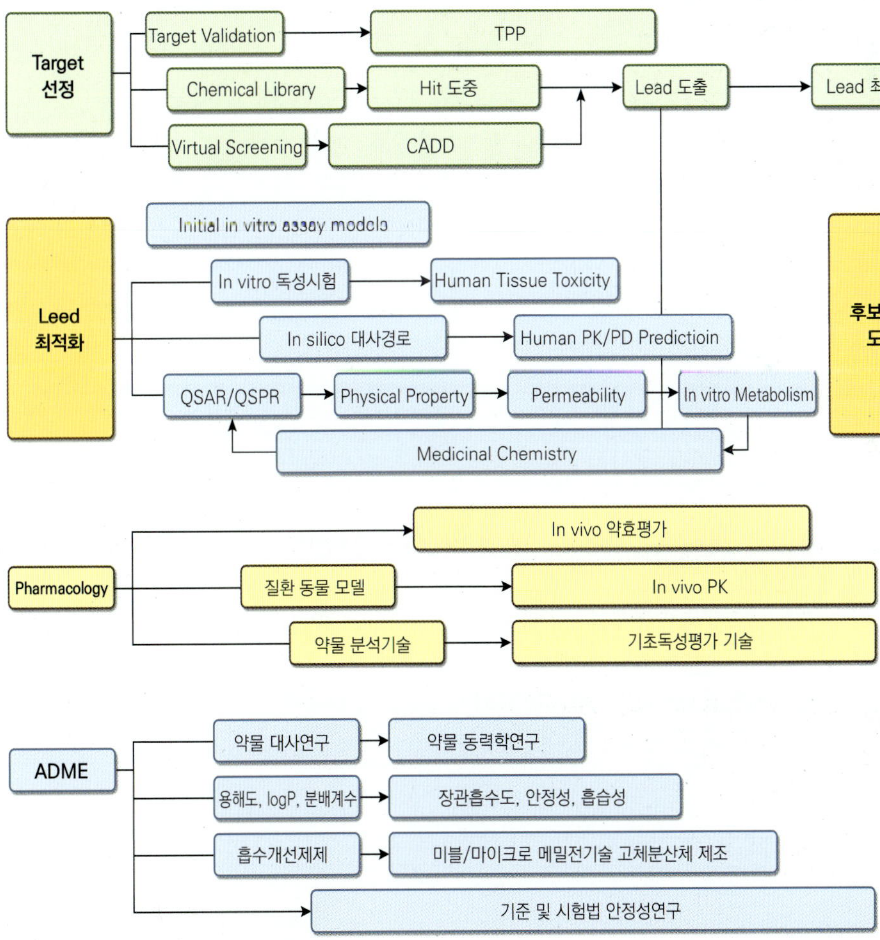


그림 신약개발 후보물질 탐색과정.

## Q 044 의약품 특허 중 가장 강력한 특허는?

A

우선 제약바이오산업의 특징의 이해가 필요하다. 제약바이오산업의 특징은 다음과 같다.

① 개발된 의약품은 쉽게 복제가 가능하다. ② 특허 하나의 가치가 매우 높다. ③ 글로벌 특허 분쟁 빈도가 높다. ④ 특허 의존도가 매우 높다.

물질특허는 일반 의약품, 농약 등과 같이 화학합성 방법에 의해 제조되거나, 미생물, 단백질 등과 같이 생물학적 방법에 의해 생산된 새롭고 유용한 물질 그 자체에 대하여 허용하는 특허로, 그 물질이 관련된 모든 대상에 대해 권리를 행사할 수 있는 가장 강력한 특허로서 중요한 의미를 가진다.

의약품 대표적인 특허는 물질특허, 제법특허, 용도특허, 개량특허 등이 있다.

- 물질특허: 조성물질이나 화학물질 중 특정물질에 대한 특허이다.
- 제법특허: 특정물질 생산을 위한 제조방법에 관한 특허이다.
- 용도특허: 용도발명에 대한 특허 출현 특허를 말한다. 여기서 용도발명이란 특정의 물건에 존재하는 특정 성질만을 이용하여 성립하는 발명이다.
- 개량특허: 어떤 존재하는 발명을 기초로 기능 등을 개량한 것에 대한 특허이다.

## Q 045 특허만료 의약품 급격한 매출 감소 현상이 국가별, 지역별로 다른 이유는?

A

이는 의약품의 특허 존속기간 만료로 매출이 급감하는 특허절벽(patent cliff) 현상이 발생하기 때문이다.

이는 의약품 시장에서의 특허의 중요성을 가장 잘 대변해주고 있다. 특허는 지역별, 나라별 특허출원에 시점에 따라 특허 보호기간이 다를 수 있다. 2022년까지 전 세계 판매 1위 품목인 에브비의 ‘Humira’는 2019년 유럽에서 특허가 만료되었고, 2023년에 미국에서 특허가 만료되었다. 특허 만료로 인하여 2024년부터는 전 세계 판매 1위의 품목이 변경될 것으로 예상된다.

# Q 046 한미약품 기술수출은 왜 반환되었나?

A

## 1) 한미약품 기술 수출 반환 사례표

표. 2020년 국내주요 제약/바이오 기업 M&A 및 전략적 지분투자 현황

| 계약 체결 | 품목 | 계약회사 | 총계약규모 | | 권리반환 |
|---|---|---|---|---|---|
| | | | 계약금 | 마일스톤 | |
| 2015. 3. | HM71224,<br>BTK억제제<br>(면역질환치료제) | 일라이릴리 | 5000만 달러 | 6억 4000만 달러 | 2019.1. |
| | | | 총 6억 9000만 달러<br>(약 8000억 원) | | |
| 2015. 7. | 올무티닙(제품명 올리타),<br>내성표적 항암 신약 | 베링거인겔하임 | 5억 달러 | 6억 8000만 달러 | 2016.11. |
| | | | 총 7억 3000만 달러<br>(약 8400억 원) | | |
| 2015.11. | 퀀텀프로젝트<br>지속형에페글레나타이드, 주1회 주사용 에페글레나타이드, 인슐린 콤보, 주1회 주사용 지속형 인슐린 | 사노피 | 4억 유로 | 35억 유로 | 2016.<br>2020.5. |
| | | | 총 약 5조 원 | | |
| 2015.11. | 에피노페그듀타이드<br>(Efinopegdutide),<br>HM12525A,<br>비만당뇨치료제 | 얀센 | 1억 500만 달러 | 8억 1000만 달러 | 2019.7. |
| | | | 총 9억 500만 달러 | | |
| 2015.11. | 올무티닙<br>내성표적 항암 신약 | 얀센 | 700만 달러 | 8500만 달러 | 2018.3. |
| | | | 총 1억 5500만 달러 | | |

## 2) 기술수출 반환 이유

### (1) '올무티닙', 낮아진 시장성으로 권리 반환

2015년 7월 베링거인겔하임과 항암제 올무티닙의 기술이전 계약(한국, 중국, 홍콩 제외)을 체결하였는데 계약금 5천만 달러를 포함한 총 계약규모는 7억 3천만 달러였다.

비슷한 기전의 아스트라제네카(Astra Zeneca)의 표적항암제 '타그리소'가 임상 2상을 마친 후 미국과 유럽에서 각각 2015년 11월, 2016년 2월 시판에 들어감에 따라 올무티닙의 경쟁력 상실, 시장성이 낮아졌다고 판단하였고 결국 베링거인겔하임은 2016년 9월 해당 기술의 권리를 반환하였다. 한미 약품이 올무티닙의 기술수출로 얻은 수익은 계약금 5천만 달러와 단계별 기술료(마일스톤) 1500만 달러 등 총 6500만 달러로 당초 계약규모인 7억 3천만 달러의 8.9% 수준에 불과했다. 2015년 11월 중국 자이랩에 중국 전역에 대한 임상 및 판매 독점 권리를 제공하는 기술수출 계약을 체결하였고 계약금 700만 달러(약 75억 원)와 임상단계 및 허가,

〈계속〉

A

상업화에 따른 마일스톤으로 최대 8500만 달러(약 907억 원)를 받는 조건이었으나 자이랩의 신약개발 전략 수정으로 기술 반환이 되었다.

**(2) '퀀텀프로젝트수출', 사노피R&D 집중투자분야 당뇨병 제외 및 코로나 영향 임상 어려움으로 권리 반환**

2015년 11월 사노피와당뇨신약 3종(에페글레나타이드·지속형인슐린·에페글레나타이드 + 지속형인슐린)의 기술이전 계약을 맺었으며 계약금 4억 유로를 포함해 총 계약 규모가 39억 유로에 달하는 국내 제약바이오산업 역사상 최대 규모의 계약이다. 한미약품은 3종의 당뇨신약을 '퀀텀프로젝트'로 명명하였다. 그러나 2016년 12월 사노피는 시장 환경 변화로 2015년 한미약품으로부터 도입한 퀀텀프로젝트 내 지속형인슐린(HM12470)의 시장성이 낮아졌다고 판단하여 해당 기술을 반환하기로 결정했다. 그리고 지속형인슐린 콤보는 일정 기간 한미약품의 책임으로 개발한 이후 사노피가이를 인수하는 것으로 계약 조건이 변경되어 이 중 에페글레나타이드와 지속형인슐린을 결합한 지속형인슐린 콤보의 경우 한미약품의 지속형인슐린 개발 완료와 함께 임상시험에 착수할 계획이었다. 하지만 임상시험 진입이 이뤄지지 않았고 이번 사노피의 에페글레나타이드의 개발 중단으로 지속형인슐린 콤보의 기술 재이전도 무산되었고, 사노피로부터 받은 계약금 4억 유로 중 1억 9,600만 유로를 사노피에 반환하게 되었다. 나머지 2억 400만 유로(약 2643억 원)가 한미약품이 퀀텀프로젝트의 기술이전으로 수령한 최종 계약금이며 이는 '19년 영업이익 1,039억 원보다 2배가 넘는 규모이다.

**(3) 'BTK억제제(면역억제제)', 유효성 입증 못해 임상 중단 후 권리 반환**

2019년 1월, 일라이릴리에 기술 수출한 BTK억제제(LY3337641/HM71224)의 권리를 반환했다. 릴 리가 BTK 억제제의 류마티스관절염 환자를 대상으로 하는 임상 2상 중간분석에서 목표하는 유효성을 입증하지 못할 가능성이 커지자 임상을 중단하고 모든 임상 자료 및 BTK 억제제시장을 포괄적으로 재검토한 후 이 약물의 권리를 반환하기로 결정했다. 한미약품은 다른 적응증 개발 작업을 독자적으로 진행하는 방안을 검토할 계획이다.

**(4) 'HM12525A(에피노페그튜타이드)', 유효성 입증 못해 임상 중단 후 권리 반환, 적응증 변경 후 기술 재수출 성공**

HM12525A는 체중 감소와 혈당 조절을 동시에 도와주는 비만·당뇨 바이오 신약 후보물질로 한미약품이 보유한 약효지속 기반기술 랩스커버리(LAPSCOVERY) 기술이 적용됐다. 2015년 얀센에 계약금 1억 500만 달러를 비롯한 총 9억 1,500만 달러에 HM12525A의 글로벌 상업화 권리를 이전했다. 비만환자 대상 임상 2상 시험에서 당뇨를 동반한 비만환자에서의 혈당 조절이 내부 기준에 미치지 못해 2019년 7월 기술 반환했다. 2020년 8월 미국 MSD에 NASH(비알코올성지방간염) 치료제로 기술을 재수출했고, 계약 규모는 총 8억 6,000만 달러(약 1조 원)였다. '에피노페그듀타이드'의 MSD 기술수출은 기술수출 반환을 신약개발 실패로 규정하는 한국 제약산업의 분위기를 반전시킨 혁신 사례로 평가했다.

## Q 047 정밀의료 기술이 원격 진료 기회를 제공할 수 있는가?

A

원격 진료는 'tele medicine'이라 불린다. 이는 의료 전문가와 환자가 물리적으로 멀리 떨어져 있는 상태에서 의료 서비스를 제공하는 기술을 말한다. 이는 특히 광범위한 지역에서 의료 서비스에 접근이 어려운 상황에 큰 도움이 된다.

원격 진료의 발전에 정밀의료를 가능하게 하는 기술과 시스템이 도움이 되어 의료 서비스의 접근성을 크게 향상시킬 것이다. 이는 작은 병원은 모든 기반을 갖출 수가 없다는 데서 출발했다. 간호사 인력난은 물론이지만 영양 상담을 위한 영양사가 존재할 수도 없고 IT지원팀이 있는 것도 아니다. 병원이 모든 팀이나 모든 시설, 지원 조직을 갖추는 것은 현실적으로 불가능하다. 그래서 이 서비스를 제공하는 외부 기업과 공유해야 한다.

정밀의료를 추구하는 병원들이라면 바이오와 IT 등의 서비스에 기반할 수밖에 없다. 환자를 위해 애플리케이션 기반의 플랫폼을 갖춰야 한다.

정밀의료 등 시대의 흐름에 대학병원은 빠르게 준비할 수 있다. 그러나 중소병원과 개인의원은 점점 소외되고 있다. 가장 중요한 것은 중소병원 스스로 환자를 위한 모든 서비스를 준비할 수 없기 때문에 오픈 플랫폼 방식으로 가야 한다. 헬스케어 기업들과 연계해서 법이 허용하는 한도 내에서 더 열린 마음으로 환자를 위한 서비스를 받아들여야 한다.

## Q 048 디지털 치료제의 실행이 보편화되기 위해 필요한 것은?

A

디지털치료제 시장은 신산업 분야로 개념 정립, 기술적 특성에 맞는 규제 체계 정립, 수가 체계 확립 등 단계별 그레이존 해소와 임상적 근거 기반의 다양한 제품을 개발하기 위한 지속적인 과제 발굴 및 사업화 지원이 필요하다.

## Q 049 영양 유전체 기술 활용이 계속 늘어날까? 그 이유는?

**A**

영양 유전체 기술 활용은 앞으로 늘어날 것으로 예상된다.

질병 치료의 시대에서 질병 예방의 시대로 변화되고 있는 현재의 헬스케어 패러다임의 전환은 영양유전체 기술, 빅데이터 및 인공지능 기술의 발달과 함께 정밀영양 또는 개인 맞춤 영양에 기반한 헬스케어 플랫폼 시장을 확장시키고 있다.

사회적으로, 인구 고령화 시대에 접어들고 지난 COVID-19 pandemic을 거치면서 개인 맞춤형 영양에 대한 관심이 증가하고 있으며, 이와 함께 건강기능식품의 수요 증가, 메디컬 푸드 및 웰니스 시장이 증가하고 있다. 또한 GWAS (genome wide association studies) 기법과 같은 유전자분석 기술의 발전에 따라 많은 유전정보 데이터가 구축되고 있으며, 국내외로 DTC (direct to consumer) 유전자 검사에 기반한 개인별 맞춤 영양이 새로운 패러다임으로 부상하고 있다.

미국 국립보건원과 유럽식품안전청에서는 국가 차원에서 유전자 정보를 수집 및 분석하여 개인 맞춤 식단과 운동 프로그램 등을 개발해 국가 차원의 국민건강 증진사업을 진행하고 있으며, 대규모 임상연구를 통해 검증된 데이터 기반으로 기업 차원에서 서비스 모델을 개발하고 있다. 국내의 경우 과기부, 농식품부 등 주요 부처 차원에서 2021년부터 데이터 기반 맞춤형 식품 산업 육성을 위한 연구과제 프로젝트를 지원하고 있는 상태이다. 더욱이 정부의 DTC 유전자 검사 종목의 점진적인 확대로 인하여 영양유전체학에 기반한 유전자 검사를 통해 개인 맞춤형 헬스케어 플랫폼들이 가까운 미래에 개발될 것으로 기대된다.

# Part 02

# 신약개발

Chapter

# 01

# 약품에 대한 이해

Q&A

## Q 001 왜 약물의 일부만이 작용하는가?

**A**

약물의 기본적인 작용에는 3가지가 있다. 체내에 부족한 화학물질을 대체하는 약물, 세포의 기능을 방해하는 약물, 침입한 미생물이나 비정상적인 세포에 대해 작용하는 약물이 그것이다.

**• 작용과 효과**

약물의 '작용'은 그 '효과'와는 다르다. 많은 약물이 효소, 세포막, 기타 세포 구성 성분과 결합함으로써 그 효과를 나타낸다고 추정된다. 이러한 상호작용은 세포의 기능을 변화시키고 그에 따라 화학적, 생리학적인 일련의 변화가 시작된다. 초기 상호작용은 약물의 '작용'이고, 그로 인해 나타나는 결과는 약물의 '효과'이다.

**• 약물구조와 활성**

약물의 작용은 약물 분자의 구조와 밀접한 관련이 있다. 매우 흔하게 약간의 분자구조를 변형시킴으로써 약물의 성질을 변화시킬 수 있다. 약물 구조에 대한 연구 결과 많은 새로운 약물이 개발되었다. 이와 같이 새로운 약물은 생리학적인 역할이 알려진 화학물질을 기초로 개발된 신약이 많다. 그러나 구조적으로 상이한 화합물이 유사한 효과를 나타낸다는 사실로부터 약물의 작용기전에 대해 많은 연구가 필요함을 알 수 있다.

**• 수용체(작용부위)**

수용체란 약물이 세포와 작용할 때 매개체가 되며, 그 세포막 표면에 존재하는 '부분'을 말한다. 그러나 수용체는 반드시 세포 표면에만 존재하는 것은 아니며 세포 내부의 구성 성분으로 존재할 수도 있다. 수용체는 3차원적인 구조를 가지며, 구조가 복잡하고, 그 표면은 전기를 띠고 있다고 추정된다. 어떤 수용체와 상호작용하는 약물 분자의 구조는 수용체의 구조와 서로 보완적인 관계에 있다고 생각된다(즉, 수용체와 약물 분자는 자물쇠와 열쇠의 관계와 같다).

이러한 개념으로 특정 수용체와 상호작용하는 약물은 따로 있다는 것(특이성)을 설명할 수 있다. 약물이 효과를 나타낼 때 수용체와 가장 먼저 상호작용을 하고, 이어 연쇄적인 반응이 일어난다.

**• 작용부위**

어떤 약물은 특정 세포, 조직 또는 기관에만 작용하며 그 효과가 국소적이다. 다른 약물은 신체 대부분의 세포에 작용한다. 약물이 국소작용을 나타내는 것은 선택적인 분포가 일어나기 때문으로 설명될 수 있다. 그러나 항상 그러한 것은 아니다. 약물은 세포 외, 세포 표면 또는 세포 내에서 작용할 수 있다. 약물은 다른 물질의 작용을 촉진하거나 방해함으로써 간접적으로 작용을 나타낼 수도 있다. 예를 들어, 아트로핀은 신경 접합부에서 아세틸콜린과 경쟁함으로써 자율신경의 기능을 변화시킬 수 있다. 이때 부교감신경의 자극이 차단된다.

〈계속〉

A

• **약물의 작용기전**

① 약물의 물리화학적 성질에 의해 효과가 나타나는 경우이다.
② 항생제와 일부 화학요법제는 선택적인 독성을 나타낸다.
③ 방사성 물질이다.
④ 세포막에 존재하는 특이적인 단백질 분자와 결합하여 효과를 나타내는 경우이다.
이 단백질을 수용체라 하는데, 정상적으로 체내의 내인성 화학물질에 반응한다. 여기서 내인성 화학물질은 신경전달물질이나 호르몬이 될 수 있다.

* 수용체를 활성화하여 반응을 일으키는 약물을 작용약(agonist)이라 한다. 반면 수용체와 결합은 하지만 활성화를 일으키지 못하는 약물을 길항약(antagonist)라 한다. 길항약은 수용체에 작용하는 내인성 물질(예: 신경전달물질)이 수용체와 결합할 확률을 저하시켜 그 작용을 감소 또는 차단한다.
예) 잔탁(위십이지장궤양 치료제, ranitidine)
잔탁은 위산분비에 관여하는 수용체중의 하나($H_2$ 수용체)와 결합하여 위산분비를 억제하므로 길항제이다($H_2$ 수용체 길항제라 칭함).

• **약물-수용체 결합**

약물이 특정 수용체에 결합하려면, 약물과 수용체끼리는 열쇠와 자물쇠처럼 맞아 떨어져야 하며 상호 보완적이어야 한다. 상호보완성이 크면 클수록 수용체에 대한 약물의 친밀성(친화성)은 더욱 높아진다. 이렇게 한 약물이 그 구조에 따라 특정한 수용체에 결합하는 능력을 특이성이라 한다. 사실 한 가지 수용체에만 작용하는 특이적인 약물은 없고, 다른 수용체에 비해 특정 수용체에 보다 선택적으로 작용하는 약물이 있을 뿐이다.

• **약물 구조와 약물의 활성**

약물 작용은 약물 분자의 구조와 밀접하게 연관되어 있다. 약물 분자의 아주 작은 일부분을 변화시킴으로써 약물 성질을 크게 변화시킬 수 있다. 이런 방식으로 새로운 약물을 발견하는 경우가 종종 있다. 마찬가지로, 생리작용이 알려진 물질을 바탕으로 그와 비슷한 분자 구조를 가지는 물질을 합성하여 약물로 개발한다.

〈계속〉

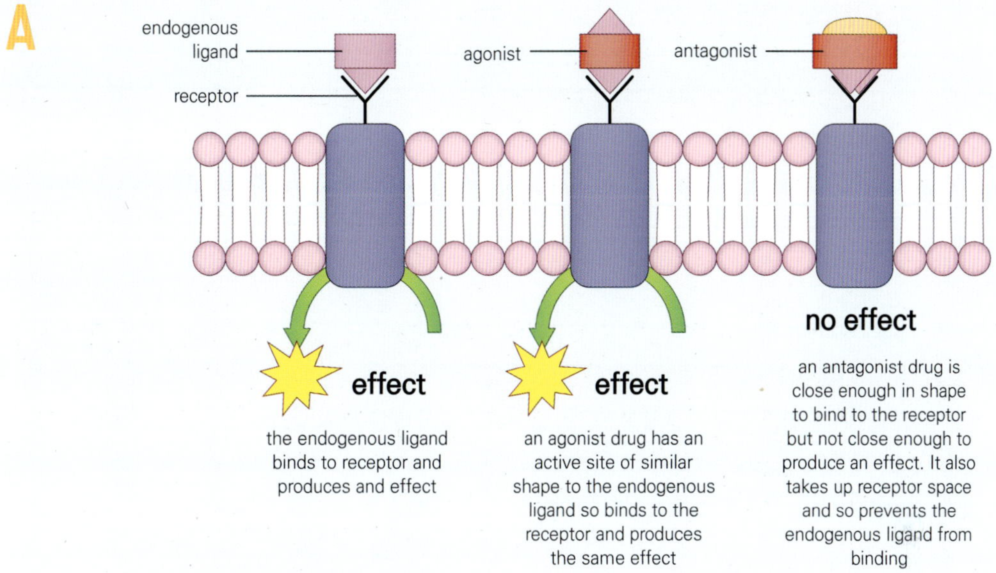


**그림 수용체에 의한 약물의 작용.**

## Q 002 약물의 혈중농도, 약물의 효율(생체이용률)의 임상적인 의미는 무엇일까?

A

### 생체이용률

생체이용률이란 체순환계로 들어가는 약물의 양과 속도로 정의하며 혈중농도-시간 곡선으로부터 약물의 양은 AUC, 혹은 $C_{max}$와 속도는 $T_{max}$로 각각 정의한다. 생체이용률 시험은 약물의 흡수 정도 및 속도를 알아보기 위해 실시하는 시험으로서 약물의 물리화학적 성상과 제형의 변화가 약물의 약력학(pharmacokinetics)에 미치는 영향을 알아보기 위함이 목적이다. 생물학적 동등성시험(bioequivalence test)은 제조원이 다른 동일성 분 약제의 생체이용률을 비교하는 시험으로 일정 기준을 만족할 경우 '생물학적으로 동등하다' 즉 '약효가 동등하다'고 판단한다. 만일 어떤 약물이 생물학적으로 동등하고 치료적 동등성이 있는 경우, 이러한 약제의 임상적 유용성과 안전성이 비슷하다면 서로 대체가 가능할 수 있다고 본다. 미국의 경우 신약 신청허가의 전 과정을 완전히 마치지 않은 모든 약제의 경우 일반명 약제로서 시판되기 위해 생체 내 또는 생체 외 생물학적 동등성시험(bioequivalence test)을 하도록 되어 있으며 흡수율, 약동학 시험의 요구 기준이 맞아야 한다. 이에 대한 필수적인 약동학적 파라미터로 생체이용률, 제거 반감기, 배설률과 대사율 등을 단일용량과 다용량 투여 후 확립해야 한다. 생체이용률(bioavailability)은 통상 약물의 소화관 내 흡수율과 유사한 지표로서 경구투여 후 혈중 약물농도-시간 곡선하 면적(area under the concentration-time curve, AUC)과 정맥주사 후 혈중 약물농도-시간 곡선하 총면적을 비교하는 생체이용률(F=AUC 경구/AUC 정맥)이 흔히 흡수율(F)의 지표로 쓰이고 있다. 즉 정맥투여에 대한 상대적인 흡수율을 나타내며 %로 표시한다. 이는 절대적 생체이용률(absolute bioavailablity)이라고 한다. 약물을 정맥에 투여할 때에는 곧바로 전신순환에 도달되기 때 문에 전신약물흡수 즉 생체이용률은 100%이다. 보통은 오리지널 약제의 흡수율과 타 제약회사의 약제의 흡수율의 비율(F=AUC 시험약/AUC 기준약)로 상대적 생체이용률(relative bioavailablity)을 표시한다. 약물투여 시 전신적 흡수는 약물의 물리생화학적 성상, 약물의 특성, 흡수부위의 해부생리적 기능에 의존되며 약물자체가 가지는 요인들 중 가장 중요한 것은 그 분자의 크기와 형태, 흡수 부위에서의 용해도, 이온화의 정도와 이온화와 비이온화형의 상대적 비율 및 지용성 등이다.

### 혈중약물농도

- **$T_{max}$**: 약물 투여 후 혈중농도가 최고치에 도달하는 시간으로, 약물 흡수가 최고에 도달 한 시점으로 약물의 흡수 속도와 배설 속도가 같아지는 순간을 의미한다. $T_{max}$ 이후에도 약물 흡수는 지속되지만 속도가 느려진다. 따라서 약물의 흡수를 비교할 때 흡수 속도에 대한 지표가 된다.
- **$C_{max}$**: 약물투여 후 최고 혈중농도($C_{max}$)로서 치료적 반응을 나타낼 정도로 전신 순환에 충분히 흡수되었는지를 가리키는 지표이다. 또한 독작용을 일으킬 수 있는지에 대한 정보도 제공하게 된다.

〈계속〉

A

- **AUC (area under the plasma level-time curve):** 혈중 약물농도-시간 곡선하 면적은 약물의 생체흡수율의 정도를 의미하며 전신순환에 도달한 활성약물의 총량을 반영한다. AUC의 단위는 농도, 시간으로 표시한다.

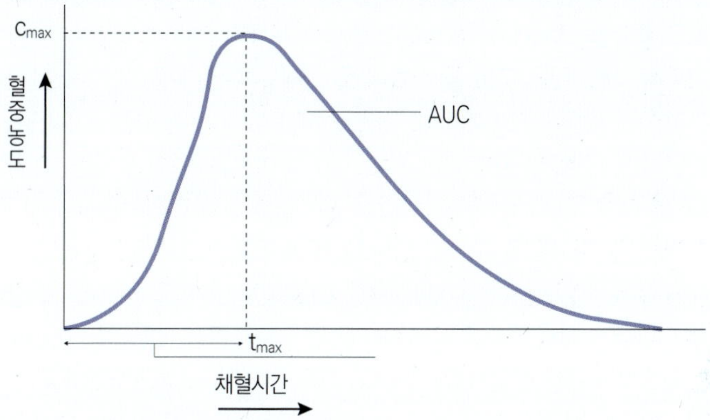


그림 시간에 따른 혈중약물농도변화.

## Q 003 약물의 효율이 다르다면 제네릭 제제의 허가 시 고려해야 할 사항은?

**A**

인간의 몸에 투여된 약은 위에서의 소화작용 및 여러 가지 생리학적 과정을 통해 혈액에 들어가게 되고 이에 따라 약효를 보이게 된다. 즉 혈류에서의 약물의 농도가 약의 효능을 보이는 매우 중요한 요소인 것이다. 이처럼 약물이 우리 몸에서 받을 수 있는 여러 가지의 대사반응을 고려해 다양한 투여경로를 통해 약을 인체로 주입하게 되는데 이때 가장 먼저 등장한 것은 입으로 먹는 경구투여 방법이다. 이렇듯 지난 1960년대 이전까지는 경구 투여 방법을 많이 이용하였으며 '70년대 들어서는 좌약, '80~'90년대에는 비강 및 구강 투여, 연고 및 스프레이 등이 발달하였고 그 후 마이크로칩과 단백질을 이용한 방법들도 연구·개발되었다. 가장 보편적인 방법인 경구투여는 매우 쉽게 사용할 수 있다는 장점을 가지고 있지만, 우리 몸의 다양한 생리학적 과정을 거치며 부작용을 보일 수 있다는 단점도 안고 있다. 약물이 인체에 들어가게 되면 다양한 종류의 대사효소(metabolic enzyme)들과 마주하게 되는데 이 효소들은 외부물질 구조를 분해하거나 변형시키는 목적을 가지고 있다. 이렇게 함으로써 우리 몸에서 외부물질을 쉽게 배출시키기 위함이다. 결론적으로 대부분의 약들은 이러한 대사반응(metabolic reaction)을 통해 대사체(metabolites)를 만들게 되고 결과적으로는 약물의 효과가 떨어져 대사체에 의한 부작용(side effect) 및 독성(toxicity)을 보이게 되는 것이다. 경구투여 약물은 보통 알약이나 캡슐 형태가 일반적인데 이렇게 되면 물약(solution) 상태로 투여하는 것보다 위벽에서 좀 더 안정적일 수 있어서 약 75% 이상의 약물들이 1-3시간의 흡수 지속 시간을 보인다. 하지만 몇몇 약물들은 같이 흡수하는 다른 약물들에 붙어 상대 약의 효능을 떨어뜨리는 경우도 있는데 예를 들면 콜레스테롤 레벨이 낮을 경우 복용하는 콜스티라민(colestyramine)이라는 약은 갑상선 약으로 알려져 있는 레보티록신 나트륨(levothyroxine sodium)에 붙어 이 약의 효능에 영향을 미치기 때문에 두 약을 동시 복용하는 것은 금지되어 있다. 이외에도 입이나 코와 같은 곳을 통해 흡수하는 약물이나 좌약 그리고 주사제형 약물은 편의성이 떨어지고 약물을 만드는 부분에 있어 제한성이 있기 때문에 아직까지도 한계점을 안고 있는 실정이다. 즉, 약의 효능적 가능성을 높이기 위해서는 제대로 된 약물전달시스템을 만나야 하는 것이다.

# Q 004 TI 지수가 큰 약물은?

A

## 치료지수(Therapeutic Index)

치료지수란 원하는 반응을 나타내기 위해 약물용량에 대한 독성을 나타내는 약물용량의 비를 말한다. 특정 약물농도에서 원하는 반응의 빈도와 독성을 나타내는 빈도를 측정하여 결정한다. 주로 집단의 50%에서 치료효과를 나타내는 용량인 ED50과 집단의 50%에서 독성효과를 나타내는 용량인 TD50을 이용하여 TI = TD50 / ED50 으로 나타낸다.

TI가 크다는 것은 유효농도와 독성농도 사이의 폭이 넓다는 것을 의미하므로 TI값이 클수록 안전성 이 큰 약물이다. 치료범위(therapeutic range)는 약의 효과를 나타내면서, 독성을 나타내지 않는 약의 농도를 범위로 나타낸 것이다. 일반적으로 치료지수가 작다면 치료범위가 좁고, 치료지수가 높다면 치료범위가 넓다.

## 페니실린(Penicillin, 치료지수가 큰 약물 예)

페니실린(아래 그림 B 참조)과 같은 치료지수가 큰 약물은 안전하며, 원하는 반응을 나타내는 데 필요한 최소 용량보다 과량(종종 약 10배 과량)을 투여하는 것이 보통이다. 이와 같은 경우, 생체이용률은 치료효과나 임상효과를 크게 변화시키지 않는다.

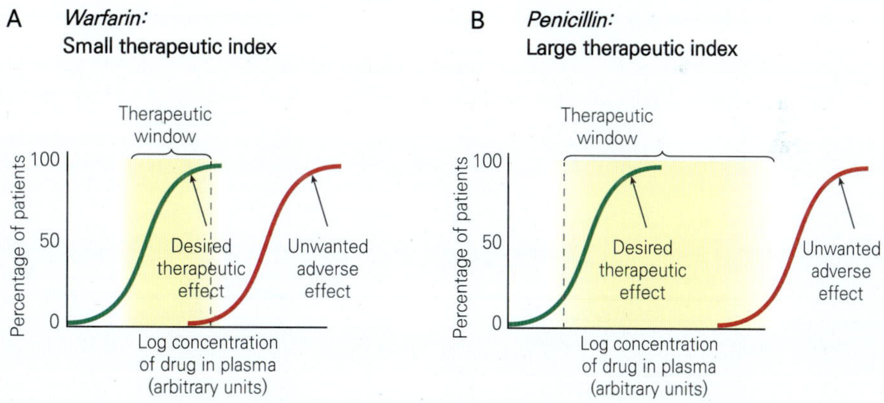


**그림 와파린과 페니실린의 혈장농도에 대해 반응하는 환자의 누적퍼센트.**

# Q 005 TI 지수가 작은 약물은?

A

### 치료지수(Therapeutic Index)

치료지수란 원하는 반응을 나타내기 위해 약물용량에 대한 독성을 나타내는 약물용량의 비를 말한다. 특정 약물농도에서 원하는 반응의 빈도와 독성을 나타내는 빈도를 측정하여 결정한다. 주로 집단의 50%에서 치료효과를 나타내는 용량인 ED50과 집단의 50%에서 독성효과를 나타내는 용량인 TD50을 이용하여 TI = TD50 / ED50으로 나타낸다.

TI가 작다는 것은 유효농도와 독성농도 사이의 폭이 좁다는 것을 의미하므로 TI값이 좁을수록 그 용량을 민감하게 조절해야 한다.

### 와파린(Warfarin, 치료지수가 좁은 약물 예)

와파린 용량이 증가함에 따라 결국 모든 환자가 반응할 때까지 환자의 더 큰 분획이 반응한다. 보통 국제표준화비율(INR)을 기준으로 2-3 사이로 유지되는 것이 와파린의 원하는 반응이라 할 수 있다. 그러나 와파린은 치료지수가 낮아 유효반응과 독성반응이 중복되는 농도범위를 갖고 있어 일부 환자들은 출혈 등 부작용이 나타날 수 있음에 주의해야 한다.

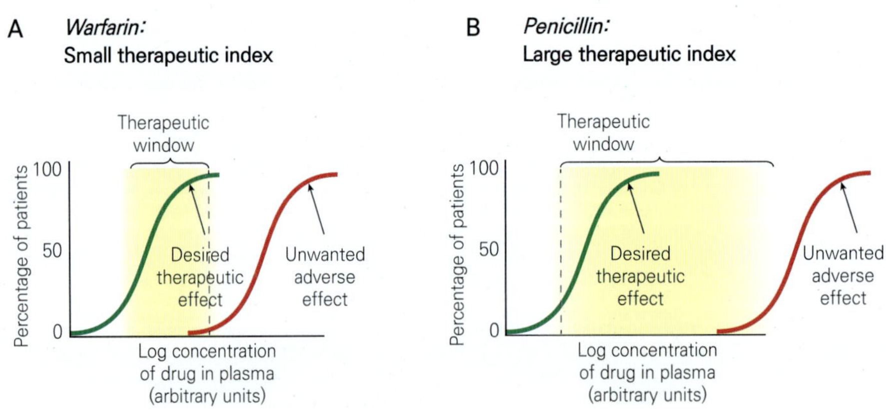


그림 와파린과 페니실린의 혈장농도에 대해 반응하는 환자의 누적퍼센트.

## Q 006 항암제는 일반적으로 TI 지수가 큰가? 적은가?

**A**

현재 임상에서 주로 적용되는 항암제(chemotherapy)는 암세포의 염색체나 미세관에 작용하여 나타나는 세포독성(cytotoxic)을 이용한 것으로, 이러한 항암제의 가장 큰 문제점은 치료지수(therapeutic index)가 매우 좁아 치료 효과와 동반되는 독성 발현의 확률이 높다는 것이다. 이렇게 좁은 치료 지수를 나타내는 이유는 암세포가 주로 세포분열의 억제를 통해서 항암효과를 나타내기 때문이다. 따라서 암세포뿐만 아니라 빠른 세포분열을 보이는 다른 세포들, 즉 모발세포, 위장관 상피, 골수 세포 등에도 영향을 준다. 결과적으로, 치료에 대한 반응은 환자 개개인에 따라 예측 불가능하며 부분적이지만 치료에 따라 나타나는 독성은 매우 크거나 경우에 따라서는 생명을 위협하는 수준까지 나타날 수 있다.

이러한 단점을 극복한 것이 표적항암제인데, 표적으로 하는 병변에 충분한 약제를 전달하며 정상조직은 표적으로 삼지 않아 부작용을 최소화하기 때문에 치료 반응이 높고 부작용이 덜하다.

표적항암제가 이러한 치료 효과를 얻을 수 있는 것은 종양의 성장에 요구되는 특이한 기전이나 물질에 대한 방해를 통해 암세포의 분열을 막기 때문이다. 여기서 표적이 되는 물질은 정상세포에서도 발현될 수도 있는 물질이지만, 종양세포에서는 변형되어 있거나 과도하게 발현되는 경우가 대부분이다.

표적이 되는 주된 분자 경로는 암세포의 신호전달 경로(signal transduction pathway), 혈관신생(angiogenesis), 세포 간질 형성(matrix), 세포주기 조절인자(cell cycle regulator), 세포 사멸(apoptosis) 등이며, 암 생성 과정에 특징적인 표적이다. 표적항암제의 개발에서 이상적인 표적을 결정하는 것은 매우 중요한데 이상적인 표적은 중요 장기에서는 발현되지 않고 암세포에서만 발현되고 암세포의 성장과 분열에 결정적인 역할을 하는 것이여야 한다. 또한 표적 자체의 활성도의 측정이 가능하고 측정된 결과가 임상적인 예후와 관련이 있으면 더 좋다.

## Q 007 의약품 전 개발과정은?

A

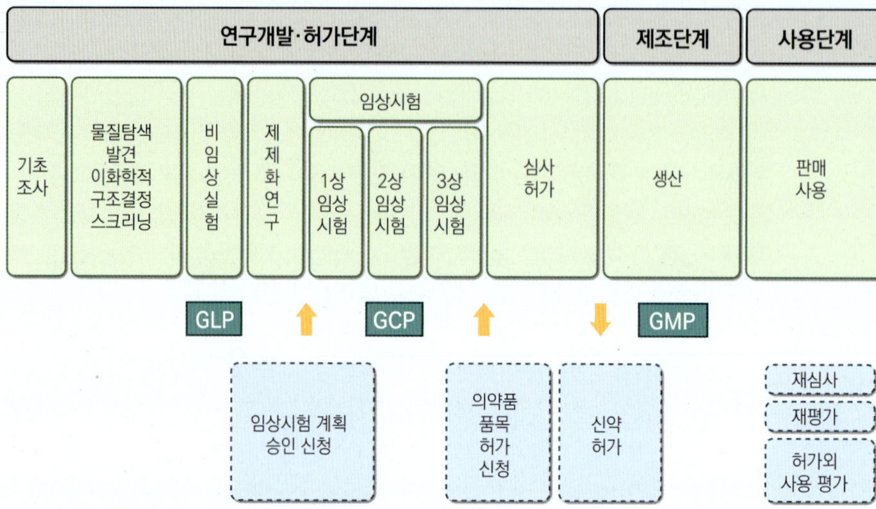


그림 의약품 개발부터 사용까지 전주기 체계도.

신약개발 과정 시 치료가능성이 있는 질병원인과 발견단계는 치료가능성이 있는 질병원인과 타겟을 규명 선택한 후, 이에 작용하여 기대하는 치료효과를 발휘할 수 있는 새로운 물질(molecule)을 만들거나 기존에 만들거나 수집된 분자 중에 선택하고 구조변경 등 최적화(optimization)하여 신약후보물질(new drug candidate)을 선정하게 된다. 이 후보물질은 광범위한 동물이나 실험적으로 안전성과 유효성을 시험하여 사람에게 임상시험을 실시해도 안전하며 유효한지를 결정하게 된다. 개발단계에서 실시되는 임상시험은 사람에게 사용되는 만큼 안전성과 윤리성이 보장되어야 하기 때문에 임상시험을 실시하기 전에 식약처로부터 임상시험계획에 대한 승인을 받아야 한다.

제1상(안전성) 임상시험은 소규모(약 20명에서 100명)의 건강한 지원자를 대상으로 시험하는 단계로서 의약품이 사람에게서 안전한지 여부를 확인하는 것을 목적으로 실시된다.

제2상(안전성, 유효성) 임상시험은 임상시험용 의약품이 기대된 작용기전(mechanism)에 따라 작용되는지 검토하고, 의약품을 사용에 있어서 최적 용량(dose strength)과 투약방법(schedules)을 분석한다.

제3상(용량, 효과, 효능, 안전성) 임상시험은 대규모 환자를 대상으로 하는 시험으로 연구자는 후보의약품의 안전성과 유효성 및 전체적인 benefit-risk 관계에 대한 통계학적으로 유의한 데이터(significant data)를 만들기 위해서 약 1,000명에서 5,000명의 환자를 대상으로 연구가 실시된다. 이 단계는 의약품으로서 안전성과 유효성 여부결정의 핵심 단계로, 적정한 의약품 사용을 보증하기 위한 다른 의약품과 상호작용 정보 등 표시사항의 기초가 된다.

〈계속〉

임상시험 동안 실생산 규모의 생산계획, 식약청에 품목허가를 받기 위해 필요하고 복잡한 서류준비 등을 위한 품질 등에 관한 중요한 연구가 많이 수행된다. 유효물질 수준에서 5,000개에서 10,000개의 화합물이 연구개발(R&D)의 파이프라인으로 들어가지만 전임상단계에서 약 250개의 연구를 거쳐 결국 1개의 승인을 받게 된다. 이러한 신약개발 과정을 거쳐 환자가 이용할 수 있을 때까지 약 10-15년의 연구개발 기간과 약 10-20억 달러 이상의 비용이 소요되는 것으로 추정하고 있다.

제4상(최적 사용법, 이익, 위험성 포함 등 부가적 정보) 임상시험은 신약이 판매된 후 장기간의 효능과 안전성에 관한 사항을 평가하기 위한 시험이다. 신약의 부작용 빈도에 대해 추가정보를 얻기 위한 시판후조사(post marketing surveillance), 특수 약리작용 검색연구, 약물사용이 이환률 또는 사망률 등에 미치는 효과 검토를 위한 대규모 추적연구, 시판 전 임상시험에서 검토되지 못한 특수환자군에 대한 임상시험, 새로운 적응증 탐색을 위한 시판 후 임상연구 등이 포함된다.

임상시험이 다 끝난 뒤 의약품으로 시판허가를 요구하는 절차를 거치게 되는데 이때 의약품 허가과정에서는 기업이 안전성과 유효성 혹은 품질에 관한 입증자료를 식약처에 제출하며, 이를 심사하여 적합한 경우 시판허가를 하게 된다. 완제의약품 제조 시에는 완제의약품 제조 및 품질관리기준(GMP)과 허가 시 제조방법에 적합하도록 제조해야 한다. 이를 증명하기 위해 기준 및 시험방법에 관한 자료, 원료의약품 등록에 관한 자료, 제조 판매 증명서(수입품의 경우), 의약품의 주성분을 제조하는 제조업자의 명칭 및 소재지 등에 관한 자료, 위해성관리계획에 관한 자료, 의약품 제조 및 품질관리기준(GMP) 실시 상황 평가 자료가 필요하다.

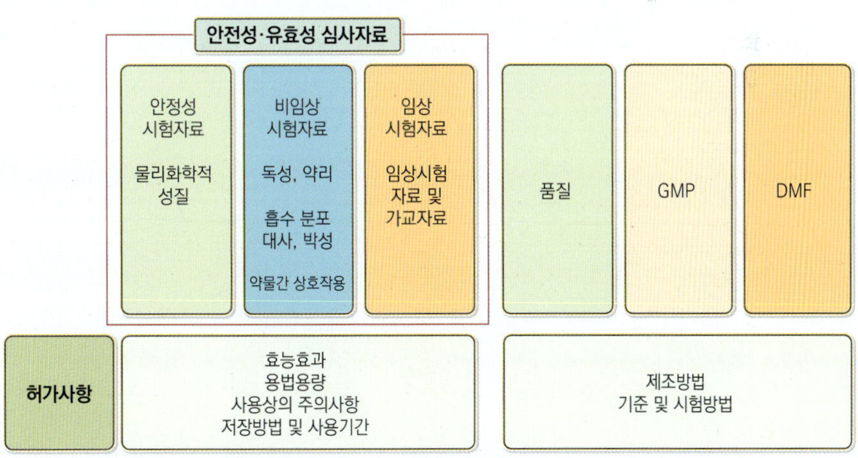


그림 의약품 허가 심사 제출자료.

# Q 008 NME vs. IMD vs. 제네릭의약품 허가기준 비교

A

**표. 신약, 자료제출의약품, 제네릭의약품 허가신청자료**

| 구성 | 주요 내용 | 허가 시 제출 자료 |
|---|---|---|
| 신약 | 화학구조나 본질 조성이 전혀 새로운 신물질의약품 또는 신물질을 유효성분으로 함유한 의약품으로서 식약처장이 지정하는 의약품 | 안전성·유효성 심사자료, 기준 및 시험방법 심사자료, 원료의약품 등록에 관한 자료, 제조·판매 증명서(수입품목의 경우), 의약품의 주성분을 제조하는 제조업자의 명칭 및 소재 등에 관한 자료, 위해성관리계획에 관한 자료, 의약품 제조 및 품질관리기준(GMP) 실시상황 평가자료 등 |
| 자료제출의약품 | 신약이 아닌 의약품으로 안전성·유효성 심사가 필요한 의약품 | 제품 특성에 맞게 안전성·유효성자료, 기준 및 시험방법 심사자료, GMP 실시상황 평가자료 등<br>예: 새로운 효능군, 투여경로, 용법·용량, 제형 의약품 |
| 제네릭의약품 | 기존에 허가된 신약과 주성분·제형·함량이 동일한 의약품 | 생물학적 동등성시험 자료, 기준 및 시험방법 심사 자료, GMP 실시상황 평가자료 등<br>* 동일 유효성분을 함유한 동일 투여경로의 두 제제가 생체이용률에 있어 통계학적으로 동등함을 입증하기 위하여 실시하는 생체 내 시험 |

# Q 009 화학의약품 vs. 바이오의약품 허가기준 비교

**A**

의약품은 분자 타입에 따라 크게 화학합성 의약품과 바이오 의약품으로 분류할 수 있다. '화학합성 의약품'은 화학적 합성반응을 통해 생산하는 저분자량의 의약품으로, 우리가 일반적으로 먹는 두통약, 고혈압약 등의 정제 의약품은 대부분 화학합성 의약품에 속한다. '바이오 의약품'은 사람 혹은 다른 생물체 유래의 원료를 사용하고 세포배양 등의 생물공정으로 생산하는 고분자량의 의약품으로, 인슐린과 같은 재조합 단백질 의약품, 항암제 등으로 쓰이는 항체 의약품, 백신 등을 예로 들 수 있다.

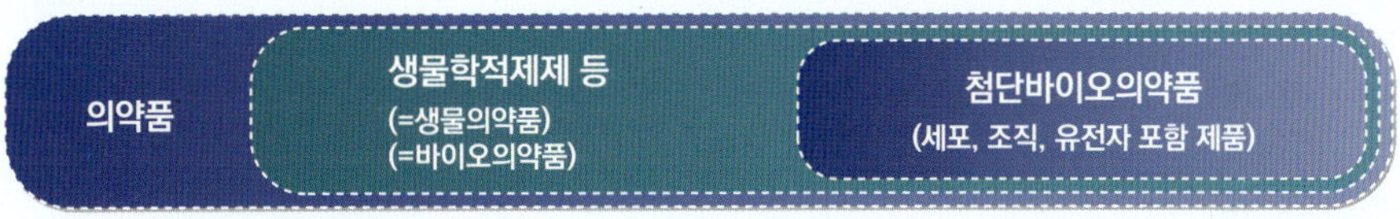


생물의약품(바이오의약품)은 생물학적제제, 유전자재조합의약품, 세포배양의약품, 세포치료제, 유전자치료제, 기타 식약처장이 인정하는 제제로 세분화되는데, 각각의 용어를 정의하면 다음과 같다.

1) **생물학적제제:** 생물체에서 유래된 물질이나 생물체를 이용하여 생성시킨 물질을 함유한 의약품으로서, 물리적·화학적 성질만으로는 그 역가와 안전성을 평가할 수 없는 백신, 혈장 분획 제제, 항독소 등
2) **유전자재조합의약품:** 유전자조작기술을 이용하여 제조되는 펩타이드 또는 단백질 등을 유효성분으로 하는 의약품
3) **세포배양의약품:** 세포배양기술을 이용하여 제조되는 펩타이드 또는 단백질 등을 유효성분으로 하는 의약품
4) **동등생물의약품(바이오시밀러):** 이미 제조판매 또는 수입품목 허가 받은 품목과 품질 및 비임상, 임상적 비교동등성이 입증된 생물의약품
5) **개량생물의약품(바이오시밀러):** 이미 허가된 바이오의약품에 비해 안전성, 유효성 또는 유용성이 개선되었거나 의약기술에 있어 진보성이 있다고 식약처장이 인정한 의약품
6) **첨단바이오의약품:** 약사법 제2조제4호에 따른 의약품으로 세포치료제, 유전자치료제, 조직공학제제, 첨단바이오융복합제제 등이 있다.
   - **세포치료제:** 살아있는 자가, 동종, 이종 세포를 체외에서 배양·증식하거나 선별하는 등 물리적, 화학적, 생물학적 방법으로 조작하여 제조하는 의약품을 말한다.
   - **유전자치료제:** 질병치료 등을 목적으로 인체에 투입하는 유전물질 또는 유전물질을 포함하고 있는 의약품을 말한다.

〈계속〉

A

- **조직공학제제:** 조직의 재생, 복원 또는 대체 등을 목적으로 사람 또는 살아있는 세포나 조직에 공학기술을 적용하여 제조한 의약품을 말한다.
- **첨단바이오융복합제제:** 세포치료제, 유전자치료제, 조직공학제제와 「의료기기법」 제2조제1항에 따른 의료기기가 물리적 · 화학적으로 결합(융합, 복합, 조합 등을 포함한다)하여 이루어진 의약품을 말한다.

| 구분 | 화학합성 의약품 | 바이오 의약품 |
|---|---|---|
| 주성분 | 합성화합물 | 생물체 유래물질 |
| 구조 | 저분자구조, 물리 화학적 특성 명확 | 고분자구조, 활성 기능 규명이 덜 됨 |
| 안전성 | 열에 안정적 | 열 미생물 오염에 민감 |
| 제조공정 | 공정 장비 변화가 품질에 미치는 영향이 비교적 작음 | 공정 장비 변화가 품질에 큰 영향을 줌 |
| 임상시험 | 사람이 적용하기에 충분한 안전성, 유효성(1-3상) 입증 후 허가 | 안전성 이외에 순도, 역가 등 입증을 위한 추가 임상시험 필요 |

## Q 010 ETC vs. OTC

A

- **전문의약품(ETC)**

  의사의 전문적인 진단을 받은 뒤에 의사의 소견이 적용된 처방전이 있어야 구입이 가능한 의약품이다. 보통 전문의약품은 부작용이 심하거나 내성이 잘 생기고, 습관성이나 의존성이 있는 약으로 약물 상호약용으로 약효가 급상승하거나 급감할 수 있다.

- **일반의약품(OTC)**

  오용, 남용될 우려가 적고 의사나 치과의사의 처방 없이 사용하더라도 안전성 및 유효성을 기대할 수 있는 의약품이다. 이는 의사의 전문지식 없이 사용 가능한 의약품이며 약리작용상 인체에 미치는 부작용이 비교적 적은 의약품이다.

  – 일반의약품 중 보건복지부가 가정상비약으로 허용한 4종(소화제, 감기약, 해열진통제, 파스) 13개 품목은 편의점에서도 구입이 가능하다.
    - 해열 진통제: 타이레놀정 160 mg/500 mg, 어린이용타이레놀정 80 mg, 어린이용타이레놀현탁액, 어린이부루펜시럽
    - 감기약: 판골에이내복액, 판피린티징
    - 소화제: 베아제정, 닥터베아제정, 훼스탈골드정, 훼스탈플러스정
    - 파스: 제일쿨파스, 신신파스아렉스

## Q 011 의약품 vs. 의약외품

**A**

의약품이란 ① 대한민국약전에 실린 물품 중 의약외품이 아닌 것 또는 ② 사람이나 동물의 질병을 진단·치료·경감·처치 또는 예방을 목적으로 사용하는 물품 중 기구·기계 또는 장치가 아닌 것 또는 ③ 사람이나 동물의 구조와 기능에 약리학적 영향을 줄 목적으로 사용하는 물품 중 기구·기계 또는 장치가 아닌 것을 말한다.

의약외품이란 ① 사람이나 동물의 질병을 치료, 경감, 처치 또는 예방할 목적으로 사용되는 섬유, 고무제품 또는 이와 유사한 것(약사법 제2조제7호 가목) 또는 ② 인체에 대한 작용이 약하거나 인체에 직접 작용하지 아니하며, 기구 기계 또는 장치가 아닌 것과 이와 유사한 것(약사법 제2조제7호 나목) 또는 ③ 감염병 예방을 위하여 살균, 살충 및 이와 유사한 용도로 사용되는 제제이다(약사법 제2조제7호 가목).

| 구분 | 내용 |
|---|---|
| 약사법<br>제2조제7호가목 | • 생리대(생리혈의위생처리용위생대및탐폰)<br>• 마스크(수술용 및보건용)<br>• 위생용품(안대, 붕대, 거즈, 탈지면, 반창고등)<br>• 구강청결용 물휴지<br>• 기타 이와 유사물 |
| 약사법<br>제2조제7호가목 | • 구중청량제(양치제, 내용제), 액취방지제, 땀띠·짓무름용제, 치약제(불소 1,500 ppm 이하), 욕용제<br>• 탈모방지제, 염모(탈색)제, 제모제(물리적 제모 제제 제외)<br>• 파리, 모기등의 구제·방지·기피제 및 유인살충제<br>• 콘택트렌즈관리용품 · 금연보조제(흡연욕구 저하 및 흡연습관 개선보조)<br>• 외용소독제<br>• 표준제조기준에서 정한 연고제, 카타플라스마제, 스프레이파스<br>• 표준제조기준에서정한저함량비타민및미네랄제제, 자양강장변질제(내용액제), 건위소화제(내용액제), 정장제(내용고형제)<br>• 치아근관세척·소독외용액제, 손빨기교정외용액제·산제, 코골이방지제, 치아미백제, 구강물품세척·소독제, 가습기살균제, 치태(설태)염색제 |
| 약사법<br>제2조제7호가목 | • 위해 곤충·동물구제·방지제(살충제, 살서제)<br>• 인체 간접 적용 살균·소독제(알코올류·알데히드·크레졸·비누제제 형태, 기타 방역 목적 제제 |

## Q 012 해열진통제 vs. 소염진통제 vs. 마약성진통제

**A**

진통제는 크게 마약성 진통제(narcotic analgesics)와 비마약성 진통제(non-narcotic analgesics)로 구분되며 약리작용에서 차이가 있다.

### 마약성 진통제

마약성 진통제는 아편과 이에 관련된 화합물로 아편유사제(오피오이드; opioid)로 통칭한다. 중추신경계의 아편유사제 수용체에 작용하며 통증 자극을 전달하는 신경전달물질의 분비를 억제하여 진통 효과를 나타낸다. 약리작용은 아편유사제 수용체와의 상호작용에 따라 효능제(opioid agonist), 효능-길항제(agonist-antagonist) 등으로 나눈다. 효능제는 아편유사제 수용체와 반응하여 진통 효과를 나타낸다. 효능-길항제는 마약 길항성 진통제라고도 하며 호흡 억제의 부작용이 적다.

마약성 진통제는 비교적 심한 급성 또는 만성 통증의 완화(말기 암환자, 심근경색, 급성 폐부종, 분만 시 등) 및 수술 전 진정을 위한 전신마취의 보조, 심한 기침 발작의 진정 등에 사용된다. 제형(주사제, 정제), 염의 종류(염산염, 황산염), 함량에 따라 효능·효과에 차이가 있다. 마약성 진통제는 대부분 마약류로 남용의 우려가 있으므로, 일반적으로 비마약성 진통제에 반응하지 않을 경우에 한해 마약성 진통제를 사용한다. 비마약성 진통제는 두통, 관절통, 근육통 등에 사용된다.

마약성 진통제는 아편유사제 수용체에 결합하는 강도에 따라 나뉜다. 수용체에 강하게 결합하는 모르핀, 펜타닐 등의 강한 마약성 진통제는 용량에 비례해 진통 효과를 나타낸다. 약한 진통 효과를 나타내는 대표적인 마약성 진통제는 트라마돌과 코데인이다. 마약성 진통제를 원료에 따라 구분할 경우, 아편알카로이드인 모르핀, 코데인 등과 그들과 유사한 구조의 합성마약제인 트라마돌, 옥시코돈, 펜타닐 등으로 구분할 수 있다. 이 중 트라마돌은 다른 마약성 진통제와 마찬가지로 아편유사제 수용체에 작용하여 진통 효과를 나타내지만, 다른 마약성 진통제에 비해 의존성과 부작용이 낮은 편이어서 국내에서는 마약류로 분류하지 않는다. 다만 식품의약품안전처는 아편유사제 수용체에 작용하는 점과 남용에 대한 주의사항을 트라마돌 성분의 제품설명서에 기재하도록 하고 있으며, 외국에서는 마약성 진통제로 취급되고 있다.

### 비마약성 진통제

비마약성 진통제는 마약성 진통제와 달리 아편유사제 수용체에 결합하지 않으면서 부작용이 비교적 적어 널리 쓰인다. 일반적으로 염증뿐만 아니라 발열, 통증에도 효과를 가지므로, 진통소염제 또는 해열진통소염제라고 불린다. 비마약성 진통제는 중추억제작용이 있지만, 마약성 진통제에 비하면 작용이 약하다.

〈계속〉

**A**

비마약성 진통제는 염증, 발열, 통증을 일으키는 프로스타글란딘의 생성에 관여하는 효소인 사이클로옥시게나제(cyclooxygenase, COX)를 억제하기 때문에 진통 작용과 함께 항염, 해열 작용을 나타낸다. 생리활성물질인 프로스타글란딘(prostaglandin)은 염증반응에서 통증과 발열을 일으키는 주된 물질이다. 사이클로옥시게나제라는 효소에 의해 생성되며, 비마약성 진통제는 주로 이 사이클로옥시게나제의 작용을 억제함으로써 프로스타글란딘을 감소시켜 약리작용을 나타낸다.

비마약성 진통제는 대부분 해열 효과와 염증을 가라앉히는 소염효과가 있어 해열진통제, 소염진통제라 불린다. 중추성 진통제로 파라아미노페놀(p-aminophenol) 유도체인 아세트아미노펜은 해열 진통제이며, 비스테로이드성 소염진통제(nonsteroidal anti-inflammatory drugs, NSAIDs)류의 선택적 COX-2 저해제인 세레콕시브, 옥시 캄계인 멜록시캄, 프로피온산 유도체인 이부프로펜 등이 있다.

| 대분류 | 중분류 | 소분류 | 성분명 | 대표제품 |
|---|---|---|---|---|
| 마약성 진통제 | 아편유사제 효능제 | 강한 진통 효과 | 모르핀, 메타돈, 하이드로모르폰 옥시코돈, 펜타 | 모르핀염산염주, 듀로제식디트랜스패취 |
| | | 약한 진통 효과 | 코데인 | 데코인 |
| | 효능-길항제(복합 수용체 작용) | | 날부친, 부프레노르핀, 부토르파놀, 펜타조신 | 날페인주 |
| 비마약성 진통제 | 중추성 진통제 | 파라아미노페놀 유도체 | 아세트아미노펜, 페나세틴 | 타이레놀 |
| | | 파라아미노페놀 유도체 복합제 | 아세트아미노펜 + 에텐자미드 | 펜잘큐 |
| | | | 아세트아미노펜 + 이소프로필안티피린 | 게보린 |
| | 비스테로이드성 소염진통제 | 선택적COX-2 저해제 | 세레콕시브 | 쎄레브렉스 |
| | | 옥시캄계 | 멜록시캄 | 모빅 |
| | | 프로피온산 유도체 | 이부프로펜 | 부루펜, 애드빌 |
| | | | 록소프로펜 | 록소닌 |
| 마약성 진통제와 비마약성 진통제의 복합제 | 코데인 + 아세트아미노펜 + 이부프로펜 | | | 코노펜, 마이폴 |
| | 트라마돌 + 아세트아미노펜 | | | 울트라셋, 파라마셋 |

## Q 013 편의점에서 구입할 수 있는 의약품은?

A

- **일반의약품(OTC)**

  오용, 남용될 우려가 적고 의사나 치과의사의 처방 없이 사용하더라도 안전성 및 유효성을 기대할 수 있는 의약품이다. 이는 의사의 전문지식 없이 사용 가능한 의약품이며 약리작용상 인체에 미치는 부작용이 비교적 적은 의약품이다.

  - 일반의약품 중 보건복지부가 가정상비약으로 허용한 4종(소화제, 감기약, 해열진통제, 파스) 13개 품목은 편의점에서도 구입이 가능하다.
    - 해열 진통제: 타이레놀정 160 mg/500 mg, 어린이용타이레놀정 80 mg, 어린이용타이레놀현탁액, 어린이부루펜시럽
    - 감기약: 판콜에이내복액, 판피린티정
    - 소화제: 베아제정, 닥터베아제정, 훼스탈골드정, 훼스탈플러스정
    - 파스: 제일쿨파스, 신신파스아렉스

# Q 014 Small molecule drug vs. Biologic drug

**A**

화학합성의약품(chemical drug)는 화학물질 합성을 통해 개발·생산되는 의약품으로, 분자량이 작고 분자구조가 단순해 특성을 분석하기 쉬우며, 일정한 화학식에 의하여 매번 동일한 화학반응이 발생하기 때문에 제조공정이 비교적 용이하다.

바이오의약품(biologic drug)은 사람이나 다른 생물체에서 유래된 세포·조직·호르몬 등을 이용해 개발된 의약품으로, 생물의약품이라고도 부른다. 생물유래 물질을 이용하기 때문에 독성이 낮아 안전성이 크며, 난치성·만성 질환에도 뛰어난 치료효과를 가지고 있으나, 합성의약품 대비 큰 분자량과 복잡한 분자구조를 갖고 있어 어려운 제조과정을 통해 생산된다.

| 구분 | 화학합성 의약품 | 바이오 의약품 |
|---|---|---|
| 분자 타입 | Small & Simple | Large & Complex |
| 화학적구조 | 잘 밝혀져 있음 | 정해져 있지 않음 |
| 생산 절차 | 빠름 | 느림 |
| 생산 비용 | 저가 | 고가 |
| 복용 대상 | 다수 환자군 | 특정 환자군 |
| 약품 종류 | 일반적인 정제 의약품<br>(진통제, 혈압, 당뇨약 등) | 단백질 의약품, 항체 의약품,<br>백신, 세포치료제 |

## Q 015 Bio Better vs. Bio Similar

A

**바이오베터(Bio better)**

새로운 기술을 적용하여 기존 바이오의약품을 보다 우수하게 개량하여 가치를 향상시킨 의약품을 말하며, 오리지널 의약품에 비하여 효능, 투여횟수 등이 개선된 의약품이다. 기존 바이오의약품보다 더 낫다는 의미에서 'better'라는 단어를 사용한다. 바이오베터는 오리지널의약품의 특허에 영향을 받지 않아 신약과 같은 높은 수익성을 갖고, 이미 오리지널의약품을 통해 시장성이 입증되어있기 때문에 신약 개발 대비 사업 리스크가 적은 편이다.

**바이오시밀러(Bio similar)**

특허가 만료된 오리지널 바이오의약품을 모방해 만든 의약품을 뜻한다. 바이오시밀러는 동물세포나 대장균 등의 살아있는 세포를 이용하여 제조하기 때문에 오리지널 바이오의약품과 동일한 제품을 만들 수 없어 비슷하다는 의미에서 시밀러(similar)라는 표현을 사용한다. 바이오시밀러로 인정받기 위해서는 보건당국으로부터 오리지널 의약품과의 비임상·임상적 비교동등성을 입증받아야 한다.

# Q 016 속방형제제 vs. 서방형제제

**A**

속방형은 일반적인 정제를 말하는데, 주성분을 빠르게 방출하는 특징을 갖고 있으며 효과가 빠른 편이다. 다만 위산에 취약한 성분이거나, 의약품의 방출조절이 필요한 경우 제제연구를 통해 방출조절제형을 적용할 수 있다.

서방형이라고 하는 것은 속방형의 반대 개념으로 정제가 포함하고 있는 주약물을 천천히 방출해서 일정한 혈중농도를 유지할 수 있도록 설계된 제품이다.

당뇨약, 혈압약과 같이 매일 약을 복용해야 하는 경우 하루에 세 번 복용하는 것은 환자의 입장에서 상당히 어렵고 불편한 일이다. 이러한 경우에 대비하여 서방형 제제 기술을 도입하여 약물이 하루 종일 일정한 속도로 방출되도록 조절하여 하루에 한 번만 복용해도 되는 약물이 개발되었다. 이는 곧 환자의 복약 순응도를 높였다. 미래에는 제제 기술의 발달로 인하여 한 달에 한 번, 일 년에 한 번, 평생에 한두 번 복용할 수 있는 약이 개발될 것으로 기대된다. 서방형 제제는 다음과 같은 종류가 있다.

① SR [sustained (slow)-release preparation]: 일반적 서방형 제제로, 치료용량의 약물이 장시간 방출된다(딜라트렌, 디트로딘, 유로프리 등).

② CR (controled-release preparation): 방출제어형 제제로, 원하는 시간 동안 치료 혈중농도 유지된다(니페론, 테그레톨, 클란자, 에필렙톨, 에이자트 등).

③ ER (XL, XR): (extended- release prepration), PR (prolonged release), RA (repeat action): 반복형 방출 제제로, 일정 시간 간격(층별 용해 시간 차이 이용)으로 치료약물의 농도에 맞춰 방출된다(타이레놀 ER, 클래리시드 ER, 다이아벡스 ER).

④ OR (optimized-release prepration), OROS (osmotic release oral delivery system): 최적화 제제로, 삼투압에 의해 서서히 방출된다(껍질은 변으로 배출-아달라트, 라이리넬).

⑤ GR (gastric retention prepration): 위내 저류 제제이다(노바메트).

⑥ IR (Immediate release): 빠르게 방출되는 제형이다.

⑦ HR (hyper-release): 빠르게 방출되는 제형이다.

# Q 017 TID vs. BID vs. QD

**A**

의약품 복용법에 따른 처방약어로 QD, BID, TID, QID 등이 있는데 복용횟수를 나타낸다.

| 약어 | 의미 | 영어 | 라틴어 |
|---|---|---|---|
| QD | 하루 한 번 | One a day | Quaque die |
| BID | 하루 두 번 | Twice a day | Bis in die |
| TID | 하루 세 번 | 3 times a day | Ter in die |
| QID | 하루 네 번 | 4 times a day | Quarter in die |

## Q 018 Daily 제제 vs. Weekly 제제 vs. Monthly 제제

**A**

골다공증 치료제 비스포스포네이트제제의 경우 약마다 복용법이 다른데 매일 복용하는 제제(Daily), 주 1회 복용(Weekly), 월 1회 복용제(Monthly), 3개월에 1회 맞는 주사 등으로 구분할 수 있다.

① 매일복용제

1일 1회 1정(Alendronate 5 mg + Caltictiol 0.5 μg)

② 주 1회 복용제

주1회 1정(Alendronate 70 mg, 또는 Alendronate 70 mg + VitD3 5600 IU)

③ 월 1회 복용제

월1회 1정(Ibandronate 120 mg + Cholecalciferon 240 mg)

④ 3개월에 1번 맞는 주사제

3개월 1회 15-30초간 정맥내주사(Ibandronate 3 mg)

⑤ 6개월에 1번 맞는 주사제

6개월 1회 피하주사(denosumab 60 mg)

| | 성분명 | 투여방법 및 횟수 |
|---|---|---|
| 비스포스포네이트 | alendronate | 경구: 매일, 주 1회 |
| | alendronate + 비타민D | 경구: 주 1회 |
| | risedronate | 경구: 매일, 주 1회(장용정, EC), 월 2회, 월 1회 |
| | risedronate + 비타민D | 경구: 주 1회, 월 1회 |
| | pamidronate | 경구: 매일 정맥주사: 매 3개월 |
| | ibandronate | 경구: 월 1회, 정맥주사: 매 3개월 |
| | ibandronate+비타민D | 경구: 월 1회 |
| | zoledronate | 정맥주사: 연 1회 |
| 여성호르몬 | 에스트로겐 ± 프로게스테론 | 경구: 매일 |
| SERM | raloxifene | 경구: 매일 |
| | bazedoxifene | 경구: 매일 |
| RANKL억제제 | denosumab | 피하주사: 매 6개월 |
| 부갑상선호르몬 | teriparatide | 피하주사: 매일 |

## Q 019 단일제 vs. 복합제

**A**

제약사들이 두 기전을 함께 가진 복합제를 개발하여 단일제 복용만으로 질환 관리가 어려웠던 환자들에게 희망을 주고 있다. 단독 요법으로 질환 관리가 되지 않는 환자들이 늘면서 2~3개 이상의 성분을 하나로 합친 병용요법의 수요가 늘고 있다.

복합제의 장점은 우수한 효과성, 복용편의성 개선, 불필요한 약물 복용 감소 등이 있다. 초고령화 사회에서 여러 종류의 약을 한꺼번에 많은 약을 복용하는 노인 환자가 해마다 늘고 있어 복합제의 중요성은 더 커지고 있다.

대부분의 고혈압 환자는 혈압 조절을 위해 한 가지 이상의 고혈압 약을 처방받는데, 고혈압 전체 치료환자의 60%가 두 종류 이상의 고혈압 약을 복용하고 있는 것으로 나타났다. 또 세 종류 이상의 고혈압 약을 복용하는 환자도 16.3%에 달한다. 연구 결과에 따르면, 고혈압약제의 경우 여러 개별약제를 병용하는 것보다 복합제 복용 시 환자의 복약순응도가 36%나 개선됐다. 복약순응도 개선 시에는 고혈압환자의 사망 위험도가 29% 감소했다. 이 같은 상황을 감안해 의료진도 단일제제 각각을 처방하기보다 두 종류 이상의 성분을 한 제제에 담은 복합제 처방을 확대하고 있다. 고혈압 치료에 있어서 복합제의 장점은 높은 복약 순응도(compliance rate)에 있다. 복합제는 여러 성분을 하나의 제형에 담고 있기 때문에 약물 개수를 줄여 환자 만족도가 높고, 가격 면에서도 단일제 여러 개를 복용하는 것보다 저렴하다. 복합제를 복용하는 것은 단일제를 여러 개 복용하는 것보다 순응도와 비용효과 측면 모두에서 환자 만족도가 높기 때문에 혈압 조절률도 높아진다. 이런 이유로 고혈압 복합제 개발이 활발히 이루어지고 있다. 고혈압 치료제 시장 내 복합제의 점유율도 50%를 넘어섰다. 특히, 고혈압과 이상지질혈증을 동반한 고혈압 환자 수도 증가하면서 안지오텐신 II 수용체 차단제(ARB) + 칼슘채널차단제(CCB) + 스타틴(statin) 조합의 약물 시장 규모가 성장하고 있다.

〈계속〉

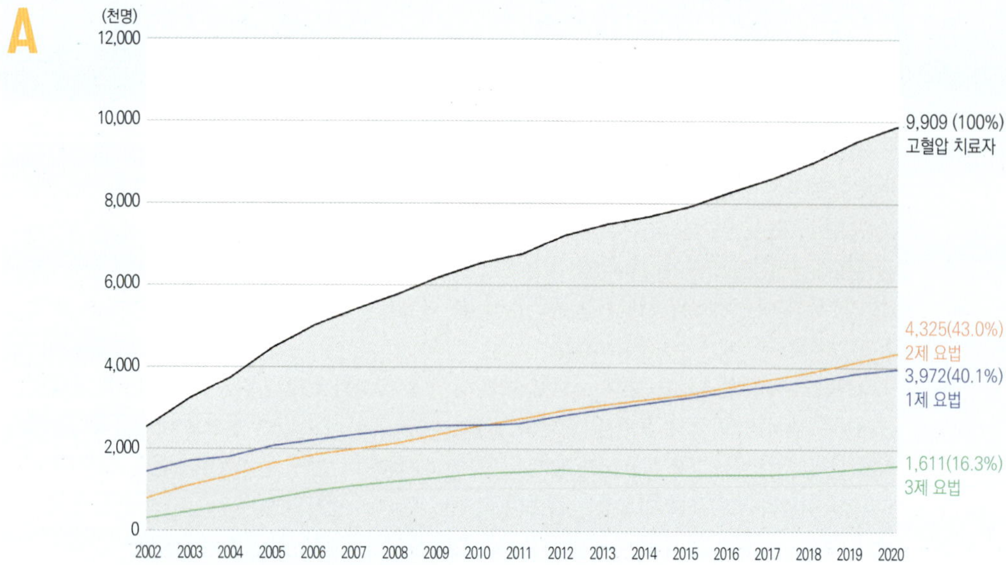


그림 **고혈압 약제 처방 변화(20세 이상).** (출처: 국민건강보험 빅데이터 2002-2020)

Korea Hypertension Fact Sheet 2022, 자료에 의하면, 고혈압환자의 35.6%만 단독 치료하고, 그 외에는 고혈압치료제와 이상지질혈증치료제를 병용투여 받거나, 혹은 고혈압치료제 + 이상지질혈증치료제 + 당뇨병치료제를 처방받는 것으로 조사됐다. 즉, 고혈압환자의 약 60%는 2제, 3제 요법으로 치료받고 있다.

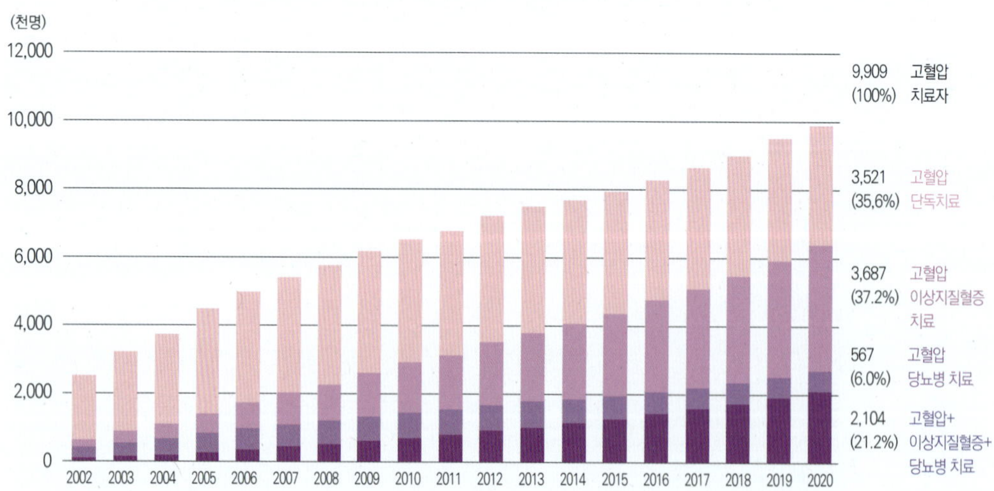


그림 **고혈압과 이상지질혈증 및 당뇨병 동반 치료 변화.** (출처: 국민건강보험 빅데이터 2002-2020)

## Q 020 경구용의약품 vs. 주사용의약품

**A**

일반적으로 우리 몸에 투여된 약물은 여러 종류의 효소와 호르몬의 영향을 받고, 복잡한 생리학적 과정을 거쳐 혈류로 들어간다. 이는 혈류를 통해 치료부위에 도착하여 약효가 발휘되는 것이다. 그러므로 약물을 개발할 때 연령에 맞게 효과적으로 약효를 전달하고 약물의 부작용을 줄이며 약물의 효능 및 효과를 극대화할 수 있도록 약물의 제형과 투여경로 등을 디자인한다. 임상시험을 할 때에는 효능, 효과, 부작용을 고려하여 해당 약물의 인체 내 전달방법을 최적화한다. 이를 통해 약물의 안전성과 유효성을 적절히 전달하기 위한 다양한 제형 개발과 환자의 순응도(compliance rate)를 개선시킨 제제가 개발되었다. 약물전달시스템(drug delivery system, DDS)을 활용한 개량신약은 기존 약물을 기반으로 효율성을 향상시킨다는 점에서 신약 개발 못지않게 중요한 부분이다. 이 시스템은 오리지널 신약의 가치를 뛰어넘는 개량신약의 탄생을 이끌기도 한다. 자가면역질환 치료제 '램시마IV'는 병원에 누워 2~4시간 투여하는 정맥주사 형태이다. 이를 간편하게 빨리 맞을 수 있도록 투약 편의성을 개선하여 피하주사 형태로 개발한 제품이 셀트리온의 자가면역질환 치료제 '램시마SC'이다.

### 1) 경구투여

위장을 통해 쉽게 흡수되는 대부분의 약물이 경구투여로 복용된다. 복용 방법이 간단하여 가장 많이 복용하는 방법으로 PO제(per oral)라고 부른다.

### 2) 설하투여

설하투여는 혀 밑에 투여하는 방법이다. 급성 협심증 발작의 예방과 치료에 쓰이는 니트로글리세린 설하정은 혈관을 확장시켜 심장에 혈액과 산소의 공급을 증가시켜 협심증 발작(흉통)을 치료, 예방하는 역할을 한다. Nitrobid, Adalat 같은 약을 쓸 때 효과를 좀 더 빠르게 하기 위한 것이다. 장에서 흡수를 시키려면, 일단 삼키고, 위를 통과해서 주로 소장에서 흡수되게 된다. 예를 들어 아주 심한 고혈압 환자가 응급실에 왔을 경우 빨리 혈압을 낮추는 것이 좋으므로, 이러한 경우 혈압강하제인 아달라트 같은 약을 그냥 혀 밑에 넣든지, 혹은 바늘로 연질캅셀의 구멍을 뚫어 액을 혀 밑에 짜주고 나머지는 삼키게 한다. 혀 밑에는 혈관이 아주 잘 발달되어있어 흡수가 빠르므로 혈중 약물농도가 빠르게 올라가고 효과 역시 신속하다.

### 3) 주사제

흡수가 빠르고 약효 작용이 빠른 장점이 있어 긴급을 요하는 응급환자에게 적당하다. 주사의 종류는 크게 근육주사(intramuscular), 정맥주사(intravenous injection), 피내주사(intradermal), 피하주사(subcutaneous), 척수강주사(intrathecal or intraspinal injection) 점적주사(수액주사, infusion)가 있다.

# Q 021 급여의약품 vs. 비급여의약품

A

## 보험등재 여부에 따른 의약품의 분류

### 1) 급여의약품

국민건강보험법 제39조 제1항 제2호의 요양급여대상으로 결정 또는 조정되어 고시된 의약품을 말한다. 즉 '약제급여목록표 및 급여상한금액표'에 등재된 의약품을 말한다. 급여의약품 중에는 환자가 전액 부담해야 하는 의약품도 있다.

### 2) 비급여의약품

국민건강보험법 제39조 제3항의 규정에 의하여 요양급여의 대상에서 제외되는 사항으로 환자 본인이 전액 부담하는 의약품이다. 식약처에서 허가되었으나, 복지부고시 "약제급여 목록 및 급여 상한 금액표(이하 약제급여목록표)"에 등재되지 의약품을 말한다.

비급여란 업무 또는 일상생활에 지장이 없는 질환 등 복지부 장관이 정하는 사항에 대하여 요양급여의 대상에서 제외되는 사항을 말한다. 세부 내용을 보면 단순피로, 비만, 미용성형, 발기부전, 건강검진, 예방주사, 초음파, 수면내시경 관찰료 등이 비급여에 속한다. 따라서 비급여로 처방해야 하는 약제란 이런 상태를 치료하기 위해 처방하는 약제들이다. 제니칼, 비아그라, 노레보 등 약자체가 비급여인 약이 있고, 원래 약은 급여이지만 특정 상태에 따라(예, 골다공증, 말라리아의 예방 목적, 금연 유도 등) 고시를 통해 비급여로 인정되는 경우가 있다. 하지만 원래대로라면 비급여치료가 아닐 경우에는 약제의 삭감 등을 우려하여 일부 의약품만을 임의로 비급여화해서 처방할 수 없다. 또한 비급여인 비만의 치료로 항우울증 약 등을 비급여로 처방하는 경우처럼, 약제의 허가사항에 나와 있지 않는 목적으로의 투약도 인정되지 않는다. 비급여 질환만의 진료 및 처방 시에는 진찰료도 비급여이며, 약국의 조제료도 비급여이다.

급여의약품, 비급여의약품에 따라 약제선택이 다를 수 있다. 급여의약품은 환자가 부담하는 금액은 의료기간마다 다른데, 개인의원에서 외래 진료를 받을 경우 30%, 대학병원에서 진료받을 경우 50%를 본인이 지급하고 나머지는 국민건강보험공단에서 지급한다. 물론 입원진료나 특정약제는 다른 적용으로 본인부담금액이 달라질 수 있다. 비급여의약품은 환자 본인이 100%로 지급하게 된다(실손보험에 가입한 환자의 경우는 실손 보험사가 지급하는 경우도 있다). 이런 이유로 급여의약품, 비급여의약품에 따라 처방이 달라질 수 있다.

A

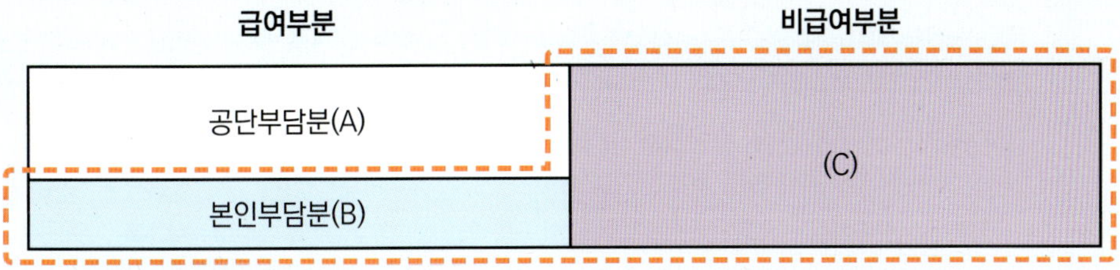


* 국민건강보험공단 부담분: A
* 보험사 실손의료비담보 보장부분: B+C

**그림 실손보험사 보장부분.**

특히 당뇨병 약제는 환자 개개인별로 약물 계열별, 계열 간 다양하게 처방되고 있고, 보험기준에 따라 2제, 3제 처방이 달라질 수 있다.

**표. 당뇨병 약물 보험기준(인정가능 2제요법)**

| 구분 | | Metformin | Sulfonylurea | Meglitinide | α-glucosidase inhibitor | Thiazoli-dinedione | DPP-4 inhibitor | SGLT2 inhibitor | | | |
|---|---|---|---|---|---|---|---|---|---|---|---|
| | | | | | | | | Dapagliflozin | Ipragliflozin | Empagliflozin | Ertugliflozin |
| Metformin | | | 인정 | 인정 | 인정 | 인정 | 인정 | 인정 | 인정 | 인정 | 인정 |
| Sulfonylurea | | 인정 | | X | 인정 | 인정 | 인정 | 인정 | 인정 | 인정 | 인정 |
| Meglitinide | | 인정 | X | | 인정 | 인정 | X | X | X | X | X |
| α- glucosidase inhibitor | | 인정 | 인정 | 인정 | | X | X | X | X | X | X |
| Thiazolidinedione | | 인정 | 인정 | 인정 | X | | 인정 | X | X | X | X |
| DPP-4 inhibitor | | 인정 | 인정 | X | X | 인정 | | X | X | X | X |
| SGLT2 inhibitor | Dapagliflozin | 인정 | 인정 | X | X | X | X | | | | |
| | Ipragliflozin | 인정 | 인정 | X | X | X | X | | | | |
| | Empagliflozin | 인정 | 인정 | X | X | X | X | | | | |
| | Ertugliflozin | 인정 | 인정 | X | X | X | X | | | | |

* 2023년 5월 기준

## off label

오프라벨(off-label)이란 의약품의 적응증이 규제당국으로부터 허가받지 않았으며, 허가사항에 기재되어 있지 않은 경우를 말한다. 오프라벨 처방이란 의사가 허가사항이 아닌 적응증에 대하여 의약품을 처방하는 것이며, 임상적인 상황에서 합리적이고, 적절한 경우에 한하여 합법적인 것으로 규정된다.

〈계속〉

**A** 개념적으로, 허가의약품, 비허가의약품, 오프라벨의약품으로 구분된다. 허가의약품은 적응증, 용량, 투여경로 등이 규제당국으로부터 허가를 받아 의약품 허가사항에 기재되어 있는 용도로만 처방, 사용되는 것을 의미한다. 비허가의약품이란 의약품이 규제당국으로부터 허가받지 않은 경우이며, 주로 의약품을 다른 제형으로 조제하여 변형하는 경우가 이에 해당한다. 소아용의약품에서 현탁액을 제조하기 위하여 알약을 분쇄하는 경우가 그 대표적인 예이다. 오프라벨이란, 의약품이 규제당국으로부터 허가를 받았으나, 적응증, 용량, 투여경로 중 어느 하나라도 허가사항에 기재되어 있지 않은 용도로 사용되는 경우를 의미한다. 오프라벨 사용은 소아, 임산부, 노인 등 취약환자와 에이즈와 같은 희귀질환자, 암환자 등 특정환자에서 많이 사용되고 있다. 소아환자의 80%, 암환자의 56%, 에이즈환자의 81%가 적어도 한 가지 이상의 의약품을 오프라벨로 처방받고 있으며, 약효군별로 보았을 때 항정신병용제, 항간질약, 항우울제 등 신경정신계 의약품에서 오프라벨 처방이 다빈도로 이루어지고 있다.

이처럼 대표적으로 많이 사용되는 의약품이 의외로 오프라벨로 많이 처방되어 왔으며, 이는 의약품의 유효성, 안전성을 관리하는 규제기관과 처방의사, 그리고 제약사 간의 갈등의 요소가 되어 왔다.

임상현장에서는 의약품이 허가된 이후, 사용경험이 증가하면서 적응증의 범위가 확대될 수 있다. 새로운 적응증에 대해서는 임상시험을 통해서 허가를 받는 것이 정당하지만, 희귀질환 또는 취약환자들을 대상으로 한 임상시험은 윤리적 문제, 환자모집의 어려움 등의 이유로 쉽지 않다. 또한 오래된 약물이나, 특허가 만료되어 시장에서 경쟁력이 떨어진 경우에도 대규모 임상을 진행할 만한 경제적 유인이 적다. 이러한 환경에서 오프라벨에 대한 유효성은 더욱 검증하기 어려워졌으며, 안전성 측면에서도 관리되지 않았고, 경제적으로도 비급여로 환자에게 부담을 지우게 되는 등 지속적인 악순환이 발생되어 왔다.

오프라벨 의약품사용의 편익이 시판 전 임상시험에서는 연구결과의 타당성을 높이기 위하여 제한된 인구집단, 짧은 관찰기간, 좁은 노출범위 및 엄격한 연구대상 선정기준을 적용하고 있으며, 이러한 시판 전 임상시험의 한계로 인하여 시판단계에서 의약품허가사항에 기재되어 있는 안전성 및 유효성에 관한 정보는 매우 제한적인 정보일 가능성이 크다. 따라서 시판 후에 지속적으로 의약품의 새로운 적응증이나 부작용에 관한 정보가 파악되어야 한다. 즉, 오프라벨 의약품 사용은 임상진료 환경에서 새로운 적응증을 발견하는 임상의학의 발전 속도가 규제당국에서 허가를 받는 속도보다 더 빨라서 발생하는 시간적 간격 때문에 발생하는 현상이다. 일반적으로 오프라벨로 약물을 처방하는 이유는 의약품의 용량, 환자의 연령, 투여경로, 적응증의 이유다. 직접 소아, 노인을 대상으로 한 임상시험은 윤리적인 이유로 인하여 수행하기 어렵기 때문에 시판 전에 수행된 임상시험에서 확보하지 못한 정보를 근거로 연령에 따른 용량을 결정하게 되어 실제 환자 진료 시 오프라벨 사용이 발생한다. 희귀의약품의 경우는 제약사입장에서 임상시험을 통해 규제당국으로부터 허가를 받고, 시장에서 얻는 이득이 임상시험에 소요되는 비용보다 크지 않기 때문에 오프라벨 상태로 의약품이 계속 사용되고 있다. 오프라벨 사용은 허가사항에 기재되어 있는 표준치료가 실패하고, 환자가 치료를 요구하거나, 진료의사가 새로운 치료를 시도하고 싶은 상황에서도 발생할 수 있다.

Chapter

# 02

# 신약개발의 이해

Q&A

# Q 022 Orphan drug 허가기준은?

A

## 희귀의약품(Orphan drug)

제약바이오기업들이 빠르게 성장하는 국내 및 해외 희귀의약품 시장에 적극적으로 진출하고 있다. 높은 산업성장성과 다양한 정부 혜택 등이 그 이유다. 희귀질환 치료제 개발이 제약바이오산업의 미래가치를 결정짓는 척도로 작용하고 있다. 희귀의약품은 환자 수가 매우 적은 질환의 진단이나 예방, 치료를 위한 의약품을 뜻한다. 다만 희귀질환은 다른 질병들에 비해 유병률(prevalence rate)이 낮아 수익성이 보장되지 않는 까닭에 희귀질환 치료제를 '고아약(orphan drug)'으로 부르기도 한다. 이로 인해 국내외 정부는 기업들의 희귀·난치질환 치료제의 개발을 지원하기 위해 '희귀의약품 지정 제도'를 운영하고 있다. 국내의 경우 유병인구 2만 명 이하인 질환을, 미국은 유병인구 20만 명 이하를 기준으로 희귀의약품을 지정하고 있으며 개발 및 판매 단계에서 다양한 혜택을 부여하고 있다.

희귀의약품 중에서 생명을 위협하는 질환 또는 중대한 질환의 치료를 목적으로 하는 의약품(희귀의약품 및 개발단계 희귀의약품 포함)으로 기존 치료법이 없거나 기존 치료법보다 유효성 등에서 의미 있는 개선을 보이는 경우 신속심사 대상에 해당하며, 신속심사 지정 후 품목허가 신청을 진행할 수 있다. 다만, 혁신형 제약기업에서 개발한 신약의 경우, 허가신청과 동시에 신속심사 대상 신청이 가능하다. 신속 심사 시에는 허가 기간을 현행 120일에서 90일로 단축 가능하다.

우리나라는 희귀의약품 지정품목에 대한 검토를 면제하고 시판허가를 받은 날로부터 4년간 동일 질환에 동일한 의약품이 허가되지 않도록 지원하고 있다. 미국의 경우, 임상시험비의 50%를 세액공제를 하거나 세금 감면, 판매허가 심사비용 면제와 7년 간의 시장 독점권 등을 부여한다. 이 같은 이유로 국내 제약바이오기업들은 희귀의약품 시장에 적극적으로 진출하고 있다. 그래서 최근 몇 년간 미국식품의약국(FDA)으로부터 희귀의약품 지정을 받은 국내 신약이 증가하고 있는 추세이다.

희귀의약품으로 지정을 받고자 하는 자는 다음의 자료를 구비하여 식품의약품 안전처에 제출하여야 한다. 희귀의약품 지정 대상에 해당함을 증명하는 자료 대한의사협회 등 협회 및 학회의 희귀의약품 지정 추천서 또는 개발단계의 희귀의약품의 경우 지정 의견서, 환자용 사용설명서, 안전사용보장조치 등 위해성 완화 조치방법을 포함하는 종합적인 의약품 안전관리계획(위해성 관리 계획)이다.

희귀의약품의 허가신청 시, 의약품 제조 및 품질관리기준 평가를 위한 제조단위 실적을 1개 제조단위 실적으로 제출 가능하다(희귀의약품이 아닌 의약품은 3개 제조단위의 실적 제출 필요). 또한, 의약품 품목허가신청 시 위탁제조업체에서 생산하는 희귀의약품과 같은 공정으로 생산되고 이미 허가단계 시 의약품 제조 및 품질관리기준 평가를 받은 경우에는 의약품 제조 및 품질관리기준에 대한 중복평가가 면제된다.

## Q 023 위험분담제도(risk sharing arrangements, RSA)란?

**A**

위험분담제도(risk share agreement)란 신약의 효능, 효과나 보험재정 영향 등에 대한 불확실성(risk)을 제약회사가 일부 분담하는 제도로 항암제, 희귀질환치료제 등의 고가 신약에 대해 선별등재원칙을 유지하면서도 환자의 접근성을 제고하기 위해 실시하였다. 의약품 선별등재제도가 도입된 후 약제의 유용성, 보험재정영향 등에 대한 불확실성이 크면 공단 입장에서 보험 약제로 등재가 어렵기 때문에 제약회사가 환급(예로 환자에게 약을 투여하고 효과가 없으면 환불하는 등 다양한 방법으로 제약사가 비용을 부담) 등의 방법으로 재정의 일부를 부담하여 불확실성이 큰 의약품이지만 환자에 접근성이 높고 보험재정을 효율적으로 관리할 수 있는 제도이다.

현재 위험분담제는 대체 가능하거나 치료적 위치가 동등한 제품 또는 치료법이 없는 항암제나 희귀질환치료제 중 일부의 제품에 대하여 적용하고 있다. 규정상 적용할 수 있는 유형은 환급형, 총액제한형, 환자단위 사용량 제한형, 조건부 지속치료형 등 여러 가지가 있으나 실제로는 경제성평가를 의무화한 조건 때문에 주로 환급형으로 제도가 운영 중이다.

현행 위험분담제의 경우 적용대상과 유형이 제한되는 것 이외에도, 4년의 계약기간제한, 계약기간 내 급여확대불가, 위험분담 기간 중 치료적 동등약제가 존재하게 될 경우 계약연장불가 등 여러 가지 제한조건이 많아 2020년 10월에 일부 개정되었다. 일부 개정된 '위험분담제(RSA) 약가협상 세부운영지침 개정(2020년 10월)'에 의하면 3상 조건부 허가약제의 총액계약을 의무화했고 위험분담제 계약기간을 기존 4년에서 5년으로 연장했다. 또한 위험분담제 재계약(계약종료) 여부를 심평원 약가평가위원회에서 판단했으나 이제는 건강보험공단과의 협상에서 결정된다. 건강보험공단은 상한금액, 예상청구액, 환급률 및 캡 재설정, 모든 유형의 계약 만료 시 처리방안 통일 등을 살펴 재계약 또는 계약종료를 결정한다. 총액제한형 캡이 예상청구액의 130%에서 100%로 조정됐다.

위험분담제도의 도입을 통하여 보험자는 신약의 급여 결정 원칙을 유지하면서 보험재정을 효율적으로 관리할 수 있으며, 환자는 신약에 대한 의약품 접근성을 보장받을 수 있고 제약사는 적정한 약가 보장을 통한 신약의 적정가치를 인정받아 신약개발에 재투자할 동기를 얻을 수 있는 등의 긍정적 효과를 기대할 수 있게 되었다.

우리나라의 위험분담제도는 일부 예외적인 경우를 제외하고는 위험분담계약에 의하여 비용효과성이 입증된 품목에 대하여 적용하고 있다. 또한, 주로 환급형의 계약을 체결하고 있어 그 원리상 보험재정의 추가적인 비용 없이 비용효과적인 신약을 등재할 수 있어 환자의 신약 접근성이 향상된다. 즉, 환급형의 위험분담계약의 경우 재정이 추가적으로 소요되거나 환자부담이 증가하지 않고, 오히려 제약사 입장에서는 담보설정 및 부가세 등 부대비용이 발생하게 되어 제도의 수용성을 저하시키는 요인으로 작용할 수 있다.

## Q 024 Orphan drug 시장이 증가하는 이유는?

**A**

희귀의약품 개발이 글로벌 의약품 시장의 대세로 각광받고 있다. 신약 개발에 필요한 투입 비용과 시간이 점점 늘면서 글로벌 빅파마는 물론 국내 업계도 수년 전부터 특이질환용 치료제를 먼저 개발해 점차 적응증을 넓혀가는 전략으로 전환했다. 각국 정부는 독점기간 확보를 비롯, 각종 세제혜택 등 지원을 집중하며 희귀의약품 개발을 독려하고 있다. 빅파마들의 공격적인 투자도 꾸준히 늘고 있다. 이러한 노력 덕에 글로벌 희귀의약품 시장은 연평균 12%의 고속 성장이 전망되고 있다. 국내 제약바이오 기업들 역시 희귀의약품 개발에 힘을 쏟고 있다. 하지만 아직 미국, 유럽 등에 비해 파이프라인도 적고 정부지원도 약해 전략적인 접근이 필요하다는 현장 목소리가 제기된다. 세계제약협회연맹(IFPMA)은 전 세계 약 4억 명의 환자들이 희귀질환을 앓고 있는 것으로 추정한다.

글로벌 시장조사기관 Evaluate Pharma의 '2022 희귀의약품 보고서'에 따르면, 전 세계 희귀의약품 시장은 2021년 약 1,600억 달러(약 209조 원)에서 2026년 약 2,800억 달러(약 367조 원)으로 연 평균 12% 성장할 것으로 예측된다. 비희귀의약품 시장에 비해 약 두 배 빠른 성장세를 보이며, 2026년에는 희귀의약품 매출이 전체 처방의약품 시장의 20%를 차지할 전망이다.

## Q 025 희귀의약품 개발 촉진을 위한 다양한 인센티브 제도를 실시하고 있다. 그 종류와 이유는?

**A**

글로벌 시장 진출의 관문인 미국 식품의약국(FDA), 유럽의약품청(EMA)은 희귀의약품 지정 제도를 운영, 희귀·난치성 질병 또는 생명을 위협하는 질병 치료제의 개발·허가가 원활히 이뤄질 수 있도록 다양한 지원을 하고 있다.

희귀의약품 개발을 장려 및 지원하기 위한 제도로 세금 감면, 허가 신청 비용 면제 등의 혜택과 함께 시판 후 독점발매기간 보장권이 부여된다. 독점권은 미국에서는 7년이며 한국을 비롯한 유럽·일본·중국에서는 최소 10년을 부여받을 수 있다. 희귀의약품을 위한 우선심사제도도 도입됐다.

한국은 비교적 늦은 2017년부터 희귀질환관리법을 시행, 인센티브에 대한 법적 근거를 마련했다. 이 법에 따라 희귀의약품에는 품목허가 유효기간이 10년 부여된다. 우선심사제도와 수수료 감면 혜택이 있으며 독점권은 시판허가일로부터 4년 인정된다.

**표. 미국 희귀의약품 개발 관련 부여 혜택**

| 혜택 | 설명 | 영향 |
|---|---|---|
| 시장독점권 | 승인 희귀의약품 7년간 시장독점권 부여 | • 해당 희귀질환 시장독점권(7년)간 제네릭 의약품 진입불가<br>• 전통적인 특허 보호권 및 금전적 지원 대비 강력한 혜택 |
| 세액공제 | 희귀의약품 세액공제를 통해 적응증에 대한 미국 내 임상시험 비용 일부 지원 효과 | • ODTC*는 의약품 개발 비용을 감소시킴[주1]<br>* The Orphan Drug Tax Credit |
| 임상보조금 지원제도 | 희귀의약품 보조금 프로그램은 희귀질환 치료/진단을 위한 새로운 치료법의 임상 비용 지원[주2] | • 보조금 프로그램은 의약품 개발 비용 감소에 직접적 영향<br>• 미국 내 Orphan Product Grant Program 채택 시 FDA 승인 획득 가능성 증가 |
| 수수료 면제 | 희귀의약품은 FDA가 부과하는 일반적인 신약 신청 또는 사용자 수수료 면제 | • 약물 개발 지용 관련 부담 절감 |

주 1: NORD 발표에 의하면, ODTC 세액공제 미시행시 기존 희귀의약품의 2/3만 개발되었을 것으로 추정
주 2: 보조금은 적정선에서 이루어지며 개발 기업에게 약 연간 US$ 500,000까지 제공
자료: FDA, Health Law Journal, NORD, 당행 재작성

# Q 026 신약개발 성공률이 낮은 이유는? 그 대안은?

A

신약 개발은 대표적인 고위험 고수익(high risk, high return) 분야로, 비용과 시간이 많이 소요되고 성공률이 낮다. 신약 개발 성공률이 낮은 주요 원인은 시험 중인 신약 후보물질 중 대부분이 전임상 및 임상시험 단계에서 효력이 입증되지 않거나 전 단계에서 발견되지 않던 독성이 나타나 신약 개발이 중단되기 때문이다. 이러한 문제는 신약 개발의 초기 단계부터 전임상 단계에서 약물 효능 및 독성시험을 위해 사용되는 체외 모델이 인간 조직의 체내 환경과 너무 큰 차이를 가지고 있어 실제 임상 시험에서의 약효 및 독성 반응이 개발 단계에서 도출되었던 결과와 큰 차이가 있기 때문에 발생한다. 동물모델 또한 인간과 동물 간의 유전적, 생리학적 차이로 인해 임상 결과를 정확히 예측하는 데 한계가 있다.

이러한 점에서 신약 개발의 효율성 증대라는 고민으로 이어졌고, 글로벌 제약사들은 AI에서 해답을 찾고 있다. 신약 개발에 AI 기술을 활용하는 경우 후보물질 도출과 임상시험 등의 과정에서 시행착오를 줄여 시간이나 비용을 크게 감축할 수 있어 개발의 효율성 및 정확성이 확대될 것으로 예상하고 있다.

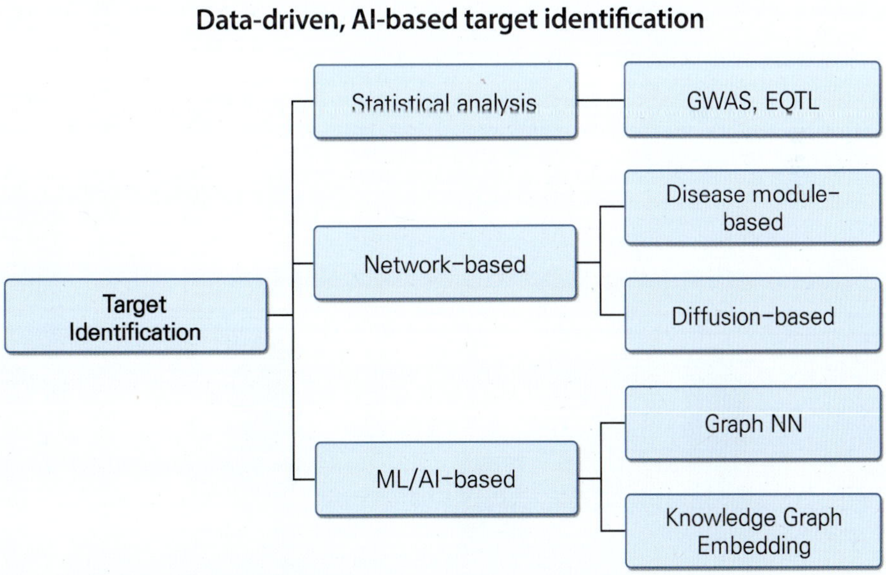


그림 AI활용 신약후보물질 탐색과정.

## Q 027 임상 1상에서 허가승인까지의 각각의 임상개발 성공률(likelihood of approval, LOA)은? 특히, 임상 2상에서 성공률이 낮은 이유는?

**A**

미국 바이오협회는 바이오메드트래커(biomedtracker) 데이터베이스의 12,728개의 이행을 기반으로 2011년부터 2020년까지 지난 10년간의 광범위한 데이터 안의 신규성, 분자 양상, 질병 징후의 기준에서 약물 허가의 성공률을 분석하였다.

그 결과, 임상 1상과 임상 3상의 성공 비율은 임상 2상보다 상당히 높았고, 임상 1상이 임상 3상보다 약간 낮게 나타났다. 총 4단계의 임상 개발 단계 중 가장 높은 성공률을 보인 단계는 마지막 단계인 신약승인신청(NDA)/바이오의약품승인신청(BLA)에서 허가승인 단계로 나타났다.

일반적으로 안전성 테스트를 위한 단계인 임상 1상의 이행 성공률은 52%로 나타났는데 임상 1상의 경우 피험자의 유효성 결과에 의존하지 않기 때문에 성공률이 높게 나타났다. 반면에 임상 2상에서는 이행 성공률이 28.9%로 임상 개발 단계 중 가장 낮았습니다. 임상 2상은 개념 증명(proof of concept, POC)을 환자를 대상으로 시험하는 첫 번째 단계이기 때문에 임상 개발 단계 중 2상의 성공률이 가장 낮게 나타났다. 또한 이 단계에서는 향후 고가의 대규모 임상 3상 이행 단계를 추진할 것인지, 개발을 종료할 것인지 결정해야 하는 중요한 단계이기 때문에 성공률에 많은 영향을 주는 단계이다. 임상 3상은 임상 2상을 거쳐 신약의 유효성이 어느 정도까지는 확립한 후에 행해지며, 시판허가를 얻기 위한 마지막 단계이기에 이행 성공률이 57.8%로 나타났다. 마지막으로 허가심사신청(NDA/BLA)에서 허가승인까지의 성공률은 90.6%로 조사되었다.

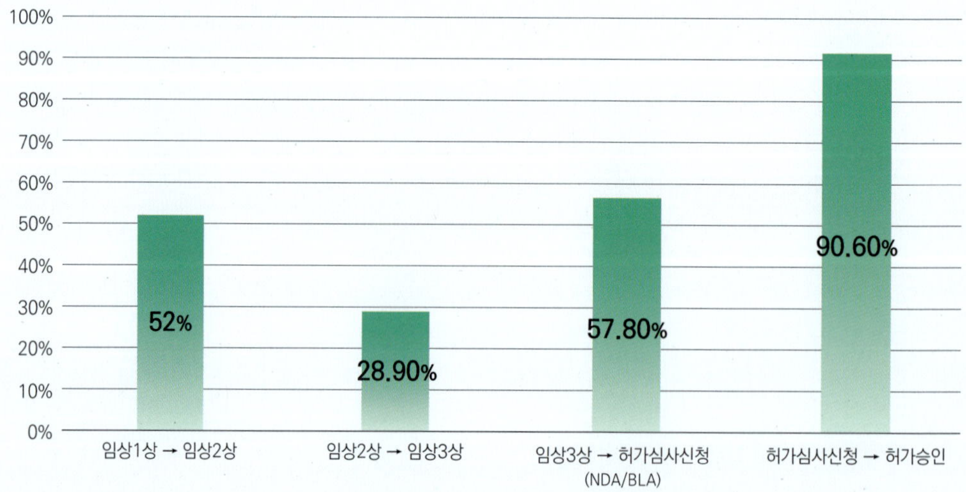


**그림 모든 질환군 및 치료법(modality)에 대한 임상 개발단계별 이행 성공률.**

(출처: Biomedtracker Pharmapremia, 한국바이오협회, 2011-2020년 임상 개발 성공률과 기여 요인 분석, 2021.03)

## Q 028 국내 제약회사의 AI를 활용한 신약개발 성공 사례는?

**A**

한국제약바이오협회는 AI 기업과 협력 연구를 진행하는 국내 제약바이오 기업의 수가 2019년 5개에서 2023년 40개로 증가했다고 밝혔다. 구체적으로 보면 유한양행부터 한미약품, 대웅제약, 동화약품, 삼진제약, JW중외제약 등의 제약사가 AI를 통해 신약을 개발하고 있다.

먼저 유한양행과 한미약품은 아이젠사이언스의 AI 플랫폼을 활용해 항암신약 연구개발(R&D)에 나서고 있다. 아이젠사이언스는 전사체 데이터 기반 AI 신약 개발 플랫폼인 'AIGEN Discovery'를 보유하고 있는데, 이를 이용해 신규 항암 후보물질을 발굴 및 제안한다. 유한양행과 한미약품은 각각 해당 물질의 도입 여부를 평가하게 된다.

대웅제약은 이전부터 AI를 적극 활용해 온 기업이다. 지난 2020년 미국 바이오기업 A2A 파마와 파트너십을 맺고 항암신약 공동 R&D를 진행해 왔으며, 2021년 3월에는 AI 기반 신약 개발 전문기업 온코크로스와도 협약을 체결했다. 그 이후 독일 머크라이프사이언스의 '신시아'부터 에이조스바이오까지 신약 후보물질 발굴 및 검증을 함께 진행하고 있다.

이외에도 동화약품과 온코크로스, 삼진제약과 아론티어, JW중외제약과 온코크로스, JW중외제약의 자회사 C&C신약연구소와 미국 AI 신약 개발기업 크리스탈파이가 MOU를 체결하는 등 여러 제약사들이 AI를 사용하고 있다.

신약 개발에 있어 AI를 활용하는 이유는 기간과 비용을 효과적으로 사용할 수 있기 때문이다. AI활용은 후보물질 도출 단계부터 임상시험까지 모두 가능하다. 후보물질 도출 단계의 경우 다량의 논문 탐색이 가능해 개발 주기를 기존 15년에서 7년으로 단축할 수 있다. 또한 약물 상호작용 예측을 통해 임상시험 설계 단계의 시행착오도 줄일 수 있으며, 의약품 제조 단계 및 인허가 등 임상 진행에서도 중요한 역할을 한다.

한편 AI 신약 개발 기업 자체의 규모도 커진 것으로 드러났다. 한국인공지능신약개발지원센터가 15개 AI 신약 개발기업의 신약 파이프라인을 자체적으로 수요 조사한 결과, 2023년 4월까지 총 파이프라인 개수는 104건으로 조사됐다. 여기서 개발이 71건을 차지해 가장 많았으며, 전임상 26건, 임상(암, 뇌질환, 심장질환 등) 7건이 뒤를 이었다.

아직 성공 사례는 없지만, AI가 신약 개발에 있어 끼치는 영향은 앞으로도 클 것이며 의미 있는 결과도 창출할 수 있을 것으로 예상된다.

## Q 029 Open innovation으로 의약품 개발에 성공한 국내 제약사와 그 사례는?

**A**

글로벌 제약바이오 산업에서 오픈 이노베이션 방식의 협력이 대중화되면서 기술 성장에 가속도가 붙고 있다. 국내 기업들은 산·학·연·정과 전방위 협업 네트워크를 구축해 신사업의 기회를 만들고, 새로운 성장을 도모하고 있다.

에스티팜은 오픈 이노베이션을 통해 신약을 개발하고 있다. 산학 협력을 통해 계열 내 최초 신약(first-in-class)인 혁신 신약 2개와 메신저리보핵산(mRNA) 코로나 백신 2건의 파이프라인을 개발 중이다. 에스티팜은 동아쏘시오홀딩스의 원료의약품 CDMO 계열사다. 현재는 주력사업인 의약품 위탁개발생산(CDMO)에서 더 나아가 신약 개발 사업을 전개하고 있다. 에스티팜은 현재 타 바이오벤처뿐만 아니라, 정부기관 및 학교들과 함께 신약 관련 공동연구를 진행 중이며 오픈 이노베이션 전략으로 개발 중인 신약 중 글로벌 임상은 2건이 진행되고 있고, 1건의 기술이전을 체결했다.

## Q 030 신약개발 과정에서 CMC가 중요한 이유는?

**A**

CMC (chemistry, manufacturing and controls)라고 하는 제약기술 개발은 모든 약물의 성공적인 개발에 필수적인 복잡한 다학제적 기능이다. CMC는 화학(chemistry), 제조(manufacturing), 품질(control)의 약자로 의약품을 만드는 공정개발과 품질관리 부문을 말한다. 환자가 투여 받는 의약품의 제조를 총괄하는 의미로, 임상 개발과 함께 개발 단계에 진입한 신약개발 과제의 핵심이라고 할 수 있다. 즉, 보다 안전하고 효과적인 의약품을 생산하는 과정과 방법을 개발하는 것이다.

CMC는 임상개발에 가려져 있어 두드러지지 않지만 최첨단 제약기술을 개척하고, 약물 투여를 가능하게 만드는 원료 약물의 제조와 새로운 형태의 약물전달을 고안하는 과정이며 개발 비용을 최적화하고 의약품 접근성을 높이는데 도움을 준다.

CMC 과정의 신뢰할 수 있는 종합적이고 최신 정보의 부족은 신약개발의 시간과 비용의 증가로 이어진다. FDA의 품목허가 심사에 있어 CMC는 매우 중요하다. FDA는 품목허가 심사 과정에 있어 임상 데이터(clinical data), 라벨링(labeling), CMC 등을 살펴본다. 특히 CMC의 경우 엄격하게 점검한다.

FDA로부터 보완요구서한(complete response letter, CRL)를 받는 원인으로 가장 높은 비중은 CMC 이슈이다. 만약 CMC에 있어 임상 3상을 진행하는 도중 공정을 변경했거나 그 공정이 예전과 같다고 증명하는 것이 어렵다면 허가에 있어 문제가 생길 수 있다.

CMC 문제를 수정 보완해 다시 서류를 제출하면 FDA로부터 품목허가를 받을 수 있지만 시간과 비용이 매우 많이 소요되기 때문에 사전에 철저한 준비가 필요하다.

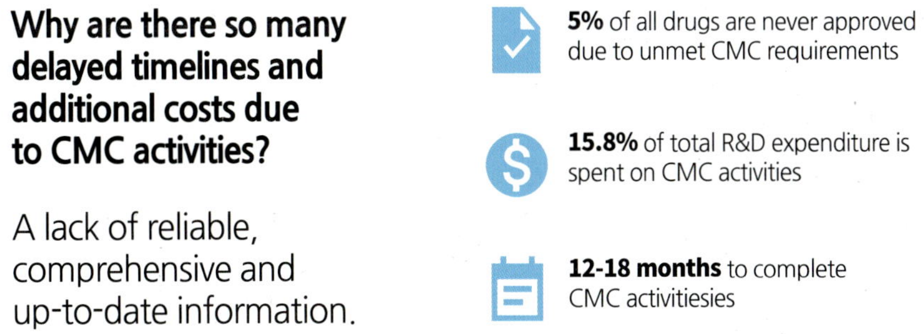


그림 CMC의 중요성.

# Q 031 신약개발과정에서 FDA에 제출할 필요한 자료는?

**A**

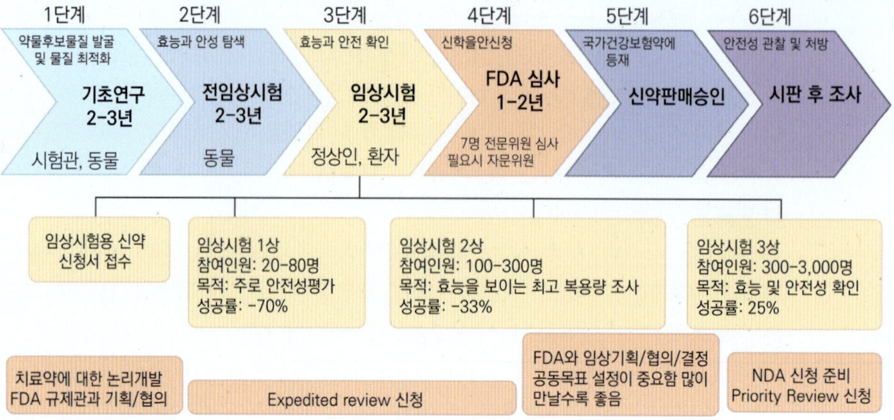


**그림** 신약개발과정.

### ● 1단계: 목표 유전자(target gene) 발견 및 약물 후보물질 발굴

신약개발에 연계된 연구는 실험실에서 시작된다. 기초연구를 통해 질병의 원인이 되는 단백질(유전자)을 찾는다. 이 과정은 개발사보다 대학 연구실 또는 비영리연구기관에서 이뤄진다.

IND를 신청하기 전 FDA와 협의할 때는 발표된 논문내용에서 신약개발까지의 연계성을 잘 설명해야 한다. 그리고 치료용 후보 약물로서 이 타겟 단백질의 기능을 억제하는 물질을 찾아야 한다. 제약회사에서는 가용한 화학물질들과 자체적으로 새로 합성한 화학물질 중에서 타겟의 기능을 조절하는 물질을 선별한다. 기존 방법은 주로 대량선별(high throughput)이었다. 이 단점을 보완하기 위해 타겟에 맞는 저분자약물(small molecule)을 디자인하려는 노력도 했다. 최근에는 컴퓨터의 성능과 인공지능 분야가 발전하면서 이 분야가 태동하고 있다.

새로운 물질을 디자인한 후에는 이 물질들이 타겟 단백질과 상호작용하는 기전을 실험적으로 밝혀야 한다. 시험결과는 특허 신청 외에도 논문으로 발표하면 좋다. 이 단계에서 수십만~수백만 개의 분자들을 걸러 10여 개 후보물질을 발굴하며, 이 과정은 운이 좋으면 1년 정도 소요되지만 10년 가까이 걸리는 경우도 있다.

### ● 2단계: 전임상 시험

전임상 시험을 위해 10개 정도 선별해 놓은 후보물질들을 추가적으로 비교 분석해 대표 약물후보 물질 1개를 선정한다. 이 시험은 사람에게 안전하게 사용할 수 있을 것이라는 기초적인 정보를 얻기 위해 시행한다. 이 시험은 크게 두 가지로 나눠진다.

한 가지는 시험관(in vitro)에서 시행하고, 한 가지는 모델 동물(in vivo)을 이용해 시행한다. 이 단계에서 약의 효능에 대해 이해하기 시작한다.

〈계속〉

A

예를 들면 항암제를 개발할 경우 쥐에 타겟 암이 발생하도록 한 다음 약을 주입해 암이 치료되는지 확인한다. 이때 뛰어난 치료효과를 보이면 계속실험을 진행한다.

약의 효능은 기본 요건이며 효능에 대한 확신이 필요하지만 안전성에 대한 데이터가 중요하다. 약이 동물의 각 기관에 미치는 영향 및 소화 흡수 대사 배설을 면밀히 조사한다. FDA는 공인기관에서 실행한 안전성 시험결과만 인정하므로 국제적으로 공인된 기관에서 이 시험을 실행해야 한다. 안전성을 평가받은 50개 물질 중 1개가 임상시험단계로 올라가며 다른 물질들은 포기된다.

### ● 3단계: 임상시험(clinical trial)

동물을 대상으로 한 시험에서 안정성과 약효가 증명되면 사람에게도 안전하며 효과가 있는지 시험해야 한다. 이 시험을 시행하기 전 계획 단계에서부터 신약허가를 받을 때까지 개발사는 FDA 규제관들의 도움을 언제든지 요청할 수 있다. FDA는 신약을 개발해 자국민들이 질병을 치료하기 위해 노력하므로 개발사들의 요청을 적극적으로 돕는다. 반드시 FDA와 상의하고 그들의 의견을 최대한 수용하는 것이 좋다. 이 시험을 통과하면 FDA로부터 약물을 독점적으로 판매할 수 있는 권한을 부여받는데, 과정이 복잡하고 기대수준이 매우 높다.

#### • 3-1단계: 임상시험용 신약(investigational new drug, IND) 신청서 접수

치료효과가 나타난다고 해서 아무 물질이나 사람을 대상으로 실험할 수 없다. 환자들이 불필요한 위험에 노출되지 않도록 국가에서 감독을 강화하고 사람에게 임상시험을 시행하기 전에 약물과 치료방법에 대하여 FDA의 승인을 반드시 받아야 한다. 개발사는 전임상시험 데이터를 기반으로 한 임상시험계획을 접수해야 한다. 신청한 서류가 접수되면 FDA는 시험에 사용하려는 약물 후보물질에 대해 안전성 및 부작용이 있는지 선임상 시험 결과를 7명의 전문가로 구성된 팀에서 면밀하게 검사한다. 이때 약물의 화학구조, 개발사에서 믿고 있는 약물의 기전, 약물 생산과정도 같이 조사한다.

FDA에서 제출된 임상시험계획을 승인하면 사람에게 임상시험을 시행할 수 있다. 임상계획이 승인된 날부터 20년간 이 약의 독점권이 보장된다. 하루라도 빨리 임상시험을 통과해 판매허가를 받아야 이윤을 극대화할 수 있다.

임상용 신약 계획(IND) 단계에서 개발사 FDA 규제관들의 긴밀한 협조를 받아야 한다. 임상시험계획서에 동물실험과 기전실험결과를 바탕으로 치료제를 테스트하는 이유를 프로토콜(protocol)이라고 부르는 세부적인 연구방법으로 문서화한다.

이 문서에는 ① 임상에 참여할 환자의 구체적인 질병상태 ② 환자수 ③ 환자의 치료효과를 확인할 기간 ④ 대조군을 설정하는 방법 ⑤ 신약 투여량 및 투여 방법 ⑥ 평가항목 및 수집하려는 데이터 종류 ⑦ 데이터 심사와 분석방법이 포함돼야 한다. IND 신청 시 작성된 프로토콜은 임상단계 별도로 수정될 수 있으나 FDA 규제기관과 토의를 거쳐 승인을 받아야 한다. FDA 규제기관들은 임상시험에 참여하는 환자들의 안전을 고려해 전통과 규칙을 강조한다. 개발사에서는 혁신신약에 속하는 지금까지 없었던 치료법을 개발하려 하기 때문에 전통적인 방법에는 답이 없을 수 있다.

〈계속〉

**A** 환자들의 안전을 보장하기 위해 원칙을 고수하려는 FDA 규제요원들의 의문점과 염려를 풀어줄 수 있도록 데이터를 모으고 논리를 개발해야 하며 협의와 토의에 참여해야 한다.

**• 3-2단계: 임상시험 1상**

임상시험 1상은 안전성을 확신하기 위해 시행한다. 일반적으로 건강한 사람 20~80여 명에게 약물을 투여해 이 사람들에게 문제를 일으키지 않는지 확인한다. 이 시험에서 사람에게 사용할 수 있는 최대용량을 결정한다. 약이 몸에 흡수돼 최종적으로 제거되는 과정과 부작용을 조사한다. 항암제는 건강한 사람 대신 환자에게 약물을 투여한다. 이때 크게 기대하지는 않지만 약의 효능이 나타나는지도 조사한다.

1상이 끝난 후 뛰어난 효과를 보였다고 선전하는 회사들도 있다. 실제로 1상 결과를 과학전문지에 발표한 경우도 있다. 이런 발전은 매우 고무적인 사인이다. 1상에서 ① 사람 몸에서 약의 작용 ② 과량 사용 시 부작용 ③ 약효에 대한 개략적인 정보 ④ 부작용을 낮추고 효과는 높이기 위한 투약방법을 조사하며 2상 계획에 반영한다.

타겟 발굴과정, 전 임상시험 결과 및 임상시험 1상 결과를 바탕으로 신속심사(fast track), 혁신신약(breakthrough therapy), 가속허가(accelerated approval) 중 적합한 분야를 신청하면 좋다.

**• 3-3단계: 임상시험 2상**

2상에서는 수백 명의 환자들을 시험에 참가하지만 약의 효능을 완전히 증명할 만큼 충분하지는 않다. 참가한 사람들은 약물로 치료하려는 질병을 앓고 있는 환자들이다. 안전성이 여전히 중요한 점이며 특히 약물을 투여한 후 짧은 기간에 나타나는 부작용을 주의 깊게 모니터링 한다.

환자들을 세 그룹으로 나눠 각각 위약, 낮은 용량, 높은 용량을 투약하며 부작용이 가장 낮게 나타나면서 약효를 보이는 용량을 결정한다. 임상시험에서 알고 싶은 질문을 세부적으로 수정, 임상시험 방법을 최종적으로 결정한다. 약 67%가 떨어지고 33%가 Phase 3으로 진행한다. 이 시험결과에 따라서 약물 효능이 뛰어나다고 판명되면 3상으로 진행한다.

임상시험 3상 디자인을 하기 전 2상 데이터를 가지고 FDA 규제관들과 밀접한 협의를 해야 한다. 임상 3상을 시작하기 전 반드시 FDA와 시험방법을 합의하는 것이 좋다. 특히 승인된 치료제가 없는 경우에는 혁신신약에 이어서 FDA의 전문성이 모자랄 수 있다. 이럴 때일수록 FDA와 협업하는 것이 중요하며 협의를 통해서 1차 및 2차 평가지수를 결정해야 승인받는데 유리하다. FDA에서 충분히 납득이 되고 동의한 후에 임상 3상을 진행하는 것이 좋다.

**• 3-4단계: 임상시험 3상**

임상시험 중에서 가장 중요한 연구(pivotal study)이며 가장 비용이 많이 소요되는 연구다. 임상시험 3상을 개발사에서 계획하지만 FDA의 승인을 받아야 한다. 참여하는 환자수는 300~3,000명이다.

〈계속〉

A

이때 1차 평가지수를 설정하며 이 평가지수가 바로 시험에 사용한 약의 성패를 결정하는 주요소다. 2차 평가지수와 그 외 부수적으로 분석할 내용도 이때 결정한다. 통계적으로 약효를 입증해야 하는데 암 치료제와 같이 약효를 명확하게 볼 수 있는 경우에는 수백 명, 백신과 같이 효과를 보려면 자연적인 감염이 필요할 경우에는 수천 명까지 참여시켜야 한다. 10만 명 이상 참가한 임상시험도 있다.

이 과정이 약 개발과정에서 가장 돈이 많이 소요된다. 2상보다 기간이 길어 흔하게 나타나지 않는 부작용이 나타날 수도 있다. 5개 임상시험 중에서 평균 1개 정도 통과된다. 개발사에서는 3상이 성공한다는 가정하에 대량생산계획을 수립해야 한다. 다음 단계를 준비해 우선심사(priority review)를 신청하는 것이 좋다.

### ● 4단계: 신약신청(new drug application, NDA) 접수

임상시험 3상이 성공적으로 나타나면 모든 임상시험결과와 전임상시험 결과와 발굴단계에서 생산한 모든 데이터를 종합해 FDA에 신약판매승인신청서를 접수한다. 이 신청서는 최소한 1,000페이지 이상이며 1만 페이지를 넘는 것도 있다. 임상시험 3상에서는 약의 효능이 가장 중요하며, 만약 부작용 혹은 안전성에 문제가 있다면 약의 효능 때문에 얻는 이점이 부작용 때문에 발생할 고통보다 크다는 사실을 증명해야 한다.

서류가 접수되면 표준심사(standard review)를 할 경우에는 10개월, 우선심사(priority review)를 할 경우 6개월 이내에 가부 결정을 해주겠다는 안묵적인 약속이 성립된다. 그러나 결정은 약속보다 늦어질 수 있다.

### ● 5단계: 신약판매승인 결정

일반적으로 FDA는 가부 결정을 처방약물 사용자비용법안(Prescription drug User Fee Act, PDUFA) 날짜까지 기다린다. FDA는 약을 '허가', '거절', 혹은 보완요청편지(complete response letter, CRL)를 개발사에게 보내어 추가적인 데이터를 요청한다.

보완요청편지를 받으면 개발사에서는 이 요청에 쉽게 응할 수 있는지 확인하고 개발을 계속할 것인지 단념할 것인지 결정해야 한다. 개발사에서는 개발비를 투자받기 위해 '계속 개발한다'고 발표할 가능성이 많지만 투자자들은 편지의 내용을 잘 분석해 봐야 한다.

'허가' 결정을 받으면 약물을 곧바로 환자들에게 사용하도록 생산할 수 있지만 시판전에 생산시설에 대한 현장검사와 서류심사를 거쳐 최종판매 허가를 받아야 한다.

### ● 6단계: 임상시험 4상(시판 후 조사)

FDA에서 승인하면 약을 시판할 수 있지만 개발사의 의무가 끝난 것은 아니다. 승인 후에도 FDA는 개발사에게 장기간 추적 주사를 통해서 약이 안전하다는 증거를 제출하라 요구할 수 있다. 개발사는 환자들에게 나타나는 부작용에 대한 리포트를 정규적으로 제출해야 한다. 약물의 안전성이 FDA의 최우선 요구사항이다. 약물 개발기간은 거의 10-15년 정도이므로 특허로 보호되는 약의 권리는 5-10년 정도 남게 된다.

## Q 032 FDA에서 CRL (Complete Response Letter) 자료를 요청하는 경우는?

**A**

**CRL (complete response letter)**은 BLA (biologics license application), NDA (new drug application), ANDA (abbreviated new drug application)를 신청한 제품의 사전실사 및 임상적인 문제점이 발견됐을 때 업체에 전달되는 문서이다. CRL과 Form 483, EIR, Warning Letter 와의 차이점은 생산 장소(site)가 아닌 제품 기준 심사문서라는 것이다. 2021년 한미약품의 미국 파트너사인 Spectrum Pharmaceuticals에서 한미약품이 개발한 '롤론티스'의 BLA (biologics license application)에 관한 CRL을 받았다고 발표하였다. 셀트리온도 2018년에 허쥬마 / 트룩시마 약에 대해 FDA 의 CRL을 받은 경험이 있다.

BLA, NDA, ANDA 신청을 마친 승인후보 제품은 약 10개월 간의 Review를 거치게 되는데 CRL은 이 과정에서 ① Manufacturing site issue - 생산공정문제 ② Drug safety issue - 안전성문제 ③ Drug efficacy issue - 효능효과문제 ④ Drug bioequivalence issue (Generic) - 생동성문제(제네릭) ⑤ Product quality (biologics) - 품질문제(바이오의약품) ⑥ Related to statistical errors in the application - 허가 신청 시 데이터의 통계적 오류 ⑦ Related to proposed product labeling 등의 문제가 생기면 발부된다.

CRL을 받은 업체는 12개월 안에 허가재신청(resubmission), 승인포기(withdrawal), 공청회 요청(request an opportunity for a hearing)의 절차를 밟아야 하며 만약 기한 내에 아무런 조치가 없으면 FDA는 해당제품의 승인을 자동적으로 취소하게 된다.

CRL은 Class에 따라 재제출(resubmission)까지 소요되는 시간이 상이하다. 단, Class #1 보다는 Class #2가 더 많은 보완이 요구되기 때문에 더 많은 시간이 필요하다고 알려져 있다. FDA의 'Manual of Policies and Procedures'에서 재실사가 필요한 재심사는 Class #2에 해당한다.

# Q 033 FDA 신속 프로그램 종류는?

A

## FDA 신속 프로그램 분류

미국 FDA의 신속 프로그램에는 ① 패스트 트랙(fast track) ② 혁신의약품 지정(breakthrough therapy designation) ③ 신속심사(accelerated assessment) ④ 우선심사(priority review) 등 4가지가 있다.

| | |
|---|---|
| 패스트 트랙 | 중대한 질환 및 의학적 미충족 해결하는 신약 개발 가속화 및 심사 기간 단축하는 절차 |
| 혁신의약품 지정 | 예비 임상시험 결과에서 기존 치료법 대비 상당한 개선을 보이는 의약품의 개발과 심사 절차 가속화를 위한 절차 |
| 신속심사 | 중대한 질환 치료제에 대하여 대리평가변수 기반으로 의학적 미충복을 해결하는 품목의 허가를 위한 절차 |
| 우선심사 | 중대한 질환에서 안전성 및 유효성이 입증된 의약품에 대하여 6개월 이내 허가심사를 목표로 하는 심사 |

그림 미국 FDA 신속심사 프로그램.

## Fast track 신약 개발 촉진

fast track은 중대한 질환 치료 및 시급한 의학적 미충족을 해결하는 신약의 개발을 가속화하고 심사 기간을 단축하는 절차다. 해당되는 제품은 ① 기존 치료법이 없는 질병의 치료 또는 예방을 목적으로 하는 신약 ② 기존 치료법이 있을 경우, 기존 치료법들과 비교하여 개선점을 입증하는 의약품 ③ 중대하고 생명을 위협하는 감염병 치료제로 이미 지정된 약물 등이다.

FDA의 fast track 지정은 2012년부터 2021년 9월까지 총 232건으로 항암제 38건(17%)와 감염증 치료제 35건(15%)의 비율이 높았다.

한국회사 제품이 미국 FDA에 fast track으로 지정받은 사례를 살펴보면 한미약품의 단장증후군 치료제(LAPS-GLP2), 비소세포폐암 치료제 포지오티닙(Poziotinib)와 레고켐바이오의 결핵 치료제 델파졸리드(Delpazolid) 등이 있다.

- 한미약품의 단장증후군 치료제 'LAPS-GLP2'는 '중대한 질환의 치료를 위한 신약'에 해당되는 제품으로 비임상 시험자료 중 동물에서의 효력시험자료와 건강한 성인에서의 약동학·약력학 시험자료에서 기존 치료제 대비 향상된 약물 효능, 유사한 안전성 및 복용간격 연장을 통한 약물 순응도 개선효과가 확인돼 fast track으로 지정 받았다.

〈계속〉

A

- 한미약품의 비소세포폐암 치료제 'Poziotinib'은 '기존 치료법이 없는 중대한 질환의 치료를 위한 신약'에 해당되어 fast track을 지정 받았다.
- 레고켐바이오의 결핵 치료제 'Delpazolid'의 경우 '중대하고 생명을 위협하는 감염병 치료제'로 지정되면서 fast track 품목의 대상이 됐다. '중대하고 생명을 위협하는 감염병 치료제(qualified infectious disease product, QIDP)'에 지정되었을 시, 기존 치료법 대비 비열등성을 입증할 경우 지정이 가능하므로, 항생제를 개발할 경우 이 'QIDP'를 지정 받는 것이 유리하다. 다만 fast track 지정을 위해서는 fast track 대상임을 입증하는 자료를 구비해 별도로 신청해야 한다.

Fast track 지정 요청서 제출 시점은 개발자가 품목허가 신청과는 별도로 지정신청을 해야 한다. 신약 개발 과정 중 임상계획서 제출시점, 품목허가 신청 시점 등 모든 시점에서 요청할 수 있다.

**혁신의약품 지정(Breakthrough therapy designation)**

혁신의약품 지정은 예비 임상시험 결과에서 기존 치료법 대비 상당한 개선을 보이는 의약품의 개발과 심사 절차를 가속화하기 위해 마련된 절차다. 선정 대상은 중대한 질환, 생명을 위협하는 질환의 치료목적으로 예비 임상시험결과에서 중요한 임상 평가변수에 기존 치료제 대비 상당한 개선이 있는 의약품이다.

신청은 예비 임상 시험자료가 확보된 시점부터 신청이 가능하다. 다만 FDA는 '2상 임상시험 종료 후 회의 전에 신청할 것'을 권고하고 있다. 혁신의약품 지정 신청은 신청자가 별도로 해야 한다. 신약개발 과정 중 언제라도 지정 요청서를 접수할 수 있다. 다만, 임상적으로 유의한 평가변수 하나 이상을 기존 치료법과 비교했을 때 개선되었다는 것을 입증할 수 있는 임상시험 결과를 확보한 후에 요청서를 제출해야 한다. 이미 혁신의약품 지정을 받은 품목에 대해서는 다른 적응증의 혁신의약품으로 지정 요청할 경우 별도의 요청으로 신청해야 한다. 혁신의약품 지정은 제도가 도입된 2013년부터 2021년 9월까지 총 219건이 지정되었으며, 항암제가 74건(34%)으로 가장 많이 지정된 것으로 나타났다.

**신속심사(Accelerated assessment)**

중증질환 치료제에 대하여 대리평가변수 기반으로 의학적 미충족을 해결하는 품목의 허가를 목적으로 하는 제도로 신속심사의 경우, 별도의 지정이 필요 없으며 허가 사전회의에서 신속심사 진행여부를 논의할 수 있다.

〈계속〉

## A 우선심사(Priority review)

우선심사의 대상으로는 크게 2가지가 있다. 하나는 중대한 질환의 치료·진단·예방에서 표준치료 보다 안전성 및 유효성이 유의미하게 개선되었다는 입증이 된 의약품이며, 다른 하나는 중대하고 생명을 위협하는 감염병 치료제로 이미 지정된 약물이다. 이들 모두는 신청 후 6개월 내의 승인을 목표로 하고 있다. 2016년부터 2020년까지 최초허가 시 적용된 건수는 총 141건으로 항암제가 42%로 가장 높았으며, 감염증 치료제가 22%로 그 뒤를 이었다. 대표적인 사례로는 한미약품의 유방암 치료제(오락솔)로, '기존 치료제 대비 안전성 및 유효성 개선 가능성'을 인정받아 우선심사로 지정됐다.

우선심사로 지정된 품목의 경우 일반심사 품목에 비해 보완이 없이 허가가 되는 비율이 높은 것으로 나타났는데, 전문가들에 따르면 우선심사 품목으로 지정되었을 시 신청사와 규제당국 간의 '허가 전 회의(pre-submission communication)'을 통해 활발한 의사소통을 하기 때문인 것으로 분석됐다.

소아대상 임상 결과를 제출하여 허가 변경 신청하는 경우 등 소아 적응증 심사에 대한 사항은 자동적으로 우선심사 대상이 된다.

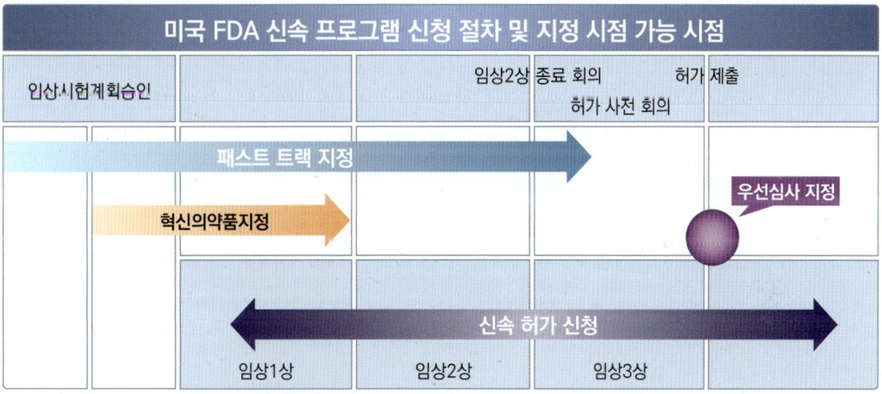


그림 미국 FDA 신속 프로그램 신청절차.

## Q 034 FDA가 개발사에게 보완요청편지(complete response letter, CRL)를 요구하는 이유는? 이때 개발사가 준비해야 할 추가적인 DATA는?

**A**

CRL (complete response letter)은 BLA (biologics license application), NDA (new drug application), ANDA (abbreviated new drug application)를 신청한 제품의 사전실사 및 임상적인 문제점이 발견됐을 때 업체에 전달되는 문서이다. 의약품 허가 신청 후 문제가 발견됐을 때 전달되는 문서인 CRL은 2개로 구분되는데, 지적사항이 해결되면 'Class 1(라벨링, 안전성 업데이트 등에 해당)'인 경우에는 허가 재신청 후 2개월, 'Class 2(실사 후 허가 재 신청해야 하는 경우)'는 6개월 이내에 제품 허가 승인을 받게 된다. BLA, NDA, ANDA 신청을 마친 승인후보 제품은 약 10개월 간의 Review를 거치게 되는데 CRL은 이 과정에서 ① Manufacturing site issue – 생산공정문제 ② Drug safety issue – 안전성문제 ③ Drug efficacy issue – 효능효과문제 ④ Drug bioequivalence issue (generic) – 생동성문제(제네릭) ⑤ Product quality (biologics) – 품질문제(바이오의약품) ⑥ Related to statistical errors in the application – 허가 신청 시 데이터의 통계적 오류 ⑦ Related to proposed product labeling – 라벨링 등의 문제가 생기면 발부된다.

CRL을 받은 업체는 12개월 안에 허가재신청(resubmission), 승인포기(withdrawal), 공청회요청(request an opportunity for a hearing)의 절차를 밟아야 하며 만약 기한 내에 아무런 조치가 없으면 FDA는 해당제품의 승인을 자동적으로 취소하게 된다. CRL은 Class에 따라 재제출(resubmission)까지 소요되는 시간이 상이하다. 단, Class #1보다는 Class #2가 더 많은 보완이 요구되기 때문에 더 많은 시간이 필요하다고 알려져 있다. FDA의 'Manual of Policies and Procedures'에서 재실사가 필요한 재심사는 Class #2에 해당한다.

의약품 허가를 받기 위해 앞서 진행되는 FDA 실사는 '사전실사(pre approval Inspection)'와 '사후실사(post approval Inspection)'로 구분된다. 사전실사는 의약품이 시장에 진출하기 위한 마지막 승인단계인 BLA (biologics license application·'바이오의약품' 품목허가 신청), NDA (new drug application;·'신약' 품목허가 신청), ANDA (abbreviated new drug application;·'약식 신약' 품목허가 신청) 후에 진행된다. 상업 생산의 준비, 허가 신청의 정확성, QC(품질관리) 및 QA(품질보증) 데이터를 중점적으로 체크한다. 사후실사의 경우 시장에 출시된 제품에 대해 실시하며 'Surveillance(정기실사)'와 'For-cause(특별실사)'로 구분된다. Surveillance는 정기실사 및 개선사항 요구 후 실시하는 '재실사'이며, For-cause는 신고 등의 특별한 이슈가 생겼을 시 실시하는 '비정기적 실사'를 의미한다.

〈계속〉

**A**

FDA의 실사는 실사 일정 및 장소(site)를 통보하는 문서인 'Form 482'가 해당 기업에 전달되면서 시작된다. 실사담당관(inspector)은 기존에 작성된 'EIR (establish inspection report)', 'Form 483', Warning letter(경고편지), 지적사항에 대한 후속조치 문서, 회사의 업력, 소비자 불만 등을 사전에 점검 및 숙지하고 실사에 임한다.

EIR은 실사보고서로 실사내용과 실사등급(NAI, VAI, OAI)이 기재돼 있으며, 실사 완료 후 30일 안으로 작성된다. Form 483은 실사 후 보완을 요구하는 문서로 실사 마지막날 발부된다. Warning Letter는 실사과정에서 지적사항이 생겨 Form 483을 수령한 업체 중 실사등급이 OAI (official action Indicated;·부적격 등급)를 받으면 발부된다. NAI (no action Indicated)와 VAI (voluntary action Indicated)는 적격 등급에 해당한다.

# Q 035 FDA가 개발사에게 보완요청편지(complete response letter, CRL)를 요구한 국내 제약기업의 예와 그 이유는?

A

**① 한미약품 호중구감소증 치료 바이오신약 '롤론티스' FDA 승인, 두 차례 CRL 받은 후 3번째 도전**

롤론티스는 한미약품이 지난 2012년 스펙트럼에 기술수출한 호중구감소증 신약이다. 항암화학요법을 받는 암환자가 흔히 겪는 부작용인 호중구감소증 치료 또는 예방 용도로 처방된다. 체내 바이오의약품의 약효 지속시간을 늘려주는 한미약품의 '랩스커버리' 플랫폼기술이 적용되어 투약 편의성을 높였다. 스펙트럼은 2018년 FDA에 바이오의약품 품목허가(BLA)를 신청했으나 추가 자료보완을 위해 자진 취하했고, 2019년 10월 허가 신청을 완료했으나 생산시설 재실사가 필요하다는 보완요구서(CRL)을 받았다. 그러나 코로나19 감염이 전 세계로 확산되면서 롤론티스 생산을 담당하는 한미약품의 평택 바이오 플랜트에 대한 실사가 미뤄졌고, 실제 심사는 지난해 5월에야 진행됐다. 이때 FDA는 보완사항 개선 지시를 내렸다. '롤론티스'의 완제 생산은 미국 현지 위탁생산(CMO) 기업인 아지토모토가, 원료 생산은 한미약품 평택 바이오플랜트가 각각 맡고 있는데, 현재 아지토모토는 제조시설과 관련한 결함 개선을 완료했으며 한미약품 평택 바이오플랜트의 보완을 완료하였다. 2022년 3월 세번째 BLA를 접수한 끝에 FDA로부터 2022년 9월 10일 시판허가를 승인하는 통지문을 받을 수 있었다.

**② 한미약품 파트너사 스펙트럼, 포지오티닙의 CRL 수령, 임상중단 결정**

한미약품 파트너사 스펙트럼은 FDA가 포지오티닙의 가속승인을 거부함에 따라 추가 임상을 중단하겠다는 의사를 내비쳤다. 한미약품 파트너사 스펙트럼은 2021년 12월 6일 FDA에 제출한 NDA(시판허가 신청서)에 대하여 2022년 11월 24일 포지오티닙을 승인할 수 없다는 내용의 CRL (complete response letter)을 수령했다. 포지오티닙은 이전에 치료받은 경험이 있거나 HER2 엑손20 삽입 돌연변이가 있는 국소 진행성 또는 전이성 비소세포폐암 치료제이다. FDA 시판허가 여부 결정에 앞서 미국 항암제자문위원회(oncology drug advisory committee)는 2022년 9월 23일 포지오티닙이 환자에게 주는 현재의 혜택이 위험보다 크지 않다고 표결한 바 있다. 이번 FDA 결정은 항암제자문위원회의 이 같은 권고를 따른 것이다. 이번 FDA 통보에 따라 스펙트럼은 포지오티닙 과제의 우선순위를 낮추고, 지난 9월 FDA 시판허가를 받은 호중구감소증치료 바이오신약 '롤베돈(한국명: 롤론티스)' 마케팅 및 판매에 회사 자원을 집중할 방침이다.

**③ GC녹십자, 아이비글로불린에스엔주(IVIG-SN) 10%, 2022년 2월 FDA로부터 CRL을 수령**

GC녹십자는 2021년 FDA에 자사 면역글로불린 제제 ALYGLO(아이비글로불린에스엔주 10%)의 BLA를 제출하였고, 코로나19 상황에 따라 현장실사가 불가하여 오창 생산시설의 비대면평가를 진행했다.

〈계속〉

A

그러나 비대면평가 후 FDA가 해당 생산시설의 추가적인 현상실사(pre license inspection)가 필요하다고 판단해 CRL을 발송하였다. FDA는 충북 오창에 소재한 GC녹십자 혈액제제 생산시설 현장실사가 필요하다는 지적을 제기했고 현재 실사 일정은 확정되지 않았다. 이에 GC녹십자는 현장 실사 일정을 조기에 확보하기 위해 FDA와 지속해서 논의하고 있다. 일정이 확정되면 실사를 받고 BLA(허가신청서)를 제출한다는 방침이다.

#### ④ 휴젤, '보툴렉스' 50유닛과 100유닛에 대한 BLA를 FDA에 제출, 지난해 3월 CRL을 수령

휴젤은 2021년 3월 미국 시장 진출을 목표로 보툴렉스 50유닛(unit)과 100유닛(unit)에 대한 허가 신청서를 제출하여 2022년 3월 FDA로부터 보완요구서한(CRL)을 수령한 바 있다. 휴젤은 CRL 요구에 따라 일부 문헌 및 데이터를 보완, 2022 10월 FDA에 BLA를 다시 제출했다. BLA 재제출은 6개월 내 심사 완료가 원칙이기 때문에 2023년 4월 6일 전후로 보툴렉스 허가 여부가 결정될 전망이다. 휴젤은 약 2조 원 규모 미국 보툴리눔 톡신 시장 진출을 목표로 지난 2015년 임상 3상(BLESS 1,2)에 착수, 2019년 해당 임상을 공식 종료했다. 이후 지난해 3월 품목허가 신청서 제출하고 같은 해 8월 거두공장에 대한 현장 실사를 마친 바 있다.

#### ⑤ 셀트리온, 허쥬마(Herzuma, Trastuzumab), 트룩시마(Truxima, Rituximab) FDA 승인

셀트리온은 2017년 4월과 5월 FDA에 트룩시마와 허쥬마 바이오의약품 품목허가를 각각 신청해 심사 과정을 거쳐왔다. 그러나 2018년 4월 FDA로부터 두 제품 허가와 관련 CRL을 수령하였는데, 이는 2017년 6월 램시마 생산설비에 관한 FDA 정기 실사 후 받은 '의약품 생산 설비 및 제조 과정의 보완자료 요청에 대한 경고문(warning letter)'으로 이에 대한 후속 조치 완료에 따라 현재 심사 중인 두 제품의 허가 일정에 영향을 줄 수 있는 내용을 담고 있었다. 이후 보완 완료 후에 2018년 11월 트룩시마가, 12월 허쥬마가 판매허가를 받았다. 트룩시마는 혈액암의 일종인 비호지킨스 림프종 등의 치료에 쓰이는 항암 항체 바이오시밀러다. 트룩시마의 오리지널의약품은 로슈(Roche)가 판매하는 '맙테라/리툭산(Mapthera/Rituxan, 성분명 리툭시맙)'이다. 허쥬마는 HER2 과발현된 전이성 유방암과 조기 유방암, 전이성 위암 등의 치료에 쓰이는 항암 항체 바이오시밀러다. 허쥬마의 오리지널의약품은 로슈 '허셉틴(Herceptin, 성분명 트라스투주맙)'이다.

제약바이오산업 실전문제

# Part 03

# 임상시험

Chapter

# 01

# 비임상시험

## (Good laboratory practice, GLP)

Q&A

## Q 001 동물실험은 왜 하는 것일까?

**A**

동물실험은 인간과 비슷한 동물을 이용해 새로운 의약품이 안전한지, 특정 질병이 어떻게 발생하는지 등을 알아내는 과정이다. 동물실험이 중요한 이유는 어떤 새로운 물질이 우리 몸에 안전한지 안전하지 않은지를 미리 알아볼 수 있기 때문이다.

예를 들어 새로 만들어진 약이 안전한지 모르는 상태에서 사람에게 투여했다가 독성이 생긴다면 오히려 사람의 건강을 해칠 수 있어, 이와 같은 위험을 막기 위해 사람 대신 동물에게 먼저 실험을 진행한다. 따라서 사람의 건강에 직접적인 영향을 미치는 약이나 화장품, 생필품 등은 사람에게 적용하기 전에 의무적으로 동물실험을 진행해야 하며, 결과가 안전하다고 나왔을 때에만 식품의약품안전처에서 판매를 허가한다.

## Q 002 동물실험의 임상결과는 인간에게 얼마나 의미가 있을까?

A

우리나라는 연간 실험동물 숫자가 2013년 197만 마리에서 급증해 2022년 역대 최고치인 499만 마리를 기록했다. 영국에선 실험동물보호지침이 도입된 2014년 이후 감소세를 보이는 것과 대비된다.

일각에선 동물실험이라도 해야 인체에 미치는 영향을 미리 예상할 수 있어 '필요악'이라고 주장한다. 그러나 동물실험을 하더라도 인체 부작용을 정확하게 예측하기는 어렵고, 동물실험에 성공하고도 임상시험에서 사망자가 나오는 사례가 적지 않다. 아무리 인위적으로 질병을 갖도록 조작된 실험쥐로 연구하더라도 사람과 다르고 호르몬을 비롯해 각종 스트레스에 따른 변수가 발생하기 때문에 결과값이 정확하지 않다는 한계가 존재한다. 동물실험실 간 데이터 일치율이 얼마나 되는지에 대한 검증도 부족한 것이 현실이다. 동물대체시험의 필요성을 주장하는 연구자들이 동물실험이 사람의 복지를 위해 꼭 필요하다고 말하는 것이 이 때문이다.

동물실험의 대안으로 동물대체시험법을 개발해 활용하는 것이 있다. 의약품 분야는 더디지만 이미 화장품 분야에서는 동물대체시험법이 제도화되어 있다. 유럽의 경우 2013년 화장품 원료에 대한 동물실험을 금지했고, 한국도 화장품법을 개정해 2017년부터 역시 같은 조치를 취하고 있다. 이런 움직임은 화장품을 넘어 의약품으로 확대되는 추세인데, 실제 미국 환경청은 2035년까지 동물실험을 모두 대체한다는 방침을 세웠다. 또한 유사장기(organoid)를 비롯한 새로운 기술로 동물실험을 대체가 가능하다고 판단하여 인간 게놈 프로젝트로 유명한 세계적 연구센터인 영국의 웰컴트위스트생어연구소는 동물실험실을 폐쇄하겠다는 계획을 2019년 발표한 바 있다.

## Q 003 안전성실험이란?

**A**

안정성시험이란, 의약품 등의 저장방법 및 사용기간 등을 설정하기 위하여 경시변화에 따른 품질의 안정성을 평가하는 시험으로, 생물의약품의 허가(변경)신청을 위해 제출하는 안정성시험 자료는「의약품 등의 안정성시험기준」(식품의약품안전처고시)에 따르고, 생물의약품의 특성을 고려한 안정성시험의 구체적인 방법 및 기준 등은「생물의약품 안정성시험 가이드라인」(식품의약품안전처)에서 제시하고 있다.

생물의약품은 분자구조가 상대적으로 크고 복잡한 단백질 또는 폴리펩티드로, 온도 변화, 산화, 빛, 금속이온 등 환경 요인에 민감하다. 그렇기 때문에 생물학적 활성 유지 및 변성 방지를 위해 엄격한 조건에서의 보관·관리가 필요하다. 따라서 생물의약품의 효능, 순도 및 품질에 영향을 미칠 수 있는 여러 외부조건을 고려하여 안정성시험 자료를 확보하고 이에 따른 사용기간 및 보관 조건을 설정하여야 한다.

## Q 004 유효성실험이란?

**A**

신약의 유효성이 어느 정도 확립된 후에 대규모(최소 수백 명에서 수천 명) 환자들을 대상으로 장기 투여시의 안정성 등을 검토하고 확고한 증거를 수집하기 위해 실시하는 단계로, 약물의 효능, 효과, 용법, 용량, 사용상의 주의사항 등을 결정하는 실험이다.

## Q 005 GLP의 기준은?

**A**

비임상시험규정 GLP (good laboratory practice)이란 사람의 건강에 영향을 미치는 시험물질의 성질이나 안전에 관한 각종 자료를 얻기 위하여 실험실과 같은 조건에서 동물, 식물, 미생물과 물리적, 화학적 매체 또는 이들의 구성성분으로 이루어진 것을 사용하여 실시하는 시험을 말한다.

신약을 개발하는 과정은 스크리닝, 전임상시험, 임상시험의 단계를 거친다. 이 중 안전성 약리를 포함한 전임상 안전성시험의 목적은 임상시험에 필요한 정보를 얻는 과정이다. 임상시험을 시작할 때 사용할 신약 후보약물의 안전한 투여 용량, 잠재적인 독성의 표적장기, 독성 바이오마커들에 대한 정보 그리고 발암성 및 생식독성과 같은 임상시험을 통해 확인하기 어려운 독성 정보를 얻기 위한 과정이다.

비임상시험이란 동물 등을 이용하여 의약품으로 개발하고자 하는 후보물질의 안전성 및 유효성을 평가하는 시험을 말한다. 이 실험결과를 흔히 비임상시험자료라고 하는데 의약품으로 개발하고자 하는 후보물질의 임상시험승인을 요청할 때 그리고 임상시험이 끝나고 의약품허가를 받기 위하여 식약처에 이를 제출하여야 한다. 식약처에서는 비임상시험자료를 검토하여 임상시험여부를 결정한다. 과연 의약품으로 개발하고자 하는 후보 물질을 가지고 사람을 대상(임상시험)으로 유효성 및 안전성 시험을 해도 괜찮은 지 여부를 판단한다.

모든 의약품은 의약품 개발, 심사, 허가과정을 위해서는 약리시험과 독성평가가 필요하다. 약물 투여가 안전하고 효과적으로 이루어지기 위해서는 약물에 대한 이해가 필요하며, 이를 위해 새로 개발한 신약후보물질을 사람에게 사용하기 전에 동물에게 사용하여 부작용이나 독성, 효과 등을 알아보는 것을 비임상시험이라 한다, 비임상시험은 약물에 체내에 어떻게 흡수되어 분포하고 배설되는가를 연구하는 약물동태학과 약물의 생화학적 및 생리학적 효과와 작용기전에 대한 연구로서 약물의 화학적 구조와 작용 및 효과와의 상호관계, 특정약물의 작용과 효과에 대한 연구를 주로 취급하는 약력학으로 구분되어 수행된다. 그 후 동물실험을 통해 시험약의 부작용 및 독성을 검색하기 위해 단회투여 독성시험, 반복투여 독성시험, 유전독성시험, 발암성시험, 생식, 발생 독성시험 국소내성시험 기타 독성시험 등의 안전성 평가가 실시된다. 이들 시험 중 특히, 독성시험과 안전성약리시험에 대해서는 비임상시험관리기준 즉, GLP에 따라 수행된 시험자료를 식품의약품안전처에 허가자료로 제출하여야 한다. 식품의약품안전체에서 말하는 GLP는 의약품, 화학물질 등의 안전성 평가를 위하여 실시하는 각종 독성시험의 신뢰성을 보증하기 위하여 시험의 전 과정에 관련되는 모든 사항을 조직적, 체계적으로 관리하는 규정이며, 의약품 등의 안전성, 유효성 심사에 관한 규정에 의하여 의약품 등의 제조 및 수입 허가신청들을 위한 전임상 시험의 계획, 실시, 점검, 기록, 보고 및 보관을 위한 시험기관에서의 절차 및 조건 등을 정한 전임상시험관리기준을 의미한다.

## Q 006 GLP의 배경과 목적은?

**A**

의약품을 사람에게 사용하기 위해서는 우선 안전하고 유효해야 하며, 그 품질이 항상 일정한 수준으로 유지되어야 한다. 따라서 의약품을 허가하기 전에 안전성과 유효성을 입증할 수 있고, 그 품질을 보증할 수 있는 시험기준과 방법에 관한 많은 자료를 심사하고 있다. 의약품개발과정을 살펴보면 우선 의약품후보 물질의 안전성을 확보하기 위하여 동물을 이용한 독성시험, 즉 전임상시험(pre-clinical trial)을 수행한다.

## Q 007 GLP의 필요성?

**A**

① 화학물질이 환경과 보건에 미치는 영향이 크게 증대되면서 안전성 시험자료의 신뢰성에 대한 중요성이 부각되고 있다.

② 비임상 안전성 시험자료의 신뢰성 확보를 위해 GLP 규정을 작성 및 공포했다(미국: 1970년대).

③ 각 국에서 개별 운영하다가, 1981년 OECD에서 국제적 조정을 통해 OECD GLP 원칙으로 제정. 지속적인 지침을 재개정 하고 있다. 〈상호인정〉

④ 현재 허가를 목적으로 하는 비임상 안전성 자료는 GLP를 준수해야 한다.

## Q 008 GLP와 ISO 차이점은?

**A**

- GLP: 규제기간에서 제정한 규정, 개별 비임상시험의 신뢰성 확보가 목적
- ISO: 민간에서 자율적으로 제정한 품질경영체계의 표준에서 출발, 실험과 교정의 역량 확보가 목적

**표. 신약, 자료제출의약품, 제네릭의약품 허가신청자료**

| | GLP | ISO |
|---|---|---|
| 적용범위 | 단일비임상시험 및 환경독성시험 | 반복되는 시험검사 |
| 내부점검 | 각각의 시험에 내부점검 실시 | 각각의 단일검사에 대한 내부점검 X |
| 서명 | 각각의 시험에 시험책임자 서명 | 각각의 시험에 물질책임자의 날인 불필요 |
| 시험계획 | 각각의 시험마다 시험계획서 수립 | 시험계획 불필요(표준화된 방법 사용) |
| 시험절차문서화 | 표준작업지침서의 요건 및 양식 상세 기술 | 시험절차서 문서화(자유양식) |
| 규제기관 관리감독 | 필요 | 불필요 |
| 문제발생 시 처리방법 | 법적조치 | 고객 불만사항 처리규정 문서화 |
| 법적용유무 | 법적 규제사항 | 국제적 인가사항 |

## Q 009 독성시험의 종류?

**A**

독성시험의 종류에는 단회투여 독성시험, 반복투여 독성시험, 유전독성시험, 발암성시험, 생식·발생 독성시험 국소내성시험 및 기타 독성시험이 있다.

① **단회투여 독성시험:** 시험물질을 시험동물에 단회투여(24시간 이내 분할 투여하는 경우도 포함)하였을 때 단기간 내에 나타나는 독성을 질적양적으로 검사하는 시험.

② **반복투여 독성시험:** 시험물질을 시험동물에 반복투여하여 중 · 장기간 내에 나타나는 독성을 질적, 양적으로 검사하는 시험.

③ **유전독성시험:** 시험물질이 유전자 또는 유전자의 담체인 염색체에 미치는 상해작용을 검사하는 시험.

④ **발암성시험:** 시험물질을 시험동물에 장기간 투여하여 암(종양)의 유발여부를 질적, 양적으로 검사하는 시험.

⑤ **생식 · 발생독성시험:** 시험물질이 포유류의 생식 · 발생에 미치는 영향을 규명하는 시험을 말하며 수태능 및 초기배 발생시험, 출생 전 · 후 발생 및 모체기능시험, 배 · 태자 발생시험 등.

⑥ **국소독성시험:** 시험물질이 피부 또는 점막에 국소적으로 나타내는 자극을 검사하는 시험으로서 피부자극시험 및 안점막자극시험으로 구분한다.

⑦ **국소내성시험:** 시험 물질이 시험동물의 주사부위에서 나타내는 임상 · 병리학적 반응을 검사하는 시험.

⑧ **면역독성시험:** 반복투여독성시험의 결과, 면역계에 이상이 있는 경우 시험물질의 이상면역반응을 검사하는 시험.

⑨ **흡입독성시험:** 기체, 휘발성 물질, 증기 및 에어로솔 물질을 함유하고 있는 공기를 시험동물에 흡입 투여하여 나타나는 독성을 검사하는 시험.

⑩ **항원성시험:** 시험물질이 생체의 항원으로 작용하여 나타나는 면역원성 유발여부를 검사하는 시험.

## Q 010 발암성 임상시험을 하는 실시하는 의약품은?

**A**

발암성시험이란 실험동물을 이용하여 종양의 유발 가능성을 검색함으로써 인간의 발암성 위해도를 예측하기 위해 실시하는 시험이다. 발암성시험은 인간에 장기간 적용되는 의약품, 구조활성의 상관관계에서 유전독성 또는 발암성이 의심되는 의약품, 반복 투여 독성시험에서 암종화 과정 중 침윤성 암종의 발생에 선행하는, 형태학 적으로 인지되는 병변을 전암병변(precancerous lesion)이 관찰된 의약품 등에는 반드시 적용되어야 하는 중요한 시험항목이다.

1995년 ICH (international conference on harmonization)에서 기존의 전통적 방식의 장기 발암성시험에 많은 비용과 시간이 소요되고 또한 많은 동물을 사용해야 한다는 문제점에 대해 심도 있는 논의를 하였으며, 결국 1998년 마우스를 이용한 장기 발암성시험 대신 단기 또는 중기 발암성 대체시험을 승인하게 되어 현재는 마우스 장기 발암성시험과 단기 또는 중기 발암성 대체시험 결과를 모두 인정하고 있다.

## Q 011 동물보호법상 3R 원칙은? (Replacement, Reduction, Refinement)

**A**

동물이 본래의 습성과 신체의 원형을 유지하면서 정상적으로 살 수 있도록 할 것
동물이 갈증 및 굶주림을 겪거나 영양이 결핍되지 아니하도록 할 것
동물이 정상적인 행동을 표현할 수 있고 불편함을 겪지 아니하도록 할 것
동물이 고통·상해 및 질병으로부터 자유롭도록 할 것
동물이 공포와 스트레스를 받지 아니하도록 할 것

**※ 동물실험의 원칙(동물보호법 제23조)**

동물보호법은 동물실험에 대한 일반적 원칙인 3R 원칙(Replacement, Reduction, Refinement)을 명시하고 있다.

Chapter

# 02

# 임상시험

## (Good Clinical Practice, GCP)

Q&A

## Q 012 건강한 사람을 대상으로 하는 임상시험은?

**A**

임상 1상은 건강한 사람 20-80명 또는 20명 이하의 소수 인원을 대상으로 진행된다. 임상 1상은 전임상시험 결과를 토대로 시험 대상자에게 신약을 투여해 약물이 생체 밖으로 배설되기까지 흡수, 분포, 대사하는 움직임 등을 검토하고, 약물에 독성이나 부작용은 없는지, 안전하게 사용할 수 있는 최대 투여량(내약용량)은 얼마인지 등을 확인하는 단계입니다.

신약개발에서 1상 임상시험의 전통적인 역할은 신약의 안전성과 약동학의 평가이다. 1상 임상시험은 비임상 단계에서 임상 단계로 진입하는 초입 단계이며 이 과정에서 사람에서 견딜 수 있는 내약용량(tolerable dose range)을 안전성이 허용하는 범위에서 충분히 높은 용량까지 올바르게 평가하는 것이 중요하다. 시험약의 효력(efficacy) 및 효과(effectiveness)를 평가하는 이후의 임상시험은 이러한 내약용량 범위 이내에서 이루어지게 된다. 따라서 만약 1상 단계에서 내약용량 범위가 충분히 확보되지 않으면 이후의 임상시험에서 테스트할 수 있는 용량은 제한될 수밖에 없다.

## Q 013 최적의 용량을 결정하는 임상시험 단계는?

**A**

제2상 임상시험으로 신약의 유효성과 안전성을 확인하고, 약리 효과와 적정용량, 용법 등을 결정하기 위한 단계입니다. 100-200명 내외의 환자에게 행해지며, 다양한 적응증을 갖는 약물의 경우는 더 많은 환자를 대상으로 진행된다. 임상2a 단계는 약물 후보물질(연구 중인 질병을 가진 환자 수십 명에서 100명을 대상으로)의 효능에 대한 '개념증명'을 확립하고, 임상2b 단계는 '용량찾기' 단계로 100-300명을 대상으로 한 연구에서 안전성에 대한 추가 모니터링과 함께 약물 부작용을 최소화하면서 치료효과를 나타내는 최적의 용량을 결정하는 단계이다.

## Q 014 POC를 결정하는 임상단계는?

**A**

2상 임상시험은 수백 명(경우에 따라 수십 명)의 환자를 대상으로 단기 투약에 따른 유효성과 부작용을 확인하는 시험이다. 목표한 적응증에 부합하는지, 3상 임상시험에서 투여할 최적 용량의 범위는 어느 정도인지, 이를 위해 용량별 약효반응은 어떻게 나타나는지 등을 탐색한다. 2상을 '치료적 탐색' 임상시험이라고 한다. 1상과 2상을 합쳐 초기임상 또는 조기임상이라고 한다. 2상은 약리학적·임상학적 평가기준을 활용해 치료적 확증(3상) 임상시험의 방법을 설계하고, 이에 필요한 평가 항목을 설정하며, 그 항목에 왜 필요한지 근거를 마련하는 과정이다.

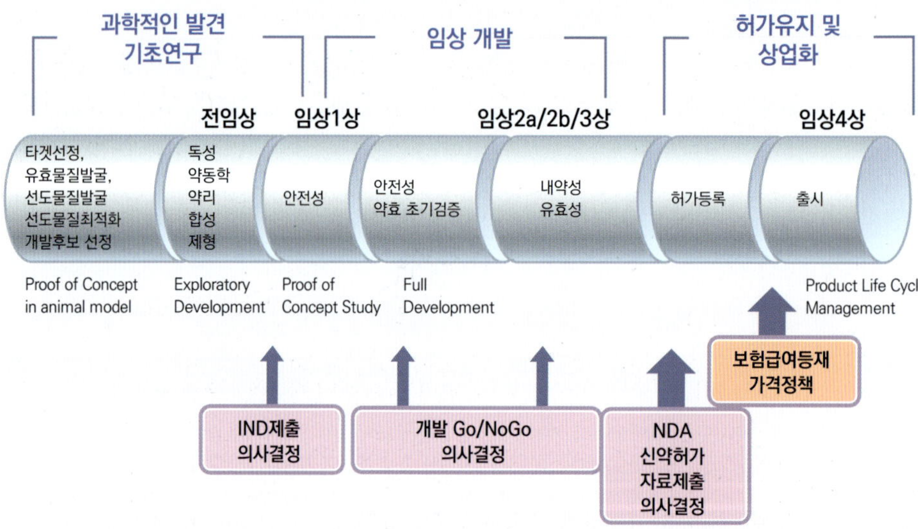


그림 신약개발과정별 준비사항.

2a상 임상은 치료 효과가 있다는 판단 근거를 마련하는 과정으로 개념증명(proof of concept, POC) 임상이라 부른다. 2b상 임상은 용량 변화에 따른 반응을 관찰해 3상 임상에 적용할 약 용량을 결정한다.

## Q 015 시판 전후 임상시험의 차이점은?

**A**

약물시판을 허가 받기 위한 제1~3상 임상시험은 가능한 빨리 승인을 받기 위한 목적 때문에 관찰기간과 연구대상자 수가 한정되며, 대부분 종합병원의 환자를 대상으로 엄격한 선정기준을 적용하여 연구결과의 타당도를 높이려고 한다. 이렇듯 시판 전 임상시험은 실험적 연구형태를 갖기 때문에 그 결과를 인정할 수 있는 근거를 제시할 수는 있지만, 연구 수행이 어렵고 연구비가 많이 들며, 결과를 모든 환자에게 일반화하기 어려운 문제가 있으며, 대상수의 제한으로 인해 드문 유해사례에 대해서는 올바른 평가가 불가능하다. 특히 안정성 측면에서 장기간 사용에 대한 정보, 다른 약물과의 상호작용에 관한 정보 및 특수집단(소아, 노인, 신기능장애, 간장애, 임산부 등)에서의 정보는 평가가 어렵다. 반면에 일단 약물이 시판허가를 받고 판매를 시작하면, 남녀노소를 막론하고 많은 사람들이 다양한 기간에 걸쳐 복용하게 되면서 시판 전 임상시험에서 발견하지 못하였던 유해사례가 알려지게 되고, 상대적으로 적은 연구비용으로도 약물복용과 유해사례 간의 관련성을 규명할 수 있는 장점을 갖는다. 그러나 실험적 조건을 가하지 않은 일상의 진료상태에서 조사하기 때문에 연구결과 해석에 영향을 줄 수 있는 여러 정보들을 측정해야만 올바른 결론을 도출할 수 있다는 제한점이 있다.

## Q 016 시판 후 임상시험은 왜 중요한가?

**A**

**시판 후 임상시험이 중요한 이유는 다음과 같다.**

① 시판 전 임상시험에서 제기된 문제점을 규명하고, ② 시판 전 3상 임상시험을 완료하지 못한 경우 지속하여 완료하고, 신약의 경우 다양한 약물과의 상호작용을 조사하고, ③ 신약에 대해 많은 수의환자에서 유효성을 평가하고, ④ 신약에 대해 많은 수의환자에서 안전성을 평가하고, ⑤ 다양한(1~3차) 의료기관에서 약물사용 결과를 조사하고, ⑥ 드물지만 심각한 유해사례를 평가하고, ⑦ 새로운 적응증을 발견하고, ⑧ 시판 후 약물사용 양상을 평가하고, ⑨ 과량으로 사용한 경우 임상적 특성을 조사하고, ⑩ 유해사례 발생에 따른 비용(위험)을 평가하는 것이다.

## Q 017 Thalidomide 사건이 주는 교훈은?

**A**

모든 약물에는 부작용이 있을 수 있다. 하지만 다른 대안이 없거나 긍정적 효과가 훨씬 큰 경우에는 조심스럽지만 약을 사용하게 된다. 하지만 치명적인 부작용이 예상된다면 아무리 긍정적인 효과가 기대되더라도 약을 사용해서는 안된다. 또한 신약의 개발과 출시 이전에 엄격한 임상 실험을 해야 하고, 다양한 부작용을 고려하여야 한다는 것이 탈로도마이드가 주는 교훈일 것이다.

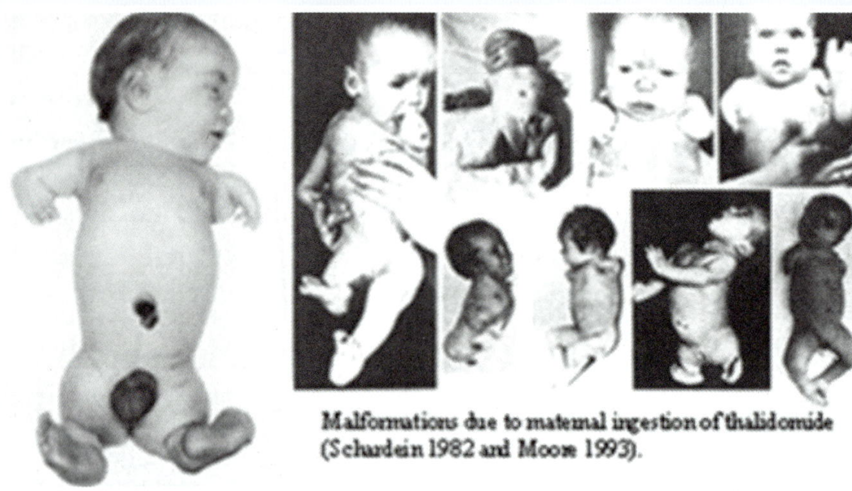


그림 탈리도마이드 사건 단지증환자.

## Q 018 First in class가 아닌 국산 신약은 대부분 어떤 임상시험 결과로 허가를 받았나?

**A**

전임상 시험을 통해 후보물질의 안전성(독성)과 유효성이 검증되면 사람을 대상으로 하는 연구를 수행하기 위해 식약청에 임상시험허가신청을 한다. 우리나라에서는 2002년 12월에 3년간의 준비기간을 거쳐 IND가 처음 시행되었으며 이를 '임상시험계획승인제도'로 명명하고 있다. 이 제도는 IND과 신약허가신청(NDA)을 구분하지 않고 품목 허가 범주에서 임상시험을 관리함으로서 미국, EU 등과의 통상마찰이 발생하고 혁신적인 신약도입이 지연되었던 문제를 막기 위해 시행되었다. 이를 시행한 구체적인 목적은 다음과 같다.

첫째, 의약품 임상시험 진입을 용이하게 함으로서 신약개발기반을 구축하기 위함이고, 둘째, 다국가 공동임상시험을 적극 유치하여 국내 임상시험 수준을 향상시키고 해외의 신약개발기술을 습득하기 위함이다. 마지막으로, 우리나라 의약품임상시험 및 신약허가제도를 국제적 기준과 조화시키고 다국적 제약기업의 투자를 활성화하여 세계적인 수준의 제약산업을 육성하기 위함이다. 현재 우리나라는 KFDA에서의 IND와 IRB에서의 시험기관 허가승인을 동시에 하고 있다.

DPP4-I 계열 중 Sitagliptin은 First in class 제품이다. DPP4-I 계열의 국산신약인 Gemigliptin, Evogliptin의 허가 임상은 비열등성 임상시험(non-inferiority trial)으로 허가를 받고, 가격 역시 first in class 제품보다 낮게 받는다.

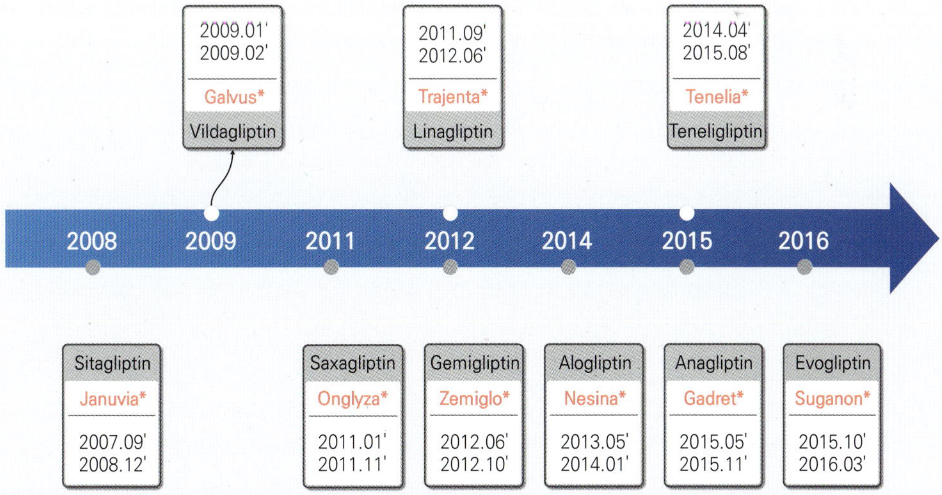

## Q 019 개량신약은 어떤 임상시험 결과로 허가를 받을까?

**A**

신약허가신청은 사람을 대상으로 임상시험이 성공적으로 마치게 되면 시험결과를 식약청에 제출하여 신약으로 시판허가를 신청하게 된다. NDA는 의약품 등의 안전성, 유효성 심사에 관한 규정으로, 적응증에 대한 임상적 유의성을 평가한 임상시험성적 관련 자료를 제출한다. 여기에는 국내, 해외의 PK, PD, 용량반응(dose response), safety, efficacy 정보가 포함된다.

## Q 020 IIT vs. SIT

**A**

연구자주도임상시험(investigator initiated trial, IIT)은 임상시험 실시기관 소속 임상시험자가 외부의 의뢰 없이 주로 학술연구 목적으로 독자적으로 수행하는 임상시험으로, 말 그대로 연구를 자가 주도하는 임상이다. 연구자가 임상시험의 기획, 프로토콜 개발. 임상시험 수행, 결과보고 등, 임상시험의 모든 과정을 주도하고 책임지는 임상시험이다. 연구자가 임상 상황에서 발견한 medical unmet need에 주목하여 특정 의약품의 알려지지 않은 효능 또는 안전성 등을 확인하거나, 새로운 치료전략의 유효성을 검증하고자 할 때 수행한다.

의뢰자 주도 임상시험(sponsor initiated trial, SIT)는 앞선 임상시험과는 달리 학술적 성격의 연구 진행이 가능하며, 희귀암 등 치료약물이 없는 치료법 개발이 가능하고, 기존 개발된 약의 새로운 적응증을 찾아낼 수 있다. 최근에는 연구자 주도 임상시험이 더욱 활발해져 미국에서 진행되는 임상시험의 50% 이상을 차지하고 있으며, 대규모, 다국가 임상시험도 연구자 주도로 진행되는 경우가 많다. 연구자 주도 임상시험은 새로운 적응증 개발은 물론 국내 제약산업의 발전과 국내 연구자들의 국제 경쟁력을 올릴 수 있는 기회이다.

의뢰자는 주로 제약사이며 의뢰자 임상시험은 흔히 제약사가 신약개발을 위하여 혹은 추가적으로 약의 효용성과 안정성을 증명하기 위하여 제약사가 연구비를 지원하여 이루어지는 임상시험을 말한다.

## Q 021 임상시험 성공률이 낮아지는 이유는? 높이기 위한 대책은?

**A**

신약 개발을 위한 임상 과정은 그 시간이 오래 걸릴 뿐만 아니라 어렵기 때문에 기업 및 투자자에게는 위험요소로 작용할 수밖에 없다. 그렇기 때문에 임상 시험 결과를 정확히 예측하는 것이 신약 개발에 따른 리스크와 비용을 줄이기 위해 더욱 중요하다.

임상시험 성공률을 높이기 위한 방안으로 임상2상 성공률을 높여야 하고, 질환의 특성에 맞춘 별도의 연구가 필요하며 각 질환의 특성에 맞는 임상설계가 필요하다.

## Q 022 국내임상시험 연구센터 조건은?

**A**

임상시험센터의 활동과 신약개발 및 임상시험 기술개발 등의 목표를 달성하기 위하여 과학적이고 윤리적인 임상시험이 될 수 있도록 한다.

신약개발을 위하여 의약품임상시험센터에서는 제1상-4상 임상시험 및 생물학적 동등성 시험 그리고 연구자 추도의 다양한 임상시험을 수행하고 있으며, 임상시험의 전 과정을 ICH-GCP와 Korean-GCP를 준수하여 최대한 과학적이고 윤리적으로 수행해야 한다.

임상시험은 의약품의 안전성과 유효성을 증명할 목적으로 해당 약물의 약동, 약력, 임상적 효과를 확인하고 이상반응을 조사하기 위해 사람을 대상으로 실시하는 시험 또는 연구이다. 따라서 임상시험의 가장 중요한 특징은 사람을 대상으로 하는 것이므로 연구의 과학적 타당성과 더불어 윤리성이 보장되어야 한다는 것이 가장 중요한 전제조건이다.

시험에 참여하는 환자 등 피험자의 권익 및 안전을 보장하고 임상시험 수행과정에서 벌어지는 시험결과의 신뢰성을 확보하기 위해서는 관련 전문가에 의한 임상시험의 과학적, 윤리적 타당성이 먼저 검토되어야 하며, 이러한 역할을 임상시험심사위원회(institutional review board, IRB)가 담당하고 있다.

## Q 023 임상시험 단계 중 비용이 가장 많이 드는 단계는? 그 이유는?

A

임상 2상 종료 후에는 상업적 실현 가능성을 판단해 대규모 비용이 소요되는 임상 3상 연구를 계속 진행할지를 고민하고 결정한다. 3상 임상시험 비용이 가장 많이 소요되는 이유는 3상 임상시험은 허가를 받기 위한 마지막 임상시험으로 유효성과 안전성의 자료를 보다 객관적으로 확보하기 위해 임상시험 참여자 규모가 1상, 2상보다  많기 때문이다.

## Q 024 PV (Pharmacovigilance)는 왜 중요한가?

**A**

약물감시는 약에 관한 자료를 수집하고 분석해서 문제가 있는지를 평가한 후, 그 결과를 식품의약품안전처 같은 국가 기관이나 의사, 약사, 환자에게 알리고 적절한 조치를 취하는 활동이다.

세계보건기구(WHO)에서는 약물감시(pharmacovigilance, PV)를 의약품의 이상사례(adverse event, AE) 또는 안전성과 관련해 발생한 문제들을 탐지, 평가, 해석, 예방하는 모든 과학적인 활동으로 정의한다.

약물감시는 의약품이 개발되는 초기 단계에서부터 소비자들이 약을 사용하는 전 주기에 거쳐 이루어지는 활동으로, 이 전체적인 기간 동안 의약품의 안전성을 평가하고 모니터링한다. 약물감시는 의약품이 개발되는 초기 단계보다는 승인이 된 이후에 시판되어 소비자들에게 사용되는 단계에 더욱 집중한다. 결국 의약품이 시장에 나온 이후에도 지속적으로 의약품의 안전성과 유효성을 확인하는 작업이다.

약물감시를 통해서는 의약품 시판 전에 미처 파악하지 못했던 안전성 관련한 이상반응들과 문제들을 파악할 수 있다. 의약품이 시장에 나오기 전, 세계적이고 꼼꼼한 임상시험을 통해 의약품의 안전성과 유효성, 부작용 등을 모두 평가하지만, 임상시험이 현실을 100% 반영할 수는 없다. 따라서 임상시험에는 여러 한계점들이 존재하며, 이로 인해 임상시험만으로는 알 수 없었던 이상반응들이 현실에서 나타날 수 있다. 결국, 약물감시는 의약품 시판 후, 의약품이 더 많은 사람들에게서 더 오랜 기간 동안 사용함에 따라 이전에는 알지 못했던 약물 이상반응들을 파악하고, 이를 수집하고, 보고하며, 적절한 조치를 취하는데 의의가 있다.

임상시험의 한계점으로는, 임상시험에서 연구되는 대상자, 즉 환자 수가 현실세계보다 적다는 것이다. 따라서 전 세계적으로 많은 사람들이 앓고 있는 만성적인 질환의 경우, 모든 환자들의 상황을 반영할 수 없다. 또한 임상시험의 연구 디자인은 현실에 비해 상대적으로 단순하다. 현실에서는 다양한 약물을 동시에 복용하는 환자나, 여러 질환을 앓고 있는 환자들이 많기 때문에 의료 상황이 매우 복잡하다. 그러나 이러한 복잡한 상황을 임상시험에서는 다룰 수 없는 경우가 많다. 또 한 임상시험에서는 포함기준(inclusion criteria)이라는 엄격한 기준으로 환자군을 설정한다. 이로 인해 임상시험에서는 특정한 조건에 부합하는 한정된 환자군이 만들어지게 된다. 따라서, 의약품으로 인해 이상반응이나 부작용이 발생하는 것은 흔한 일이다. 그렇지만, 이러한 이상반응 사례들을 체계적으로 수집하고, 분석하지 않는다면, 의약품과 이상반응간의 인과관계나 연관성을 과학적으로 밝혀낼 수 없다.

〈계속〉

**A**

약물감시가 꼭 필요한 이유는, 이 과정과 작업을 통해 여러 안전성 관련한 데이터를 수집할 수 있고, 이러한 데이터로 인해서 의약품과 이상반응 간의 인과성을 밝혀낼 수 있기 때문이다. 이렇게 밝혀진 안전성 정보는 의약품의 사용설명서에 경고 문구로 추가되거나, 심각한 이상반응일 경우에는 의약품의 판매를 중지하고 시장에서 철회되는 등 소비자들의 안전을 위한 빠르고 최선의 조치를 취하는 데에 사용된다.

결국 약물감시를 통해서 사회적으로 큰 안전성 문제가 발생할 수 있는 것을 예방할 수 있으며, 의약품에 대한 안전성 정보를 생산하여 전반적인 국민 보건의 증진에 기여할 수 있다.

*Too Few*
*Too Simple*
*Too Median-aged*
*Too Narrow*
*Too Brief*
*Too Indirect*

6 Toos
Brian L. Strom. Pharmacoepidemiology. John Wiley & Sons. England, 2000

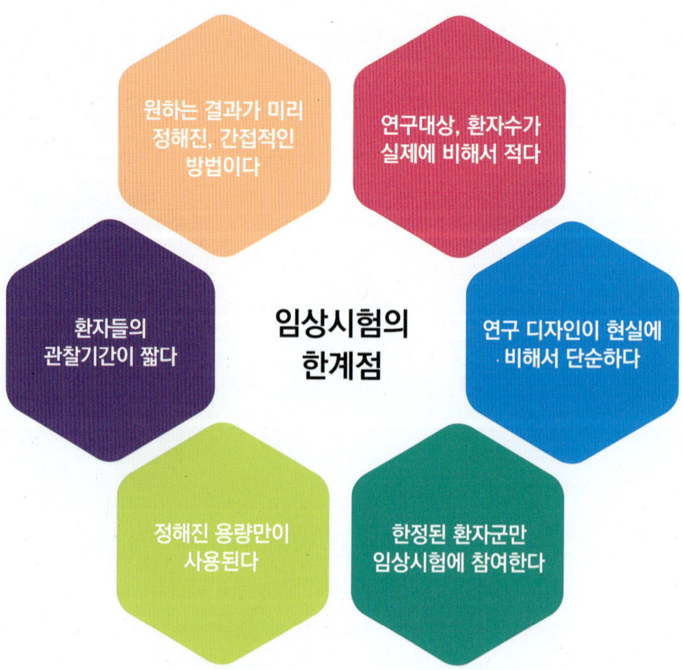
원하는 결과가 미리 정해진, 간접적인 방법이다
연구대상, 환자수가 실제에 비해서 적다
환자들의 관찰기간이 짧다
임상시험의 한계점
연구 디자인이 현실에 비해서 단순하다
정해진 용량만이 사용된다
한정된 환자군만 임상시험에 참여한다

그림 임상시험의 여섯 가지 한계점.

## Q 025 최근 제약사 주도 임상시험(sponsor initiated trial, SIT)이 증가하는 이유는?

**A**

약물의 효능이 증명되어야 하며, 약효가 있다 할지라도 안전하지 않다면 허가될 수 없다. 신약 사용을 위해서는 우선 약물의 효능이 증명되어야 한다.

모든 신약은 임상시험을 통해 허가, 임상시험은 신약 사용을 위한 필수과정이다.

일부 글로벌 제약사는 제품의 우월성을 실제 임상시험에서 입증하여 적응증 확대 전략으로 활용하는 경우도 있다.

## Q 026 CRO회사는 증가할까요? 감소할까요? 그 이유는?

**A**

국내 임상시험수탁기관(CRO) 업체들의 매출이 꾸준히 성장하고 있으나 수익성은 제자리 걸음 상태이다.

CRO 사업은 매출이 성장할수록 인건비 지출이 커지는 구조다. 국내 업체들이 사업을 확장하려면 인수합병이 가장 적합하며 글로벌 임상 수요가 커지고 있으므로 관련 역량을 확보해 차별화된 서비스를 선보여야 할 것이다.

## Q 027 한국의 임상시험 시장은 지속적으로 성장할까요, 줄어들까요? 그 이유는?

**A**

다국가 임상시험이 글로벌 경쟁력의 지표가 되는 이유는 국제 표준에 대한 이해도 향상과 국내 제약사업으로의 기술 및 기술 이전 그리고 선진국들의 인식 전환 등의 효과를 얻을 수 있기 때문이다. 또한 글로벌 임상시험에 참여할 경우 별도의 가교시험 없이 신약 허가를 받을 수 있다는 점에서도 접근성 향상의 이점이 있다. 한국의 우수한 임상시험 전문 인력과 임상시험센터의 증가와 더불어 한국의 임상시험 시장도 지속적인 성장이 기대되고 있다.

2022년 한국 임상시험 산업 정보 통계에 의하면 2022년 식약처 승인 의약품 임상시험은 711건으로 2021년 842건 대비 15.6% 감소했다. 이러한 수치는 2019년 임상 숫자인 714건과 유사한 수준으로 2020-2021년 코로나 백신 및 치료제 개발을 위해 활발해진 임상시험의 엔데믹 상황에서 줄어들었다. 이중 제약사 주도의 임상 수는 595건으로 전년 대비 12.4% 감소했지만, 비중은 83.7%로 전년 80.6% 대비 3.1%p 증가했다. 이는 국내 제약사가 수행한 국내 임상시험 중심으로 비중이 확대된 영향이다.

국내에서 진행된 임상을 효능군별로 살펴봤을 때 가장 많이 수행되고 있는 분야는 항암제로 전체 임상의 36.4%(259건)를 차지했지만 2021년 321건 대비(19.3%p) 임상수가 줄었다. 반대로 임상시험 비중이 많이 증가한 분야는 내분비계와 면역 억제제였다. 내분비계 임상은 92건으로 전년 대비 48.4% 증가했으며, 특히 국내 제약사가 수행한 임상시험이 37.7% 증가했다.

당뇨병을 비롯한 내분비·대사성 질환에 대한 국내 제약사의 제품 개발이 활발하게 이뤄진 것으로 인구 고령화와 식습관 변화 등에 따른 의약품 수요가 반영된 것이다.

# Part 04

# 의약품 인허가

Chapter

# 01

# 의약품 허가제도

Q&A

## Q 001 의약품 허가의 기본요소는?

**A**

의약품 허가의 기본적인 과정을 살펴보면 신청서를 작성한 후 안전성, 유효성 심사/기준 및 시험방법 검토/품목별 사전 GMP 검토를 거치며, 이후 적합한 제품에 대해 허가가 이뤄진다. GMP란 품질이 보장된 우수한 의약품을 제조, 공급하기 위해 의약품 제조 및 품질관리 전반에 걸쳐 지켜야 할 사항을 규정한 기준을 말한다.

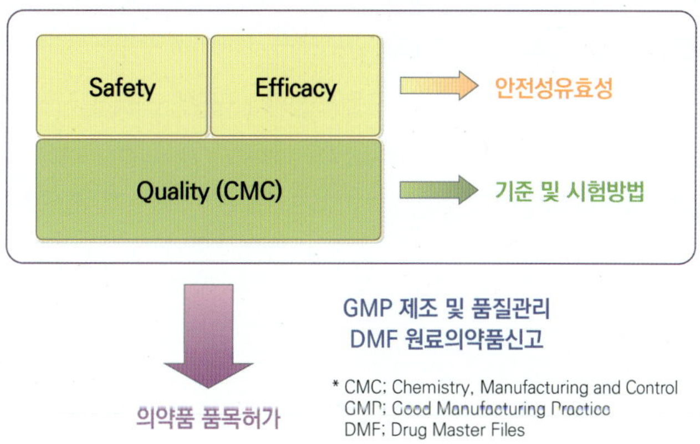


그림 4-1 의약품허가 기본요소.

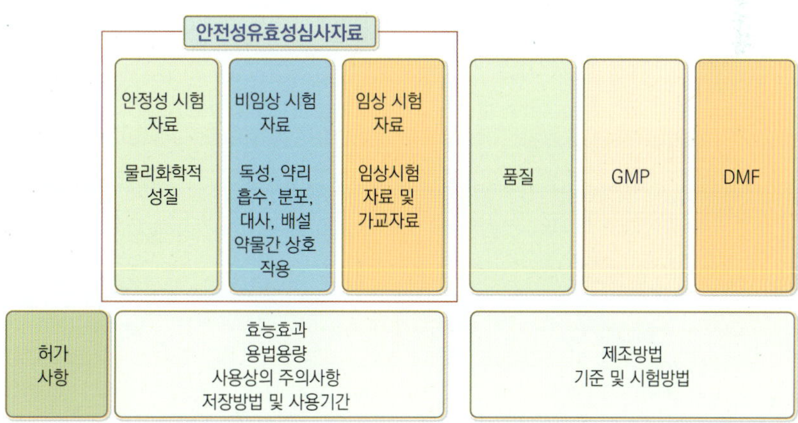


그림 의약품 허가 심사 제출자료.

〈계속〉

A

## 의약품 허가심사 제출자료

**1) 신약**

- 안전성, 유효성에 관한 자료, 기준 및 시험방법에 관한 자료, 원료의약품 등록에 관한 자료, 제조 판매 증명서.
- 수입품목의 경우는 의약품 주성분을 제조하는 제조업자의 명칭 및 소재지 등에 관한 자료, 위해성관리계획에 관한 자료.
- 의약품 제조 및 품질관리기준(GMP) 실시상황 평가자료.

**2) 자료제출의약품**

신약의 제출자료 중 안전성, 유효성 심사에 필요한 자료를 선별적으로 제출.

**3) 제네릭의약품(기허가(신고)품목과 유효성분의 종류, 규격, 분량, 제형, 효능·효과, 용법·용량이 동일)**

(1) 허가대상 의약품(안전성·유효성 심사대상 의약품)

① '89년 이후 신약과 동일한 의약품(동일투여경로 포함), 의약품동등성확보 필요대상 의약품(의약품동등성확보필요 대상 의약품 지정고시)

- 기준 및 시험방법, 생물학적동등성시험자료 또는 비교임상시험성적에 관한 자료, 6개월 이상의 장기보존시험 및 가속시험 자료, GMP 자료, 특허관계확인서
- 시럽제, 엘릭서제, 틴크제 등 경구용액제(유제 및 현탁제 등 제외), 주사제, 점안제, 점이제 등에 해당하는 경우 이화학적 동등성 시험 자료 추가

② 특수제형 의약품

- 기준 및 시험방법, 생물학적동등성시험자료, 6개월 이상의 장기보존시험 및 가속시험 자료, GMP 자료

(2) 신고대상 의약품

① 전문의약품

- 〈정제, 좌제, 캡슐제〉는 기준 및 시험방법, 비교용출시험자료, GMP 자료, 제조 및 판매증명서(수입품)
- 〈주사제 등〉 기준 및 시험방법, GMP 자료, 6개월 이상의 장기보존 시험 및 가속시험 자료

② 일반의약품

- 〈단일성분으로 정제, 좌제, 캡슐제〉는 기준 및 시험방법, 비교용출시험자료, GMP 자료
- 〈복합성분 또는 시럽제, 액제 등〉 기준 및 시험방법, GMP 자료

〈계속〉

A

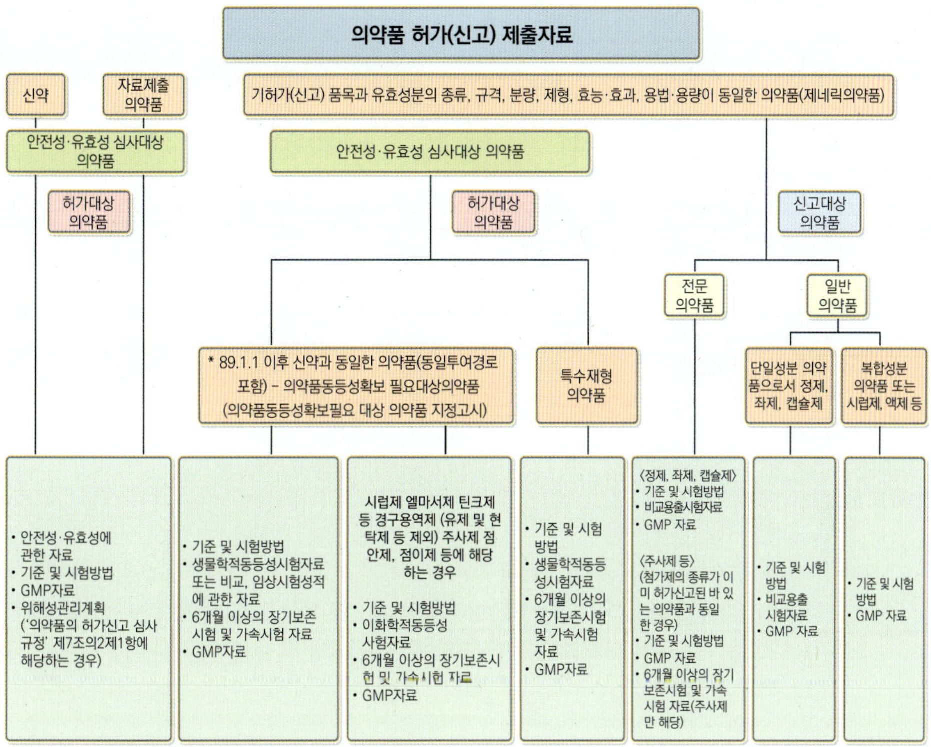


* 유전독성 또는 발암성 유연물질의 경우 발암 위해 10만 분의 1수준 이하로 관리됨을 입증하는 자료, 의약품에 잔류 또는 혼입될 수 있는 납, 카드뮴, 비소, 수은 등 금속불순물의 제조방법, 용법·용량 등을 고려하여 안전성 입증 수준 이하로 관리됨을 입증하는 자료 포함

그림 의약품 허가(신고) 제출자료.

## Q 002 자료제품의약품은?

**A**

신약이 아닌 의약품이면서 『의약품의 품목허가·신고 심사 규정』에 의한 안전성·유효성심사가 필요한 품목이다.

- 새로운 염(이성체)을 유효성분으로 함유한 의약품
- 새로운 효능군 의약품
- 유효성분의 새로운 조성 또는 함량만의 증감
- 새로운 투여경로 의약품
- 새로운 용법·용량 의약품
- 새로운 기원의 효소·효모·균제제(약리학적으로 거의 동등)
- 새로운 제형(동일 투여경로)

'21년 허가된 화학의약품 허가현황을 심사유형별로 분석해보면, 신약 23품목, 희귀의약품 15품목, 자료제출의약품 287품목(개량신약 7품목 포함), 원료의약품 20품목이었다. 자료제출의약품(280품목) 중 가장 높은 비율은 새로운 조성 의약품으로 48.9%(137품목)로 나타났으며, 다음으로는 새로운 염 의약품 32.9%(92품목), 유효성분의 함량 증감 의약품 8.2%(23품목) 순으로 나타났다.

**표. 2021년 의약품 심사유형별 허가현황(화학의약품)**

<table>
<tr><th>유형</th><th colspan="2">심사유형</th><th colspan="2">허가 품목 수</th></tr>
<tr><td>1</td><td rowspan="2">신약<br>(23)</td><td>신약</td><td colspan="2">22</td></tr>
<tr><td>2</td><td>희귀신약</td><td colspan="2">1</td></tr>
<tr><td>3</td><td colspan="2">희귀의약품</td><td colspan="2">15</td></tr>
<tr><td>4</td><td colspan="2">자료제출의약품</td><td colspan="2">287</td></tr>
<tr><td>4-1</td><td rowspan="2">개량신약</td><td>새로운 조성</td><td rowspan="2">7</td><td>3</td></tr>
<tr><td></td><td>새로운 투여경로</td><td>4</td></tr>
<tr><td>4-2</td><td rowspan="7">자료제출의약품</td><td>새로운 염 또는 이성체</td><td rowspan="7">280</td><td>92</td></tr>
<tr><td>4-3</td><td>새로운 효능군</td><td>4</td></tr>
<tr><td>4-4</td><td>새로운 조성</td><td>137</td></tr>
<tr><td>4-5</td><td>함량증감</td><td>23</td></tr>
<tr><td>4-6</td><td>새로운 용법·용량</td><td>2</td></tr>
<tr><td>4-7</td><td></td><td></td></tr>
<tr><td>4-8</td><td>새로운 제형(동일투여경로)</td><td>22</td></tr>
<tr><td>5</td><td colspan="2">원료의약품</td><td colspan="2">20</td></tr>
</table>

## Q 003 제네릭의약품 허가의 핵심적인 요소는?

**A**

제네릭의약품은 오리지널 약과 성분, 함량, 제형, 용법·용량 등이 동일하면서 오리지널 약 이후에 출시된 의약품으로, 제네릭 의약품을 허가하는 데에는 사실 성분, 함량, 제형, 용법·용량뿐만 아니라 효능·효과의 개념까지 포함된다. 효과와 안전성을 동일하다고 판단하기 위해 '몸에 미치는 영향이 동등한지' 여부를 확인하고 평가하는 수단이 바로 '생물학적 동등성시험(bioequivalence test)'이다.

제네릭 의약품 허가 절차는 신약에 비해 간단하다. 먼저 준비단계에서 오리지널 약품의 특허만료 여부 및 재심사기간의 만료여부를 확인한다. 특허가 만료됐어도 재심사기간이 만료되지 않은 경우 제네릭 의약품 품목허가를 받을 수 없다.

제네릭의약품 허가는 제제연구 → 시험생산 → 생물학적동등성시험 계획서 준비 → 시험약 생산 → 생물학적동등성시험 실시 → 최종 품목허가의 순으로 이루어진다.

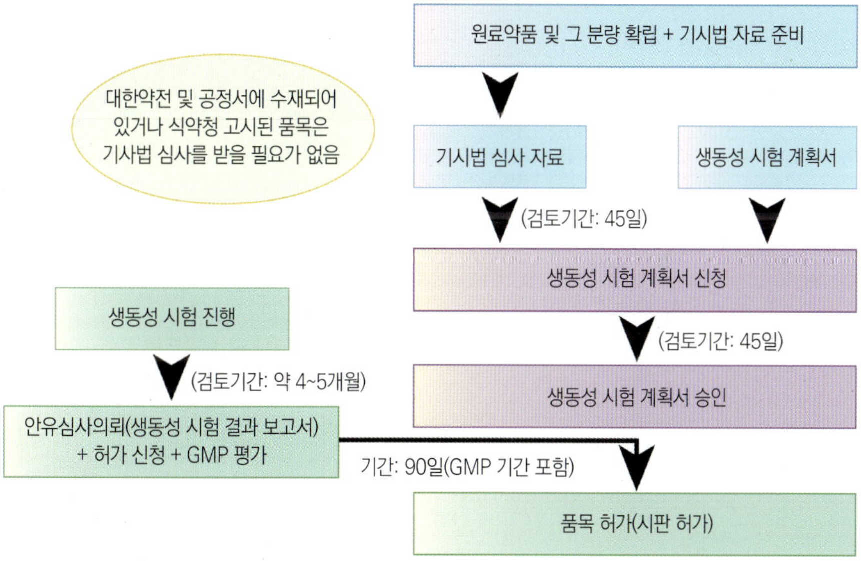


그림 **허가절차(제네릭-생동시험).**

## Q 004 제네릭의약품은 허가품목인가? 신고품목인가?

**A**

제네릭의약품 종류에 따라 허가대상, 신고대상으로 구분할 수 있다. 제네릭의약품 중 허가대상 의약품은 안전성·유효성 심사 대상에 속하는 경우이며, 그 외 마약류, 오남용우려의약품, 방사성의약품 등은 허가대상에 속한다. 신고대상 의약품은 안전성·유효성 심사대상이 아닌 경우로, 기품목허가·신고 품목과 유효성분 종류, 규격 및 분량, 제형, 효능·효과, 용법·용량이 동일한 품목이거나, 대한민국약전, 식약처장이 따로 기준 및 시험방법을 고시한 품목 및 공정서 및 의약품집에 실려있는 품목이 해당한다.

**기허가 의약품과 동일한 의약품 허가(신고) 대상 및 처리부서**

기허가의약품과 동일한 의약품[1] 허가 및 신고

| 허가대상 의약품 | 허가대상 의약품 | 신고대상 의약품 |
|---|---|---|
| • 안전성·유효성 심사대상 의약품<br>- 국내에서 사용례가 없는 새로운 첨가제를 배합하는 경우<br>- 국내에서 실시한 임상시험성적에 관한 자료 등으로 의약품재평가를 실시하고 그 결과 가 공시된 의약품과 동일한 의약품<br>- 이미 허가, 신고된 품목과 용법·용량은 동일하나 제형의 특수성이 인정되는 제제 등<br>- 재심사대상으로 지정된 의약품과 동일한 품목<br>- 제네릭 주사제 점안제점이제로서 그 첨가제의 종류가 이미 허가신고된 바 있는 의약품과 다른 경우<br><br>• 특허목록 등재의약품의 안전성·유효성에 관한 A 자료를 근거로 신청한 의약품<br><br>• 마약류, 오남용우려의약품, 방사성의약품 | • 안전성·유효성 심사대상 의약품<br>- '89년 1월 1일 이후 제조(수입) 품목 허가된 전문의약품으로 신약과 동일한 의약품(제형이 다른 동일투여경로 품목포함)<br>- 신약을 제외한 의약품 중 의약품 동등성 확보가 필요한 의약품과 동일한 의약품으로서 식약처장이 고시하는 성분을 함유한 정제, 캡슐제, 좌제, 산제, 과립제, 점안제, 점이제, 폐에 적용하는 흡입제 또는 외용제제<br><br>• 오남용우려의약품 | • 신고대상의약품<br>- 안전성·유효성 심사대상 의약품이 아닌 기 품목허가·신고 품목과 유효성분 종류, 규격 및 분량, 제형, 효능·효과, 용법·용량이 동일한 품목<br>- 대한민국약전, 식약처장이 따로 기준 및 시험방법을 고시한 품목 및 공정서 및 의약품집에 실려있는 품목(단, 국내에서 허가되지 않은 품목 제외) |
| 식품의약품안전처 | 6개 지방청 | 6개 지방청 |

1) 기허가의약품과 동일한 의약품: 이미 허가된 유효성분의 종류, 함량, 제형, 효능·효과, 용법·용량, 투여경로 등이 동일한 의약품

그림 기허가의약품과 동일한 의약품 허가 및 신고.

# Q 005 신고대상의약품은?

**A**

### 신고대상의약품

1. 대한민국약전 또는 식품의약품안전처장이 인정하는 공정서 및 의약품집에 실려 있는 품목. 다만, 국내에서 허가되지 아니한 품목은 제외
   * 대한민국약전 및 6개 공정서* 수재품목 중 국내 최초 도입품목은 허가대상
   * 6개 공정서: 미국약전, 일본약전, 영국약전, 유럽약전, 독일약전, 프랑스약전
   「의약품의 품목허가·신고·심사 규정」별표1의2
2. 대한민국약전외한약(생약)규격집에 실려 있는 품목
3. 식품의약품안전처장이 성분의 종류·규격·함량 및 처방 등을 표준화하여 고시한 의약품 등 표준제조기준에 맞는 품목
4. 식품의약품안전처장이 기준 및 시험방법을 고시한 품목
5. 안전성·유효성 심사대상 의약품이 아닌 기 품목허가·신고된 바 있는 품목과 유효성분의 종류, 규격 및 분량(액상제형일 경우 농도), 제형, 효능·효과, 용법·용량이 동일한 품목

※「의약품 등의 안전에 관한 규칙」 제5조
※「의약품의 품목허가·신고·심사 규정」 제3조, 제25조

**명확한 기준에 근거한 제품이라면 신고만으로 가능하다.**

**대한민국 약전 또는 공정서 및 의약품집 수재 품목 (국내 미허가 품목 제외)**

- 공정서 및 의약품집
  - 미국 약전 (United States Pharmacopeia and National Formulary, USP)
  - 일본 약전(日本藥典)
  - 영국 약전 (British pharmacopeia)
  - 독일 약전 (Deutsches Arzneibuch)
  - 프랑스 약전 (Pharmacopoee Francaise)
  - 유럽 약전 (European Pharmacopeia)

**기준 및 시험방법이 고시된 의약품**

- 식품의약품 안전처장에 의해서 기분 및 시험방법이 고시된 의약품

**의약품 등 표준제조기준에 맞는 의약품**

- 의약품 등 표준제조기준
  - 의약품에 사용되는 성분의 종류, 규격, 함량 및 각 성분간의 처방을 표준화
  - 해당 분류군별 기준 및 시험방법 등 정형화
  - 비타민, 미네랄제, 해열진통제, 감기약, 제산제, 건위제, 소화제, 정장제, 지사제, 진통진경제, 진해거담제, 안과용약 등

그림 의약품 신고대상 품목.

## Q 006 허가, 신고 제한 대상품목은?

**A**

### 허가, 신고 제한 대상품목

1. 각성제 · 흥분제에 해당하는 제제
2. 비타민류와 성호르몬제의 복합제제
3. 생약을 원형 그대로 절단하거나 파쇄하여 혼합한 형태의 의약품에 해당하는 것
4. 해당 업체의 허가 취소된 품목과 동일한 품목으로서 취소된 날부터 1년이 지나지 아니한 것
5. 법 제33조에 따라 식품의약품안전처장이 의약품 재평가의 대상으로 공고한 제제로서 그 결과가 공시되지 아니한 것. 다만, 다음 각 목의 어느 하나에 해당하는 품목은 제외한다.
   가. 법 제33조에 따른 재평가에 필요한 자료를 제출한 품목
   나. 기업의 분리 또는 합병 등에 의하여 해당 제조시설 · 제조방법 등이 양도 · 양수되는 품목
   다. 국가 예방접종사업 또는 방역사업 등 국민보건에 긴급히 필요하여 보건복지가족부장관이 요청한 품목
6. 국민에게 혐오감을 주거나 국민의 욕구를 자극하여 오 · 남용될 우려가 있다고 인정되는 성분이 함유된 제제 ☞「오남용우려의약품 지정에 관한 규정」(식약처고시)에 따른 13개 제제

**표. 「오남용우려의약품 지정에 관한 규정」(식약처 고시)에 따른 13개 제제**

※ 오남용우려의약품 지정 대상

1. 발기부전치료용 알프로스타딜 함유제제
2. 발기부전치료용 실데나필 함유제제
3. 발기부전치료용 염산치목사민 함유제제
4. 푸로세미드 함유제제
5. 발기부전치료용 염산아포모르핀 함유제제
6. 타다라필 함유제제
7. 바데나필 함유제제
8. 유데나필 함유제제
9. 난드롤론데카노에이트, 메스테롤론, 메칠테스토스테론, 스타노졸롤, 시피온산테스토스테론, 에난트산테스토스테론, 옥산드롤론, 옥시메톨론, 운데카노산테스토스테론, 플루옥시메스테론 함유제제 중 경구제 및 주사제
10. 미로데나필 함유제제
11. 다폭세틴 함유제제
12. 아바나필 함유제제
13. 조루치료용 클로미프라민 함유제제
14. 에토미데이트 함유제제

〈계속〉

A

7. 안전성 · 유효성에 문제가 있다고 식품의약품안전처장이 정하는 성분을 함유하는 제제. 다만, 인체에 직접 적용하지 아니하는 특수한 제제는 제외한다.
   ☞「의약품의 품목허가·신고·심사 규정」 제54조 및 '식품의약품안전처 공고 제2019-424호 ('19.3.29.)의 295개 제제
8. 혈장분획제제, 유전자치료제 등 식품의약품안전처장이 공익상이나 국제 협약상 필요하다고 인정한 품목. 다만, 다음 각 목의 어느 하나에 해당하는 품목은 제외한다.
   가. 대한적십자사가 제조판매 · 수입 품목허가를 신청한 혈장분획제제
   나. 대한적십자사 또는「혈액관리법」 제6조에 따라 허가를 받은 혈액원과 원료공급계약을 체결한 의약품 제조업의 허가를 받은 자가 제조판매 품목허가를 신청한 혈장분획제제
   다. 식품의약품안전처장이 따로 정하는 혈장분획제제 및 유전자치료제
9. 다음 각 목의 어느 하나에 해당하는 의약품을 소분하는 품목
   가. 국가출하승인의약품 나. 항생물질과 그 제제 다. 방사성의약품
10. 소해면상뇌증 등 국민보건에 위해가 우려되는 질병의 감염 가능성이 있는 원료를 사용하거나 함유한 것으로, 식품의약품안전처장이 정하는 품목,「의약품 등의 안전에 관한 규칙」 제11조제1항

## Q 007 의약품 심사자료는?

**A**

의약품 심사는 개발단계에서는 임상시험 및 생동성시험계획심사, 허가단계 시에는 안전성 및 유효성 심사, 기준 및 시험방법 등 품질에 관한 심사, 제조시설 및 관리기준 평가(GMP), 위해성관리계획서 심사 등이 있으며 의약품 사용단계 시에는 시판 후 신약 등 재심사, 재평가 등의 심사를 수행한다.

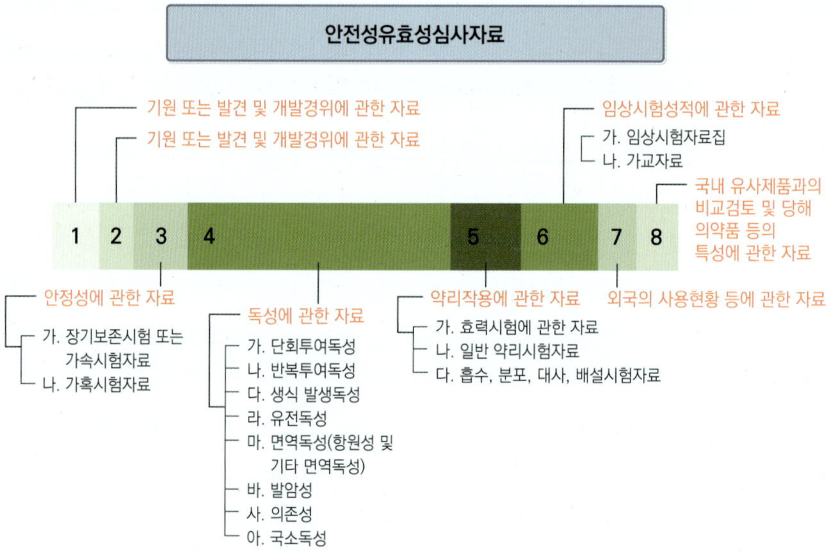


**그림** 안정성 유효성 자료(생동 포함).

**표. 기준 및 시험방법 자료**

| 기준 및 시험방법 심사자료 | |
|---|---|
| **가. 원료의약품에 관한 자료** | **나. 완제의약품에 관한 자료** |
| 1) 구조결정에 관한 자료 | 1) 원료약품 및 그 분량에 관한 자료 |
| 2) 물리화학적 성질에 관한 자료 | 2) 제조방법에 관한 자료 |
| 3) 제조방법에 관한 자료 | 3) 기준 및 시험방법이 기재된 자료 |
| 4) 기준 및 시험방법이 기재된 자료 | 4) 기준 및 시험방법에 관한 근거자료 |
| 5) 기준 및 시험방법에 관한 근거자료 | 5) 시험성적에 관한 자료 |
| 6) 시험성적에 관한 자료 | 6) 표준품 및 시약·시액에 관한 자료 |
| 7) 표준품 및 시약·시액에 관한 자료 | 7) 용기 및 포장에 관한 자료 |
| 8) 용기 및 포장에 관한 자료 | |

〈계속〉

A

**GMP 자료**

수입품인 경우 의약품 품질과, 제조품목인 경우 관할 지방청 의료제품안전과, 의료제품실사과(경인청, 대전청)에 협의요청

**특허관계 확인서**

의약지식재산정책T/F, 특허관계확인서 및 우선판매 품목허가 신청 등에 대한 사항 검토 후 판매금지 등 해당 조건을 의약품심사조정과에 회신

**위해성 관리계획서**

의약품안전평가과에서 위해성관리계획에 관한 자료에 대해 심사, 환자용 설명서, 안전사용 보장조치 등 위해성 완화 조치방법을 포함하는 종합적인 의약품 안전관리계획을 심사함

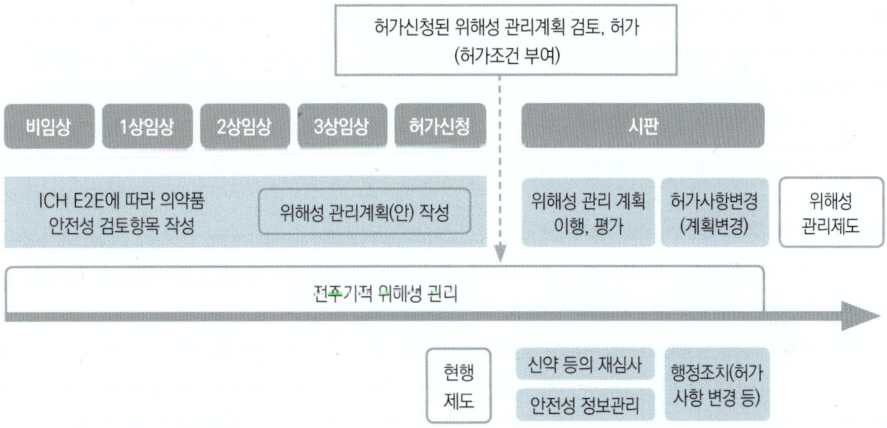


그림 **의약품안전관리계획.**

## Q 008 의약품 확인자료는?

**A**

의약품 허가 시 제출하는 자료 중 심사 자료 이외에 의약품 제출 서류의 진위 여부, 적합 여부 등을 확인하는 자료는 아래와 같다.

- 제품명, 분류번호 및 분류(전문/일반), 원료약품 및 분량, 성상
- 제조방법(주성분 제조소, 공정별 소재지 기재)
- 효능 효과, 용법용량, 사용상의 주의사항, 포장단위, 저장방법 및 사용(유효)기간
- 기준 및 시험방법
- 제조원: 제조업자 중 허가증 보유한 자, 위탁제조판매업자 및 이를 수탁받아 제조하는 제조업자, 수입자(제조원 포함)
- 허가조건(신고수리조건) 포함
- 제조 및 판매증명서 제출 여부, DMF 등록대상 원료 사용 및 등록여부 확인

* 제조 및 판매증명서 제출대상 품목에 한함.

## Q 009 의약품 사용기간을 설정하기 위한 평가하는 실험은?

**A**

### 1) 안정성시험 자료 제출 대상 의약품

(1) 신약: 12개월 장기보존시험, 6개월 가속시험, 가혹시험

(2) 자료제출의약품 중 전문의약품: 6개월 장기보존시험 및 가속시험

(3) 동 고시 제25조제2항제3호 의약품: 6개월 이상의 장기보존시험 및 가속시험

〈제25조제2항제3호 의약품〉

가. 1989년 1월 1일 이후 제조(수입)품목 허가된 전문의약품으로 신약에 해당하는 의약품(제형이 다른 동일 투여경로의 품목 포함)

나. 가목을 제외한 전문의약품으로 이미 제조(수입)품목허가를 받은 것과 성분이 동일한 정제, 캡슐제, 좌제, 산제, 과립제, 점이제, 폐에 적용하는 흡입제 또는 외용제제. 다만 단일성분의 의약품으로서 상용이거나 고가인 의약품 또는 의약품동등성 확보가 필요한 의약품으로서 식품의약품안전처장이 고시하는 것

다. 「의약품동등성시험기준」 제3조제1항에 의해 생물학적 동등성시험을 실시하여야 하는 경우

라. 가목 또는 나목에 해당하는 품목을 제외한 전문의약품 중 이미 제조판매·수입 품목허가를 받은 품목과 그 성분이 동일한 전문의약품

(4) 동 고시 제25조제2항제5호 의약품: 6개월 이상의 장기보존시험 및 가속시험

〈제25조제2항제5호 의약품〉제형의 특수성이 인정되는 제제(예: 경피흡수제, 이식제, 서방형제제, 설하정, 정량용분무제제 중 폐에 적용하는 흡입제, 현탁성 주사제 등)

(5) (2) 및 (4)에서 주성분의 수화물이 상이한 의약품: 6개월 이상의 가속시험

(6) 암로디핀말레산염에 유당을 첨가제로 사용한 의약품: 신약의 경우에 따름

(7) 기허가(신고) 품목과 동일한 주사제: 6개월 이상의 장기보존시험 및 가속시험

(8) 전문의약품의 직접 용기·포장의 재질, 종류 변경: 무균제제의 경우 6개월 이상의 장기보존시험 및 가속시험, 비무균제제의 경우 3개월 이상의 장기보존시험 및 가속시험(시행 2021.05.05.)

### 2) 안정성시험 종류

(1) **장기보존시험**: 의약품 등의 저장조건 하에서 사용기간(또는 유효기간)을 설정하기 위하여 장기간에 걸쳐 의약품의 물리화학 및 생물학적 안정성을 확인하는 시험.

(2) **가혹시험**: 가혹조건 하에서 의약품 등의 분해과정 및 분해산물 등을 확인하기 위한 위한 시험.

(3) **가속시험**: 장기보존시험의 저장조건을 벗어난 단기간의 가속조건이 의약품 등의 안정성에 미치는 영향을 평가하기 위한 시험.

(4) **중간조건시험**: 실온 보관의약품의 경우 가속시험에서 유의성있는 변화가 있을 때 중간조건에서 실시하는 시험.

〈계속〉

A

### 3) 안정성시험 기준

(1) 장기보존시험기준

① 로트의 선정

가. 시판할 제품과 동일한 처방, 제형 및 포장용기를 사용한다. 다만, 안정성에 영향을 미치지 않을 것으로 판단되는 경우에는 예외로 할 수 있다.

나. 3로트 이상에 대하여 시험하는 것을 원칙으로 한다.

② 보존조건: 사용온도에 따라 다음의 조건에서 실험해야 하며 다만, 별도의 저장온도가 설정된 경우에는 그 설정온도로 할 수 있다.

가. 실온보관의약품: 25±2℃/상대습도 60±5% 또는 30±2℃/상대습도 65±5%로 한다. 다만, 반투과용기의 경우 25±2℃/상대습도 40±5% 또는 30±2℃/상대습도 35±5%로 한다.

나. 냉장보관의약품: 5±3℃로 한다.

다. 냉동보관의약품: -20±5℃로 한다.

③ 시험기간: 신약은 최소 12개월, 자료제출의약품은 최소 6개월 이상 시험한다. 다만, 의약품 등의 특성에 따라 시험기간을 따로 정할 수 있다.

④ 측정시기: 시험개시 때와 첫 1년간은 3개월마다, 그 후 2년까지는 6개월마다, 2년 이후부터는 1년에 1회 시험한다.

⑤ 시험항목: 기준 및 시험방법에 설정한 전 항목을 원칙으로 한다. 다만, 시험항목을 생략할 경우에는 그 사유를 명확히 기재하여야 한다.

(2) 가혹시험기준

① 시험조건: 광선, 온도, 습도의 3조건을 검체의 특성을 고려하여 설정한다. 다만, 검체가 원료인 경우에는 수용액 상태에서의 시험조건(광선, 온도, pH)을 포함하여 시험한다.

② 시험항목: 품질관리상 중요한 항목 및 분해산물 생성유무를 확인 및 정량하여야 하며, 중요한 분해산물은 그 양과 그에 대한 물리화학적 성질, 독성 및 약리시험자료 중 적절한 평가 결과를 제출하여야 한다.

③ 로트의 선정, 시험기간 등은 검체의 특성 및 시험조건에 따라 적절히 정한다.

(3) 가속시험기준

① 로트의 선정: 장기보존시험 기준을 따른다.

② 보존조건: 다음 각 목의 조건으로 한다.

가. 실온보관의약품: 40±2℃/상대습도 75±5% 또는 온도에 따른 적절한 상대습도를 고려하여 장기보존시험 지정저장온도보다 15℃ 이상 높은 온도로 한다. 다만, 반투과용기의 경우 40±2℃/상대습도 25% 이하로 한다.

나. 냉장보관의약품: 25±2℃/상대습도 60±5%로 한다.

다. 냉동보관의약품: 개개의 품목에 따라 별도로 기준을 정한다.

〈계속〉

A

③ 시험기간: 6개월 이상 시험한다.

④ 측정시기: 시험개시 때를 포함하여 최소 3번의 시험이 수행되어야 하며, 약물의 개발단계 도중 가속시험에서 유의적인 변화가 관찰된 경우에는 최소 4번의 시험이 수행되어야 한다.

⑤ 시험항목: 장기보존시험기준에 따른다.

(4) 중간조건시험기준

① 로트의 선정: 장기보존시험 기준을 따른다.

② 보존조건: 30±2℃/상대습도 65±5%로 한다. 다만, 반투과용기의 경우 30±2℃/상대습도 65±5%로 한다.

③ 시험기간: 중간조건시험결과로 사용기간 등을 정하기 위하여 12개월 이상의 중간조건 시험자료가 있어야 한다.

④ 측정시기: 시험개시 때 및 종료시점을 포함하여 최소 4번의 시험이 수행되어야 한다.

## Q 010 외국에서 진행된 임상자료를 그대로 국내 적용가능한지 확인하기 위한 시험은?

**A**

가교시험(bridging study)이란 외국의 임상자료를 국내에 적용하기 위해 실시하는 간략화한 임상시험으로 의약품의 안전성·유효성 심사관련 기준의 국제적 조화를 통한 과학적이고 합리적인 규정의 확립과 임상시험 중복을 최소화하여 불필요한 임상시험을 최대한 배제함으로써 신속한 신약 허가체계 구축을 위해 도입된 제도이다.

현재 의약품 등 안전성·유효성 심사에 관한 규정 제6조제1항제6호에 의하면 임상시험성적에 관한 자료는 해당 의약품에 대한 민족 간 요인의 차이에 의해 안전성과 유효성이 영향을 받을 수 있는 정도를 기술한 설명 자료로써 외국 임상자료의 국내적용에 대한 평가를 용이하게 하기 위해 외국 임상자료 또는 가교자료에 포함된 정보를 근거로 민족 간 차이를 입증하기 위한 과학적인 설명 자료가 포함되어야 한다. 다만, 가교자료 제출 면제 요건에 해당하는 경우 외국 임상자료에서 얻어진 안전성·유효성 정보와 비교한 자료 또는 외국 임상자료를 이용하여 가교자료의 제출 면제를 입증하는 자료를 제출하도록 되어있다.

아울러 그 대상 의약품으로는 신약으로 한정하고 있지만 제외 대상으로 희귀의약품 및 희귀의약품 지정이 해제된 품목, 에이즈치료제, 생명에 위협을 주는 질병에 대한 치료제로써 대체치료제가 없는 경우, 일부 항암제(표준요법 또는 이에 준하는 치료법이 없는 경우, 표준요법 등에 실패한 후 사용하는 경우) 그리고 진단용의약품(방사성의약품 포함), 국소적용 목적으로 사용되는 의약품 등으로 규정하고 있다.

의약품의 경우 과거부터 인종적 차이가 그 지역(국가)에서의 약물의 안전성·유효성 및 용량·용법에 영향을 미칠 가능성이 있어 외국 임상자료에만 전적으로 의존하지 않았다. 또한 오랫동안 해당지역의 허가당국은 외국의 임상자료의 전부 또는 일부가 그 지역에서도 적용될 수 있는지 의문이었다.

하지만 타국가 간 허가를 용이하게 하고, 불필요한 임상 시행을 생략하기 위한 목적으로 가교시험은 ICH-E5 (International Conference on Harmonization Section E5)에 세부적 규정으로 명문화되어 있다.

## Q 011 의약품허가사항은?

**A**

의약품허가사항은 의약품 제품명, 전문/일반, 제형코드, 투여경로, 분류번호 및 분류, 원료약품 및 그 분량, 제조원, 성상, 제조방법, 효능효과, 용량용법, 사용상주의사항, 기준 및 시험방법, 포장단위, 저장방법 및 사용기간, 허가조건 등이 있다.

## Q 012 제네릭의약품 허가신청(ANDA) 근거 법령은?

**A**

The Drug Price Competition and Patent Term Restoration Act of 1984로서(Hatch-Waxman Act) ANDA 절차를 규율하였다. 미국 식품의약품청(U.S. Food and Drug Administration, FDA)의 의약품 시판허가 승인을 받기 위해서는 의약품의 안전성과 유효성을 입증해야 한다.

Hatch-Waxman Act는 ① 제네릭의약품 제조자의 저가의 제네릭의약품 출시를 장려하고, ② 신약 개발사의 연구 개발과 특허권 보호를 촉진시키고자 하는 두 가지 목표를 염두에 두고 제정되었다.

첫 번째, Hatch-Waxman Act는 FDA 의약품 시판 허가신청절차에 약식 신약허가신청(Abbreviated New Drug Application, ANDA) 절차를 도입하여 이미 시판허가를 승인받은 신약의 제네릭의약품에 대해 모든 임상자료를 제출할 필요가 없도록 규정해 제네릭의약품 출시를 간소화시켰다. 또한 FDA의 의약품 시판허가 승인을 위한 자료를 얻기 위해 행하는 실험은 특허권 침해가 되지 않음을 명시하였다. 두 번째, 신약 개발사에게는 FDA의 신약 시판허가절차에 걸리는 기간을 특허 존속기간 연장을 통해 특허권을 실질적으로 행사할 수 있도록 하였고 신약 개발사에게 특정 시장독점권과 자료독점권 부여가 가능하도록 하였다. 또한 다른 특허 침해소송과는 차별화된 신약 개발사와 제네릭의약품 제조사간의 특허 도전절차와 제네릭의약품 출시 전에 특허 침해소송을 제기하여 제네릭의약품의 출시를 일정기간 중지시킬 수 있는 특허 침해소송 절차를 확립하였다. 신약 개발자와 제네릭의약품 제조사의 입장을 수용한 Hatch-Waxman Act 주요 조항의 비교는 다음과 같다.

| Hatch-Waxman Act | |
|---|---|
| 저가의 제네릭의약품 조기 출시 | 특허권 보호를 통한 신약개발 유도 |
| 제네릭의약품 제조사 | 신약 개발사 |
| ANDA절차,<br>신약의 특허침해에 대한 염려없이 제품 개발 허용 (safe harbor), 첫번째 ANDA 신청자에게 180일 독점권 부여 | 특허 존속기간 연장가능(patent term extension)<br>시장 독점권 부여(non-patent exclusivities)<br>제네릭 출시 전 특허침해소송 제기 절차 수립<br>(제네릭 시판허가 30개월 중지) |

HatchWaxman Act 제정 전에는 신약의 특허 만료에도 제네릭의약품 출시가 전체 신약의 35%에 머물던 것에 비해 지금은 거의 모든 신약에 대한 제네릭의약품이 출시되고 있고 1983년 기준으로 전체 의사처방약의 18%에 머물던 제네릭의약품은 2012년에 84%를 차지하고 있다. 또한 2012년 기준으로 제조사의 제네릭의약품 시장은 80억 달러에 이르고 있다.

〈계속〉

A

또한 Hatch-Waxman Act 제정 전에는 신약의 특허 만료 후 제조사의 제네릭의약품이 시장에 출시되는데 평균 3년이 걸렸던데 비해 지금은 FDA 시판 허가승인이 나면 신약의 특허만료와 동시에 제네릭의약품이 시장에 출시되고 있다. 신약의 가격에 비해 80-85% 저렴한 가격으로 출시되는 저가의 제네릭의약품은 막대한 보건의료비용의 절감을 가져왔는데 한 연구에 의하면 1999년부터 2010년까지 신약을 대치한 저가의 제네릭의약품으로 인한 비용 절감 효과는 1조 달러에 달한다고 한다. 결과적으로 Hatch-Waxman Act의 제정은 미국의 제네릭의약품 산업의 발달을 가져왔고 제약산업의 판도를 바꾸었다.

Chapter

# 02

# 의약품등 시판 후 안전관리정보

Q&A

## Q 013 의약품이 공산품과 다른 점은? 그리고 시판 후 안전관리가 중요한 이유는?

**A**

의약품은 허가 후에도 지속적인 시판 후 안전관리를 한다는 점이 공산품과는 다르다. 시판 후 안전관리란 의약품의 안전에 관한 정보 관리, 신약 등의 재심사, 의약품의 재평가 등을 말한다.

의약품 시판 후 안전관리는 허가 당시에는 예상할 수 없었던 의약품의 부작용을 모니터링하고 이를 통해 안전한 의약품 사용을 도움으로써 그 중요성이 높아지고 있다. 예를 들어 FDA는 '로카세린'이라는 비만 치료제가 암 발생률을 높일 수 있다는 이유로 판매 중지 및 회수 조치를 명령했다. 사실 이 약은 유럽에서는 동물실험자료상 종양 유발 위험성이 있어서 허가가 되지 않은 의약품인데 FDA는 허가를 했고, 우리나라도 이를 허가해서 결국 이런 결과가 초래됐다. 또한 비만치료제인 '시부트라민'의 경우도 시판 중 의약품에 대한 안전성 문제가 지속적으로 발생하여 판매중지를 한 사례가 있다. 이처럼 의약품의 시판 후 안전관리를 통해 허가 당시 예상할 수 없었던 이상반응을 모니터링하고, 안전한 의약품 사용이 불가능하다면 판매중지 및 회수 등의 조치를 바로 취해야 한다. 이에 따라 식약처에서는 의약품 시판 후 안전관리를 위해 '재심사' 제도를 전(全)주기 안전관리 체계인 '위해성관리계획(risk management plan, RMP)'으로 통합 운영하는 의약품 시판 후 안전관리 제도 개선 방안을 마련하였다. 재심사는 신약 또는 일부 전문의약품에 대하여 허가 후 일정기간(4~6년) 동안 불특정 다수 대상으로 부작용 등을 조사하여 안전성·유효성을 재심사하는 제도이며 위해성관리계획(RMP)은 신약, 희귀의약품 등에 대해 약물감시계획, 위해성 완화조치방법 등을 포함하는 종합적인 안전관리 계획을 수립·이행하도록 제약사에게 의무를 부과한다. 위해성 관리계획은 허가신청 때 제출한다. 만약, 제출한 계획을 제대로 이행하지 않으면 상대적으로 가벼운 행정처분부터 해당 품목의 판매 정지 처분까지 이뤄질 수 있다.

**시판 후 안전관리제도의 의의**

① 허가 시 안전성·유효성 자료의 한계를 극복했다.

② 허가 후 유익성 ·위험성 균형의 변동성을 반영하여 시판 전 치료적 유익성이 위험성보다 더 높은 상태로 유지한다.

③ 사용 시 의약품 위해발생에 대한 선제적 대응이 가능하다.

## Q 014 의약품 재심사 기간이 의무와 혜택이라는 이유는?

**A**

의약품 재심사 제도란 신약 또는 일부 전문의약품에 대하여 허가 이후 사용 초기 약물 사용 양상을 관찰하여 개발·허가과정에서 나타나지 않았던 약물이상사례 등을 조사·확인하는 제도로, 대상에 따라 신약 6년, 자료제출의약품 4년, 희귀의약품 10년의 재심사 기간을 품목별 허가조건으로 부여하고 있다.

의약품 재심사 기간은 신약이 개발되었을 때 의약품 재심사 기간이 주어지는데 이는 의무와 혜택이라고 할 수 있다. 신약이 허가되기 전에 충분하게 안전성을 검토했다고 하지만, 많은 환자에게 투여될 때 또 다른 부작용을 예상할 수 있다. 따라서 신약이 허가되면 의약품 재심사 기간을 주어져 4~6년 동안 시판하여 안전성을 관찰하고 보고하도록 의무화하고 있다. 만약 부작용이 발견되면 의약품의 사용상의 주의사항에 그 부작용을 추가할 수 있고, 또한 심각한 위해 작용이 발견되면 허가를 취소해야 하기 때문이다. 그러나 이 기간 동안은 복제품이 허가되지 않는 혜택이 있다.

## Q 015 의약품 재평가, 신약 재심사, 부작용 모니터링의 운영목적은?

**A**

의약품 허가 당시에는 알 수 없었던 자료들을 의약품 사용과정에서 나오는 정보의 분석을 통해 허가과정에 다시 반영하는데 있다. 대부분의 의약품은 시판허가를 받기 위한 임상시험 수행 시 제한된 수의 통제된 사람들을 대상으로 단기간의 안전성과 효능을 테스트한다. 일단 시장에 출시되면 의약품은 통제된 조건의 임상시험 환경을 벗어나기 때문에 일반 소비자의 실제 생활조건에서 효과와 안전성을 모니터링하는 것이 필수적이다.

현재 우리나라에서 의약품의 약물유해반응을 감시하는 체계는 '의약품 재심사 제도', '의약품 재평가 제도', 그리고 '자발적 부작용 신고제도' 등이 있다.

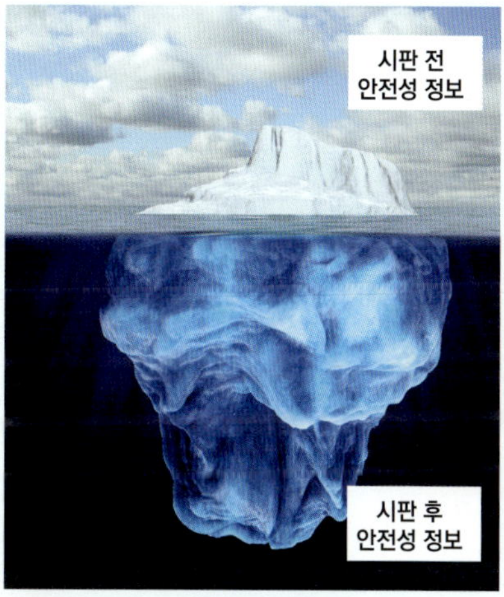


**품목허가 시 안전성 자료의 한계**

- 실제 의약품 사용 시 나타나는 부작용 발생빈도의 변동, 유효성 파악
- 미지의 부작용, 중대한 부작용
- 소아, 고령자, 임산부, 신·간장애 등 특수환자의 안전성·유효성 확인
- 장기 사용시의 안전성·유효성 확인

그림 **시판 후 안전관리 목적.**

## Q 016 시판 후 관리를 담당하는 사람은?

A

**안전관리 책임자**

'품목허가를 받은 자' 및 '수입자'는 신약 등의 재심사, 의약품의 재평가, 부작용 보고 등 시판 후 안전관리업무를 실시하도록 하기 위하여 '안전관리책임자(의사 약사 한약사)'를 두고, 지방식품의약품안전청에 안전관리책임자를 신고하여야 하므로, 신고된 모든 안전관리책임자는 모두 교육받아야 한다.

안전관리책임자는 안전관리업부에 관한 교육을 정기적으로 받아야 하며(2년, 16시간 이상), 안전관리책임자 변경 시 안전관리업무를 시작하는 날부터 6개월 이내에 교육을 받아야 한다.

**안전관리책임자의 준수사항은 아래와 같다.**

1. 의약품의 제조판매 품목허가·품목신고의 갱신, 신약 등의 재심사, 의약품의 재평가, 의약품의 안전에 관한 정보 관리 등 시판 후 안전관리업무를 철저히 할 것
2. 의약품 판매 등 의약품의 안전관리에 지장을 미칠 우려가 있는 업무에 종사하지 아니할 것
3. 다음 각 목의 사항에 관하여 식품의약품안전처장이 정하여 고시하는 안전관리업무에 관한 기준을 준수할 것
   가. 의약품 안전에 관한 정보의 수집에 관한 사항
   나. 가목에 따라 수집된 정보의 분석·평가와 그 결과에 따른 안전관리조치에 관한 사항
   다. 의약품 안전에 관한 정보의 보고 및 전달에 관한 사항
   라. 안전관리업무 종사자에 대한 교육훈련 등 그 밖에 의약품의 안전관리에 필요한 사항
4. 신약 등의 재심사, 의약품의 재평가에 관한 기록 및 의약품 안전에 관한 정보의 수집·평가·분석, 안전관리조치 등에 관한 기록을 작성하고, 그 기록을 조치가 완료된 날부터 3년 이상 보존할 것

## Q 017 의약품 재평가는 왜 실시하는가?

**A**

의약품 품목허가 신고는 당시의 의학 약학 등 과학적 수준에서 이루어진 의약품의 안전성 유효성 및 품질에 대한 평가 결과를 근거로 이루어졌으나 시간이 지나면서 새로운 평가방법의 개발 및 분석기술의 향상으로 안전성 유효성 또는 품질이 개선된 새로운 의약품의 출현·확인되지 않았던 안전성 및 상호작용의 문제 제기 등 최신의 과학 수준에서 안전성 유효성 및 품질을 재검토 평가하여야 하는 필요성이 요구된다. 또한 의약품의 안전성 및 오남용 문제에 대한 소비자 환자의 관심도가 증대되는 등 임상적 학술적·제도적·사회적 환경변화를 겪게 된다. 따라서 허가 후의 의약품을 최신의 과학 수준에서 안전하고 합리적으로 사용하기 위해서 위와 같은 환경변화를 반영할 수 있는 제도적 장치가 반드시 필요하다.

의약품 재평가는 의약품 시판 후 안전관리 업무의 일환으로 1975년부터 이미 허가된 의약품에 대하여 최신의 과학 수준에서 안전성 및 유효성을 재검토, 평가하거나 의약품 동등성을 입증함으로써 허가된 효능·효과·용법·용량 사용상의 주의사항 등을 조정하여 보다 안전하고 우수한 의약품을 공급하고, 의약품을 합리적이고 안전하게 사용할 수 있도록 하였다.

그간 1975년부터 2017년까지 3차에 걸쳐 실시된 정기 재평가는 문헌자료를 위주로 검토되었으며 총 589개 약효군 82,948품목에 대하여 완료되었다. 1차는 '75년부터 '91년까지(17년간), 2차는 '92년부터 '12년까지(21년간), 3차는 '13년부터 '17년까지(5년간) 진행되었다. 문헌자료로써 최신의 안전성·유효성을 재평가할 수 없는 일부 품목에 대하여는 추가로 국내에서 임상시험을 실시토록 하여 그 결과에 따라 재평가를 실시하기도 하였다.

또한, 생물학적동등성(이하, 생동성) 미입증 품목, 생동성자료 검토 불가 품목 등에 대한 의약품 동등성 확인을 위하여 '07년부터 '17년까지 동등성 재평가를 시험을 통해 5,907품목에 대한 재평가가 완료되었다.

그러나 5년 주기의 의약품 품목허가(신고) 갱신제도가 시행('13년)됨에 따라 모든 의약품에 대하여 주기적으로 실시하던 의약품 재평가 제도는 안전성·유효성 검토가 필요한 대상을 선정하여 실시하는 방식으로 운영하는 내용을 골자로 「의약품 재평가 실시에 관한 규정」이 개정('17.11.21)되었다.

## Q 018 의약품 재평가에 걸리는 시간이 많아서 생긴 제도는?

**A**

**■ 품목허가갱신제도(품목허가 및 품목신고의 유효기간은 5년)**

의약품 품목 갱신 제도는 의약품의 안전성과 유효성을 지속적으로 확보하기 위해 품목허가를 받거나 품목 신고를 한 의약품에 대하여 5년마다 허가 또는 신고를 갱신하게 하려는 제도로서 2013. 1. 1. 시행되었다. 이에 따라 식품의약품안전처에서는 의약품의 품목허가와 품목신고를 정기적으로 갱신하여 최신 과학 수준을 반영하고 의약품의 안전성과 유효성을 지속적으로 확보하여 보다 안전하고 신뢰할 수 있는 의약품을 국민들에게 제공한다. 그리고 허가 또는 신고의약품에 대하여 효율적인 관리가 이루어질 수 있도록 의약품 품목 갱신 제도를 운영하고 있다.

의약품 품목갱신 대상으로는 모든 의약품이 해당되며 갱신 후 5년의 유효기간을 부여받게 된다. 참고로, 원료의약품(허가조건)은 갱신 대상에서 제외된다. 또한, 의약품의 허가 또는 신고를 계속하여 유지하려면 품목 생신의 유효기간 만료일이 도래하기 6개월 전까지 의약품 품목 갱신 신청을 하여야 하며 갱신 신청을 하지 않은 품목의 경우 유효기간이 만료된 후에는 품목허가 또는 신고가 유효하지 않게 된다. 따라서 품목별로 갱신을 받고자 하는 경우 반드시 기한을 준수하여 신청해야 한다.

## Q 019 신약 재심사는 왜 실시하는가?

**A**

의약품 재심사 제도란 신약 또는 일부 전문의약품에 대하여 허가 이후 사용 초기 약물 사용 양상을 관찰하여 개발·허가과정에서 나타나지 않았던 약물이상사례 등을 조사·확인하는 제도로, 대상에 따라 신약 6년, 자료제출의약품 4년, 희귀의약품 10년의 재심사 기간을 품목별 허가조건으로 부여하고 있다.

**표. 재심사 대상 및 기간**

| 재심사 대상 | 기간 | 조사대상자 수 |
|---|---|---|
| • 국내에서 세계 최초 개발 신약<br>• 외국에서 개발 중인 신약<br>• 외국 개발 신약 중 개발국 3년 미경과 신약<br>• 외국 개발 신약 중 개발국에서만 사용하는 신약 | 6년 | 3,000명 |
| • 그 외 신약 | 6년 | 600명 |
| • 유효성분의 종류 또는 배합비율이 다른 전문의약품<br>• 유효성분은 동일하나 투여경로가 다른 전문의약품 | 6년 | 600명 |
| • 유효성분 및 투여경로는 동일하나 명백히 다른 효능. 효과 추가 전문의약품<br>• 그 밖에 식약청장이 재심사를 받을 필요가 있다고 인정한 의약품 | 4년 | 600명 |

## Q 020 부작용 모니터링이란?

**A**

부작용 모니터링이란, 부작용, 유해 사례를 발견한 경우 일정한 절차에 따라 보고하는 것(신속, 정기보고)이다.

이는 의약품 사용 시 나타나는 각종 유해사례 등을 신속하고 체계적으로 수집, 평가하여 대응 조치를 강구하고 의약전문인, 소비자 등에게 안전성 정보 및 조치 결과를 전달하는 것으로, 합리적인 의약품 사용을 정착시키고 의약품과 관련된 피해 발생을 사전에 예방하기 위한 활동이다.

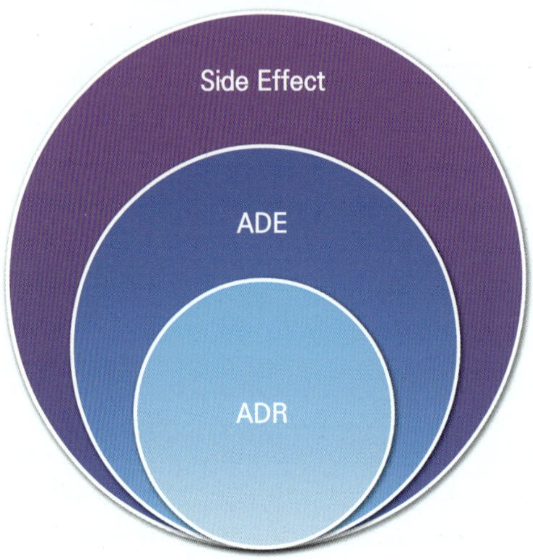


**부작용(side effect)**

정상적인 처방, 조제, 투약 후 발생 하는 모든 의도되지 않은 효과

**이상사례(adverse event, AE)**

약물 사용 중 발생한 바람직하지 않고 의도되지 않은 징후, 증상 또는 질병

*(구)유해사례, 이상반응

**약물이상반응 (adverse drug reaction, ADR)**

이상사례중 의약품과의 인과관계를 배제할 수 없는 경우

*(구)약물이상반응

그림 **부작용/이상사례/약물이상반응.**

## Q 021 약사감시 방법은?

**A**

**① 보고명령 ② 현장검사 ③ 수거검사**

약물감시는 '약'이라는 뜻의 그리스어 Pharmakon과 '계속 깨어 있으면서 지켜보고 경계한다.'는 뜻의 라틴어에서 유래한 합성어이다. 약물감시는 의약품의 안전성정보 수집에서부터 위해 관리에 이르기까지 의약품의 전 주기를 거쳐서 이어지는 활동이다.

먼저 의약품의 개발단계, 즉 비임상시험과 임상시험에서 수집된 이상반응을 분석해서 의약품에 어떤 위해성이 있는지 확인한다. 그리고 실험 데이터를 근거로 어떤 부작용이 예상되는지 평가한다. 이렇게 확인된 위해성은 기본적으로 첨부문서를 통해 제시되며, 필요하다면 의료진 및 소비자들에게 안전성 정보를 전달할 수 있도록 설명문을 제작하여 시판될 때 같이 공급하기도 한다.

그렇지만 의약품 개발은 제한된 조건에서 수행되기 때문에 시판된 후 일상 진료 환경에서 사용되었을 경우에는 의약품의 안전성 프로파일이 다르게 나타날 수 있다. 그래서 시판 후에 새롭게 확인되는 문제는 없는지 꾸준히 안전성 정보를 수집하고 평가한다. 실제로 처방을 내리는 의료진, 복용하는 소비자를 통해 예상하지 못한 부작용은 없는지 체크하며, 회사 제품과 관련한 안전성 정보를 다룬 문헌을 조사하기도 한다. 별도로 특이사항에 대한 연구를 진행할 수도 있고, 미디어, 안전성 서한 등을 통해서도 정보를 수집할 수 있다. 이 모든 안전성 정보를 비탕으로 데이터베이스를 만들고, 활용된다. 데이터베이스 상에서 새롭게 확인된 중요 정보가 있다면 첨부문서 내 의약품의 사용상 주의사항에 경고 문구로 삽입하거나, 자체적인 조사를 하여 시판을 중지하는 등, 안전 보장을 위한 선제적인 조치를 취할 수 있다.

즉, 약물감시 활동은 의약품의 안전성 정보를 수집하고, 의약품을 실제 진료에서 사용했을 때 기대되는 효과가 안전상의 위험을 상회하는지 주기적으로 평가하여 의약품을 더 안전하게 사용할 수 있도록 필요 조치를 하는 과정으로 진행된다.

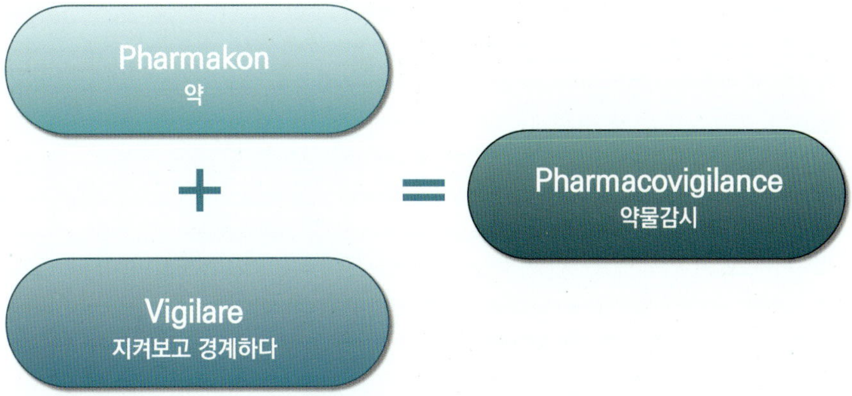


그림 약물감시.

# Part 05

# 의약품 약가

Chapter

# 01

# 의약품 약가등재

Q&A

## Q 001 대체약제 선정기준?

**A**

대체약제로 선정되는 것은 일반적으로 해당 적응증에 현재 사용되고 있는 약제(치료법 포함)이다. 그리고 허가와 급여기준에서 동등한 치료범위에 포함되는 약제(항암제의 경우 공고요법 포함) 중, 교과서, 임상 진료 지침, 임상연구논문 등에 제시되고 있는 약제 또한 선정될 수 있다. 적응증이 다수인 약제의 경우, 실제 사용현황(청구 및 심사 등)을 고려하여 주요 적응증을 기준으로 선정한다. 임상에서 치료약제 선택 시 약리기전이 고려되거나 대상 환자군이 달라질 수 있는 경우, 기전을 함께 고려하여 선정한다. 대체약제가 없는 경우에는 해당 적응증의 현행 치료법을 선정한다.

비교 대상 선정기준은 의약품 경제성 평가지침을 준용하여 비교할 만한 등재 의약품이 있는 경우, 이들 중 가장 많이 사용되는 것을 비교 대상으로 한다. 경우에 따라 한 가지 의약품만이 아닌 복수의 의약품과 비교할 수도 있으며, 비교할 만한 의약품이 없는 경우는 수술 등 다른 치료방법도 비교 대상이 될 수 있다. 다만, 현행 치료법이 없는 환자를 대상으로 할 경우, 약제를 사용하지 않는 경우(위약, supportive care 등 포함)와 비교한다.

## Q 002 경제성평가 특례제도로 허가된 약품은?

**A**

경제성평가 특례제도는 대체제가 없고 환자수가 적어 상대적으로 근거생성이 곤란한 희귀질환 치료제의 경우에 한해 경제성 평가자료를 생략하고 조정가 기준 A7 국가의 최저가 적용을 가능하게 한 규정이다. 선별등재제도의 취지를 훼손하지 않으면서 근거생성이 어려운 희귀질환치료제 및 항암제 중에서 임상적 필요도와 제외국의 등재수준 등을 고려하여 제한적으로 적용된다.

식품의약품안전처, 건강보험심사평가원, 보건복지부 등 통계 자료에 따르면 2022년 2월 기준 희귀질환치료제 성분 수는 42개로 급여 품목은 21개, 암질환치료제의 경우 성분 수 45개, 급여 품목 31개를 포함해 희귀의약품 전체 품목은 102개로 급여 품목은 57개로 55.9%가 등재됐다.

현재 의약품이 희귀질환 치료제로 허가 받았을지라도 생존을 위협할 정도의 심각한 질환에 사용되는 경우에만 위험분담제도, 경제성평가 면제제도의 대상이 된다.

2021년 12월 31일 기준 경제성평가 면제로 등제된 약제는
① 카프렐사정(전이성 갑상선암)
② 애드세트리스주(호지킨 림프종)
③ 젤보라프정(전이성 흑색종)
④ 스트렌식주(저인산효소증)
⑤ 벤클락스타정(만성 림프구성 백혈병)
등 20개이다.

## Q 003 1 QALY 당 2 GDP가 많은가? 적은가? 그 이유는?

**A**

점증적 비용-효과비(incremental cost-effectiveness ratio, ICER)는 효과 한 단위 당 어느 정도의 비용이 소요되는지 나타내는 지표로, 비교 대안과 비교한 비용 증가분(⊿C)을 효과 증가분(⊿E)으로 나누어 구한 값을 말한다. 비용-효과성을 판단하는 지표로 흔히 사용되며 환자가 1년간 생명을 유지하는 데 필요한 약값으로 통상 국민 1인당 GDP 수준으로 정한다.

ICER는 신약 급여적정성을 위한 경제성평가 시 가장 핵심적인 요소로, 보험급여를 신청한 신약의 경제성평가를 할 때 비교군에 속한 약제의 복용 1년 후 수명연장 효과와 비용을 비교하는 핵심 툴이다. 이 범위 설정이 재정에 큰 영향을 미치기 때문에 우리 사회가 용인할 수 있는 범위를 찾는 게 중요하다. 우리나라의 경우 통상 과거(기존) 기준인 1GDP (3000만 원)를 참고범위로 하고 있지만 예외적으로 2GDP (6000만 원)까지 탄력 적용하고 있다. 그러나 2GDP 등 상향조정을 하기엔 우리나라 건강보험 재정의 지속가능성이 중요시되고 있는 데다가, 그 외 보장성 강화 등 소요되는 비용까지 고려할 때 무리가 있다.

신약 급여 경제성평가를 하고 있는 세계 보험 선진국들 대부분 ICER 툴을 이용해 약가협상 직전에 평가·심의를 진행하는데, 보통 해당 국가의 GDP 수준을 참고범위로 하고 있지만 문제는 고가 또는 초고가 신약의 등장으로 GDP를 훌쩍 뛰어넘는 가격 범위가 도출되는 경향이 빈번해지고 있어 보상성 강화를 위협하는 데 있다.

ICER는 특정 임계값과 비교하여 그 이하일 경우 신약이 비교대안에 비해 비용효과적인 것으로 해석하는데 우리나라는 명시적인 임계값은 사용하지 않으며 질병의 위중도, 사회적 질병 부담, 삶의 질에 미치는 영향, 혁신성 등을 고려한 기존 심의결과를 참조하여 탄력적으로 평가한다.

2022년 12월 심평원에서는 의약품 선별등재 제도 도입 이후 15년간(2007년-2021년) 경제성평가 제출 약제의 비용효과성 평가결과(ICER)를 최초로 공개했으며 향후 매년 정례적으로 공개할 예정이다. 2021년 9월 ICER 임계값 관련 규정이 개정되면서 1인당 GDP 기준이 삭제돼 대안적 참조값으로 활용될 것으로 보인다.

고가 약제의 경우 RSA(위험분담계약제)나 경제성평가면제(경평면제) 등 예외적 트랙을 이용해 급여 접근성을 보장 확대하는 것이 필요하다.

〈계속〉

A

표. 경제성평가 제출 약제의 비용효과성 평가결과(ICER)

| 약제구분 | 성분수 | 비용효과성 평가결과(ICER) (단위: 원/QALY) | |
|---|---|---|---|
| | | 중앙값 | 최소값~최대값 |
| **2007년 ~ 2021년 평가결과 전체** | | | |
| 대상전체 | 72 | | |
| ① 일반약제 | 28 | 1,597만 | 435만 ~ 3,261만 |
| ② 항암제 | 32 | 4,516만 | 1,778만 ~ 4,997만 |
| ③ 희귀질환치료제 | 12 | 3,232만 | 790만 ~ 4,729만 |
| **(1) 2007년**(의약품 선별등재제도 도입) **~ 2013년 평가결과** | | | |
| 대상전체 | 26 | | |
| ① 일반약제 | 17 | 1,520만 | 435만 ~ 3,261만 |
| ② 항암제 | 6 | 3,268만 | 1,905만 ~ 4,987만 |
| ③ 희귀질환치료제 | 3 | - | 790만 ~ 2,462만 |
| **(2) 2014년**(ICER 수용한도 상향 등) **~ 2021년 평가결과** | | | |
| 대상전체 | 46 | | |
| ① 일반약제 | 11 | 1,717만 | 542만 ~ 2,893만 |
| ② 항암제 | 26 | 4,532만 | 1,778만 ~ 4,997만 |
| ③ 희귀질환치료제 | 9 | 3,840만 | 2,361만 ~ 4,729만 |

표. 『신약 등 협상대상 약제의 세부평가기준』 ICER 임계값 관련 신·구조문 대비표

| 개정 전 | 개정 후 | 개정사유 |
|---|---|---|
| ○ **ICER의 임계값**<br>명시적인 임계값은 사용하지 않으며, 1인당 GDP를 참고 범위로 하여, 질병의 위중도, 사회적 질병부담, 삶의 질에 미치는 영향, 혁신성 등을 고려해서 탄력적으로 평가 | 명시적인 임계값은 사용하지 않으며, 〈삭제〉<br>질병의 위중도, 사회적 질병 부담, 삶의 질에 미치는 영향, 혁신성 등을 고려한 기존 심의결과를 참조하여 탄력적으로 평가 | 1인당 GDP는 ICER와 연계의 근거가 없다는 논의 결과 반영 |

# Q 004 약가 가중평균가(weighted average price, WAP)를 적용하면 약가는?

## A

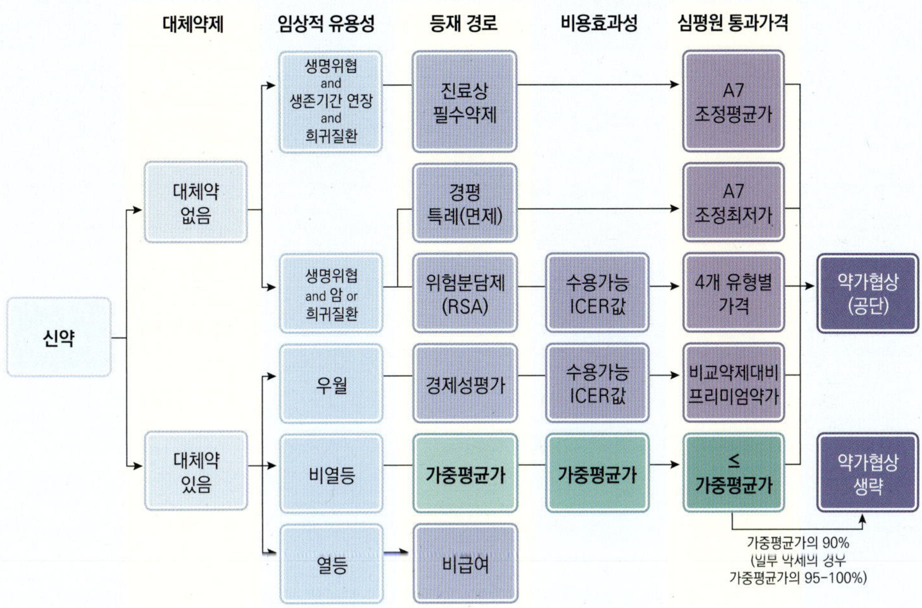


그림 **신약 등재 경로.** 참조: http://www.dailypharm.com/Users/News/NewsView.html?ID=251731.

〈계속〉

A

현재 신약 등재의 경로는 크게 다섯 가지로 구분된다. 진료상 필수약제, 경제성평가 특례 약제, 위험분담제 적용 약제, 경제성평가 적용 약제, 가중평균가 수용(협상 면제) 약제 등이다. 여기에 등재되지 않아 비급여로 분류되는 경우를 포함하면 총 6개이다. 이 가운데 '진료상 필수약제' 경로를 밟아 등재되는 경우가 가장 좋은 가격을 받으며 A7국가의 조정평균가가 부여된다. 그러나 이 경로를 밟은 약제는 그 수가 매우 적다. 다음으로 경제성평가 특례(면제)와 위험분담제(RSA)가 있다. 경제성평가 특례의 경우 A7국가의 조정최저치를, 위험분담제의 경우 4개 유형별 가격을 국민건강보험공단과 협상, 결정하며 약가는 경제성평가 특례와 비슷하거나 조금 낮은 정도다. 대체약제가 있는 경우엔 경제성평가를 받는 경로가 그나마 약가가 높다. 비교약제 대비 프리미엄 약가를 받게 된다.

비급여를 제외하고 가장 낮은 가격을 받는 경로에서 '협상면제' 경로로 공단과 약가협상을 하는 대신 가중평균가를 수용하는 것이다.

국내 많은 등재의약품이 가중평균가 전략으로 약가를 받는데 이를 전략적으로 선택하는 경우는 크게 두 가지로 볼 수 있다. 첫째는 빠른 시장진입을 노리는 경우다. 조금 낮은 가격을 받는 대신, 경쟁 약물보다 시장에 신속히 진입해 선점 효과를 노리는 전략이다. 몇몇 당뇨병 신약이 이런 전략을 사용한 것으로 전해진다.

실제 허가부터 보험등재까지 걸리는 시간은 협상면제 트랙의 경우 평균 10.9개월, 경제성평가 특례의 경우 18.7개월, 위험분담제의 경우 29.1개월, 경제성평가를 받는 경우는 28.9개월이 소요된다.

두번째 이유는 아직 제네릭이 출시되지 않았을 때다. 제네릭이 출시되면 가중평균가가 자연스럽게 떨어진다. 최초 대체약제 가격이 높게 유지될 때 약가를 받는 게 이득이라는 판단에 따른 선택이다. 몇몇 생물학적제제가 이 같은 전략을 사용해서 급여로 등재됐다.

## Q 005 외국조정평균가 A8 국가를 다른 나라로 변경하거나 추가하면 약가는 어떻게 될까?
(A8: 미국, 영국, 독일, 프랑스, 이탈리아, 스위스, 일본, 캐나다)

**A**

심평원은 『약제의 요양급여대상여부 등의 평가기준 및 절차 등에 관한 규정』을 개정하여 23년부터 외국조정평균가 참조국가 A7(일본, 프랑스, 독일, 이탈리아, 스위스, 영국, 미국)에서 캐나다가 추가돼 총 A8로 확대하였다. 참조국가는 외국 약가와 비교해 신약의 약가 결정 또는 약가 재평가를 할 때 참고하는 의약분야 주요선진국을 말한다.

외국조정평균가의 참조국가 선정 시 중요한 것은 해당 국가의 경제수준, 건강보장제도, 약가 수준 등을 꼽을 수 있다. 이번 참조국가 확대 시 '호주'와 '캐나다'가 후보에 거론되었으나 제약업체의 반발로 최종적으로 '캐나다'만 추가되었다. 심평원에서는 캐나다와 호주가 우리나라와 비슷한 경제수준에 있다는 점과 의약품 급여 결정 과정에서 의료기술평가(HTA)가 중요 역할을 하고 있다는 점 때문에 선정됐다고 했으나, 제약업계에서는 호주는 우리나라에 비해 제약 산업이 발달하지 않았으며 대부분의 의약품을 수입에 의존하고 있으며 가장 큰 우려로 우리나라보다 약가가 낮은 호주가 참조국에 편입될 경우 국내 약가가 더 낮아질 수 있다는 점이다. 또한 현재도 국내 약가가 낮아 신약 도입이 어려운 상황에서 중증·희귀질환 신약의 접근성이 더 떨어질 수 있다는 우려가 있었다.

2019년 외국약가 참조기준 개선방안 연구 보고서에 따르면 외국 약가 참조 방식이 목록 가격(등재 가격)에 대한 정확성, 신뢰성이 계속 낮아지고 있는 상황이므로 외국 약가 참조방식은 여러가지 약가 결정 고려 요소 중의 하나로 활용하는 것이 바람직하며, 위험분담제 적용, 리베이트 계약 등에 의해 약가가 계속 변동되고 있으므로 외국 약가참조 기준 및 조정가에 대해서도 지속적이고 주기적으로 재조사해 기등재 의약품의 약가에 적용할 필요가 있다. 또한 경제수준, 지리적 인접성, 건강보장제도의 유사성을 고려해 참조국가를 지속적으로 확대하는 것이 외국 약가 참조의 활용도를 높이는 방안일 수 있다고 제안했다.

위 보고서에서는 건강보장제도 특성, 자료의 투명성, 정보의 구득 가능성, 약가 수준 등을 고려해 OECD 국가 중 더 많은 국가를 참조 국가에 추가해 나가는 것이 바람직하며, 이미 등재 시 참조국가보다 약가협상이나 계약 시 참조국가 범위가 더 넓은 상황이므로 지속적으로 외국 약가 참조 대상 국가를 확대할 경우 등재 및 약가협상, 위험분담제 계약, 약가 재평가 등에 활용도가 더 높아질 것으로 예상했다. 특히 경제성평가면제 의약품, 진료상 필수 의약품 등과 같이 외국 약가가 직접적인 영향을 미치는 경우 되도록 위험분담제의 형태로 계약하는 것이 바람직하며, 참조 대상 국가에서 리베이트, 할인, MEA(위험분담) 등 약가에 대한 다양한 계약이 증가하고 있으며, 이에 따라 약가가 계속 변동하고 있으므로 외국 약가 참조 기준 및 조정가에 대해서도 주기적으로 재조사해 기등재 의약품의 약가 조정에 활용할 필요가 있다고 제안했다.

## Q 006 항암제와 Orphan drug가 비싼 이유는?

**A**

약물 개발이 표적 특화형, 환자 맞춤형, 정밀 의학으로 바뀌고, 새로운 치료 방식이 개발되면서, 신약 가격은 약값은 폭등하고 있다. 접근이 불가능할 정도로 비싼 약값은 한국뿐 아니라 모든 나라가 공통으로 직면하고 있는 문제이다. 경제 규모, 규제 방식과 의료 보험 체계에 따라 각국은 나름의 방식으로 대응한다. 제약회사는 개발비를 보전하고 혁신에 대한 보상을 받아야 신약 개발에 투자할 수 있다. 신약 개발은 시간도 오래 걸리지만, 성공률도 낮다. 초기 개발 단계부터 시작해서 마지막 3상 임상시험을 통과하여 최종적으로 신약 승인을 받는 약물은 일부에 불과하여 신약 개발의 비용은 해마다 증가하고 있다.

최근의 항암제는 암 특이적, 표적 중심, 환자 맞춤형의 특화 전략으로 개발된다. 암세포를 포함하여 증식하는 세포를 무차별 사멸시키는 방식이 아니라, 특정 암세포에 공격을 집중하는 방식이다. 특정 암세포에만 밀집된 암 표적 항원을 공격하거나, 암세포를 공격하는 면역세포를 활성화시키거나, 암세포만 선택적으로 사멸시키거나, 암세포와 관련된 특정 신호전달을 억제시켜 증식을 막는 등 다양한 방법으로 개발한다. 특정 환자, 특정 암에 대하여 특화하여 투약하게 되어 수혜 환자 수가 상대적으로 적다. 적은 수의 환자가 개발 비용을 부담하는 것이다.

희귀병에 쓰는 약값은 비싸다. 개발비를 부담할 환자 수가 적기 때문이다. 예를 들어 바이오젠의 척수성 근위축증(spinal muscular atrophy, SMA) 치료제 '스핀라자'는 선천적으로 유전자 이상이 있는 척수성 근위축증(SMA) 환자에 쓰는 약이다. RNA 약물을 투여하여 환자의 변이된 유전자도 제대로 된 단백질을 만들어 내도록 보정시키는 일종의 유전자 치료법이다. 첫해에 6억 원, 이후 매년 3억 원의 약값이 들며 평생 투약해야 한다. 노바티스의 '졸겐스마'는 세계에서 가장 비싼 약물이다. 한국에서도 허가를 받았으며 역시 선천적으로 유전자 이상이 있는 척수성 근위축증(SMA) 환자에 쓰는 약이다. 변이된 유전자를 대체하여 기능할 수 있도록 정상 작동하는 유전자를 추가적으로 환자에게 넣어 주어 손상된 기능을 근본적으로 교정하는 유전자 치료법으로 치료비는 약 20억 원이다.

## Q 007 위험분담제도(risk share agreement)로 계약하는 약제는? 이유는?

**A**

위험분담제도(risk share agreement)란 신약의 효능, 효과나 보험재정 영향 등에 대한 불확실성(risk)을 제약회사가 일부 분담하는 제도로 항암제, 희귀질환치료제 등의 고가 신약에 대해 선별등재원칙을 유지하면서도 환자의 접근성을 제고하기 위해 실시하였다. 의약품 선별등재 제도가 도입된 후 약제의 유용성, 보험재정영향 등에 대한 불확실성이 크면 공단 입장에서 보험 약제로 등재가 어렵기 때문에 제약회사가 환급(예: 환자에게 약을 투여하고 효과가 없으면 환불하는 등 다양한 방법으로 제약사가 비용을 부담)하는 등의 방법으로 재정의 일부를 부담하여 불확실성이 큰 의약품이지만 환자에 접근성이 높고 보험재정을 효율적으로 관리할 수 있는 제도이다.

현재 위험분담제는 대체 가능하거나 치료적 위치가 동등한 제품 또는 치료법이 없는 항암제나 희귀질환치료제 중 일부의 제품에 대하여 적용하고 있다. 규정상 적용할 수 있는 유형은 환급형, 총액제한형, 환자단위 사용량 제한형, 조건부 지속치료형 등 여러 가지가 있으나 실제로는 경제성평가를 의무화한 조건 때문에 주로 환급형으로 제도가 운영 중이다.

현행 위험분담제의 경우 적용대상과 유형이 제한되는 것 이외에도, 4년의 계약기간 제한, 계약기간 내 급여확대불가, 위험분담 기간 중 치료적 동등약제가 존재하게 될 경우 계약연장불가 등 여러 가지 제한조건이 많아 2020년 10월에 일부 개징되있다. 일부 개정된 '위험분담제(RSA) 약가협상 세부운영지침 개정(2020년 10월)'에 의하면 3상 조건부 허가약제의 총액계약을 의무화했고 위험분담제 계약기간을 기존 4년에서 5년으로 연장했다. 또한 위험분담제 재계약(계약종료) 여부를 심평원 약가평가위원회에서 판단했으나 이제는 건강보험공단과 협상에서 결정된다. 건강보험공단은 상한금액, 예상청구액, 환급률 및 캡 재설정, 모든 유형의 만료 시 처리방안 통일 등을 살펴서 재계약 또는 계약종료를 결정한다. 총액제한형 캡이 예상청구액의 130%에서 100%로 조정됐다.

위험분담제도의 도입을 통하여 보험자는 신약의 급여 결정 원칙을 유지하면서 보험재정을 효율적으로 관리할 수 있으며, 환자는 신약에 대한 의약품 접근성을 보장받을 수 있고 제약사는 적정한 약가 보장을 통한 신약의 적정가치를 인정받아 신약개발에 재투자할 동기를 얻을 수 있는 등의 긍정적 효과를 기대할 수 있게 되었다.

우리나라의 위험분담제도는 일부 예외적인 경우를 제외하고는 위험분담계약에 의해 비용효과성이 입증된 품목에 대하여 적용하고 있다. 또한, 주로 환급형의 계약을 체결하고 있어 그 원리상 보험재정의 추가적인 비용 없이 비용효과적인 신약을 등재시킬 수 있어 환자의 신약 접근성이 향상된다. 즉, 환급형의 위험분담계약의 경우 재정이 추가적으로 소요되거나 환자부담이 증가하지 않고, 오히려 제약사 입장에서는 담보설정 및 부가세 등 부대비용이 발생하게 되어 제도의 수용성을 저하시키는 요인으로 작용할 수 있다.

## Q 008 위험분담제도(risk share agreement) 중 환자단위 성과기반 유형이란?

**A**

환자 단위 사용량 제한형(utilization cap/fixed cost per patient): 환자당 사용 한도를 미리 정하여 놓고, 이를 초과하여 사용할 경우 초과분의 일정 비율에 해당하는 금액을 신청인이 공단에 환급하는 제도이다.

## Q 009 위험분담제도(risk share agreement) 중 총액제한적용 계약이란?

**A**

총액제한형(expenditur cap) 계약이란, 약제의 연간 청구액이 미리 정하여 놓은 연간 지출액을 초과할 경우, 초과분의 일정 비율을 신청인이 공단에 환급하는 제도이다.

## Q 010 국내 위험분담계약 약제 중 가장 많은 계약 유형과 그 이유는?

**A**

위험분담제도(risk share agreement)란 신약의 효능, 효과나 보험재정 영향 등에 대한 불확실성(risk)을 제약회사가 일부 분담하는 제도로 항암제, 희귀질환치료제 등의 고가 신약에 대해 선별등재원칙을 유지하면서도 환자의 접근성을 제고하기 위해 실시하였다. 의약품 선별등재제도가 도입된 후 약제의 유용성, 보험재정영향 등에 대한 불확실성이 크면 공단 입장에서 보험 약제로 등재가 어렵기 때문에 제약회사가 환급(예로 환자에게 약을 투여하고 효과가 없으면 환불하는 등 다양한 방법으로 제약사가 비용을 부담)하는 등의 방법으로 재정의 일부를 부담하여 불확실성이 큰 의약품이지만 환자에 접근성이 높고 보험재정을 효율적으로 관리할 수 있는 제도이다.

우리나라의 위험분담제도는 일부 예외적인 경우를 제외하고는 위험분담계약에 의하여 비용효과성이 입증된 품목에 대하여 적용하고 있다. 또한, 주로 환급형의 계약을 체결하고 있어 그 원리상 보험재정의 추가적인 소요 없이 비용효과적인 신약을 등재시킬 수 있어 환자의 신약 접근성이 향상된다. 즉, 환급형의 위험분담계약의 경우 재정이 추가적으로 소요되거나 환자부담이 증가하지 않고, 오히려 제약사 입장에서는 담보설정 및 부가세 등 부대비용이 발생하게 되어 제도의 수용성을 저하시키는 요인으로 작용할 수 있다.

| 유형 | 내용 |
|---|---|
| 조건부지속치료와 환급 혼합형 (Conditional treatment continuation + money back guarantee) | • 일정기간 약제 투여 후 환자별로 반응을 평가, 미리 정해 놓은 기준 이상으로 반응이 있는 환자에게는 계속 보험 급여하고 그렇지 않은 환자의 사용분에 해당하는 금액은 건보공단에 환급하는 제도<br>• 정해진 기준 이상의 치료효과를 보이지 않으면 환자 사용분에 대한 금액을 환급하는 계약임<br>• 하지만 정해진 기준 이상의 치료효과를 나타내는지 객관적 판단 여부가 제약사의 부담으로 작용될 수 있음 |
| 총액제한형 (Expenditure cap) | • 약제의 연간 청구액이 미리 정해 놓은 연간 지출액을 초과할 경우, 초과분의 일정 비율을 제약사가 공단에 환급하는 제도 |
| 환급형(Refund) | • 약제의 전체 청구액 중 일정비율을 제약사가 공단에 환급하는 제도 |
| 환자단위사용량제한형 (Utilization cap) | • 환자 당 사용한도를 미리 정해 놓고 이를 초과할 경우 초과분의 일정비율을 제약사가 공단에 환급하는 제도 |
| 근거생산 조건부 급여 (Coverage with Evidence development) | • 임상시험 결과에 따라 급여 여부를 결정하는 방법<br>• 일단 급여 후에 회사가 별도의 임상연구를 수행하여 그 결과에 따라 약품비 환급, 급여 삭제, 재협상 등의 사후 조치함 |

## Q 011 초고가약 졸겐스마(성분 오나셈노진아베파르보벡) 계약 유형과 그 이유는?

**A**

초고가약 졸겐스마는 성과기반 위험분담제(risk sharing agreement, RSA)를 적용했다.

성과기반 위험분담제는 환급제의 일종으로 개별 환자의 약제 투여 성과에 따라, 제약사로부터 환급률을 달리 운영하는 새로운 모형의 지불제도다. 적용 대상은 등재 또는 등재신청 의약품 중 ①1회 투여로 장기 효과를 기대하는 약제 원샷(one-short) 치료제 또는 1인당 연간 소요 금액 3억 원 이상 약제 ② 연간 청구액이 300억 원 이상 약제(단일성분 또는 동일 효능군)이다.

신약에 대한 환자 접근성 향상 및 급여에 따른 불확실성을 줄이기 위한 '위험분담제도'는 2013년 12월 국내에 도입됐다. 그동안 우리나라 위험분담제는 약제 청구 금액의 일정 비율을 제약사가 국민건강보험공단에 환급하는 '환급형'이 가장 많은 비중을 차지했다. 하지만 이 경우 실제 가격에 따라 환자본인부담금을 환급해야 하는 등 사후관리로 인한 행정 부담이 증가할 수 있다.

그럼에도 제약사들은 쉽게 계약 형태를 바꾸지 않고 환급형 위험분담제로 신약의 급여를 받으려 노력했다. 간혹 '총액제한형'을 합친 위험분담제 계약이 이뤄지곤 했다. 총액제한형은 건강보험 급여 이후 실제 청구액이 사전에 설정한 연간 예상 청구액 총액(cap)을 초과하는 경우, 청구액 초과분을 제약사가 국민건강보험공단에 환급하는 방식이다. 그런데 이 추세가 변한 것은 최근 등장한 초고가 신약 때문이다. 높은 약값의 신약은 강도 높은 재정 분담 방안이 제시되지 않으면 건강보험 등재가 쉽지 않다.

초고가 신약 상당수는 생존기간 개선 효과 등을 입증하기엔 아직 자료가 미성숙한 상태로, 대조군 없이 단일군 시험설계를 채택하는 경우가 많다. 이에 효과를 둘러싼 불확실성이 매우 큰 상태다. 반대로 질병의 중증도, 대체 가능한 치료법의 유무, 잠재적 치료 효과를 감안하면 불확실성이 해소될 때까지 급여 결정을 미루는 것도 쉽지 않았다. 따라서 제약사가 제안하는 위험분담 유형 외에도 평가 및 협상 과정에서 보험자가 필요하다고 판단하는 경우, 새로운 유형을 추가하는 것이 대안으로 제시됐다. 우리나라는 환자의 접근성을 높이면서 건강보험 지속 가능성을 확보하는 방안으로 '환자단위 성과기반 위험분담제'를 2022년 도입해 확대 적용했다.

2022년 4월 급여가 된 한국노바티스 CAR-T 치료제 '킴리아(티사젠렉류셀)'의 1회 비급여 투약 비용은 3억 6,000만 원이었다.

2022년 8월에는 한국노바티스의 '졸겐스마(오나셈노진아베파르보벡)'가 건강보험 급여에 성공했다. 유전자 대체 치료제이자 원샷 치료제인 졸겐스마의 건강보험 인정 약가는 19억 8,172만 6,933원이다. '킴리아', '졸겐스마' 투약환자는 건강보험 진료비 부담 상한제를 적용받아 2024년 기준 최소 87만 원, 최대 808만 원만 부담하게 된다.

## Q 012 위험분담제(RSA) 약제 적응증별 구분 없이 가장 낮은 가격을 최종 단일 가격으로 하게 된다면 글로벌회사는 어떻게 할까?

**A**

위험분담약제 급여확대 시 적응증별 비용효과성 입증을 필수요건으로 하면서, 적응증별 구분없이 가장 낮은 가격을 최종 단일 가격으로 하게 되면 신약의 가치를 절하시키는 평가 방식은 결국 다른 나라에도 기준이 될 수 있어 한국에서 등재를 포기하고 떠나는 korea passing을 가져올 수 있다.

## Q 013 다국적회사에서 '신약협상'이 '사용량 연동협상'보다 국내회사가 많은 이유는?

**A**

다국적 제약사 약제의 경우 대부분 신약으로 등재돼 유형 가와 나의 대상이 되면서 유형 다 분류시 국내사 대비 적은수 약제가 모니터링 대상이 된다. 사용량-약가연동협상(PVA) 유형 다 산정약제는 급여등재 이후 4년차부터 협상대상이 된다. 올해 청구액이 지난해 대비 60% 이상 늘었거나 늘어난 청구액이 50억 원 이상이면서 증가율이 10% 이상인 약제가 협상대상이다. 국내사들은 해당 조항이 국산신약과 글로벌신약 간 선천적 차별점을 반영하지 않고 일괄적으로 약가인하를 강행해 역차별을 낳고 있다고 말한다. 구체적으로 국내 시장에 진출하는 다국적제약사 글로벌신약의 경우 국내 시판허가 당시 치료 적응증과 전체 함량 등 제품군을 완전히 갖춘 뒤 출시하는 게 일반적이다.

이렇게 처방시장에 진입한 글로벌 신약들이 급여등재 후 PVA로부터 자유로운 3년 동안 매출이 가파르게 성장해 최고지점까지 이른 뒤, 4년차 즈음에는 매출증가세가 완만해져 PVA 협상대상에서 빠지게 된다는 게 국내사들의 시선이다. 반면 국산신약은 국내 시판허가와 급여등재로 시장출시한 이후에도 해외 시판허가, 적응증 추가, 복합제 개발, 복용 편의성 증대, 제형 추가 등을 위해 연구개발 비용이 지속적으로 지출되며, 4년차부터 본격적으로 매출이 오르는데도 PVA 협상 유예 없이 약가 인하가 결정된다고 토로했다. 아울러 국내사들은 건보재정 절감 효과에 기여한 국산신약에 대한 PVA 제도 예외 규정도 필요하다고 했다. 여러 계열 약제를 동시에 쓰는 게 일반적인 당뇨병, 고혈압, 고지혈증 등 만성질환 특성에 맞춰 국내사들이 국산신약을 기초로 한 복합제 개발에 앞장서고 있는데, 해당 복합제들이 건보재정에 보이고 있는 순기능을 고려해 PVA 협상에서 빼거나 횟수를 제한해 달라는 것이다. PVA 제도는 연구개발 투자를 지속해 적응증을 확대하거나 복합제를 추가하는 국산신약에만 반복해 적용되는 허점이 있으며, 건보재정에 긍정영향을 미치는 투자를 계속하는 약제가 아닌 재정에 부담이 되는 약제가 PVA 협상대상으로 선정돼야 하는데 정반대 결과를 겪는 어려움이 있다고 이야기한다.

## Q 014 사용량연동협상 유형에서 유형 '다'가 가장 많은 이유는?

**A**

건강보험 재정에 대한 위험을 국민건강보험공단과 제약사가 분담하고 약제비 지출의 합리성을 추구하고자 2007년부터 도입되었다. 사용량 약가 연동협상 제도는 해당 약제의 분석대상기간 동일제품군 청구액이 협상 당시 공단과 제약사가 합의했던 예상청구금액의 일정수준을 초과하거나 분석대상 기간 전년도 청구액의 일정수준을 초과할 경우 당사자 간 약가협상을 통하여 상한 금액을 인하하는 제도를 말한다. 약제의 특성에 따라 유형 가, 나, 다로 구분됩니다. 유형 가 동일제품군의 청구액이 공단과의 협상 신약약가협상 예상청구금액 협상 약가 인상 조정 협상 사용범위 확대 협상으로 합의된 예상청구금액보다 이상 증가한 경우 유형 가 협상대상이다.

- **유형 가:** 약가협상으로 등재된 신약으로, 동일제품군 청구액이 약가협상 예상청구액보다 30%이상 증가한 경우에 해당한다. 여기서 동일제품군이란 업체명, 투여경로, 성분, 제형이 동일한 약제를 말한다. 예를 들어 타미플루캅셀 30, 45, 75 mg은 함량만 다르므로 동일제품군에 속한다.

- **유형 나:** '가'유형에 따라 약가가 조정됐거나 '가'에 따라 약가가 조정되지 않고 등재일로부터 4년이 경과한 신약으로, 동일제품군 청구액 합계가 예상 청구액보다 30% 이상 증가해 상한금액이 조정된 동일제품군이 이에 속한다. 청구액이 전년도 청구액보다 60% 이상 증가했거나 10% 이상 증가하고 그 증가액이 50억 원 이상인 경우 약가협상 대상이 된다.

- **유형 다:** 협상에 의하지 않고 등재된 약제로 등재 후 4년이 경과한 경우, 청구액이 전년도 청구액보다 60% 이상 증가했거나, 10% 이상 증가하고 그 증가액이 50억 원 이상인 경우 약가협상이 된다.

유형 다의 경우 '협상에 의하지 않고 등재된 약제'를 대상으로 1년에 한 번 모니터링을 하면서 협상 약제를 선정하고 있어 제네릭을 보유한 국내 제약사가 건보공단의 주된 카운터파트너가 된다.

사용량-약가 연동 '유형 다' 협상은 연 1회 실시한다. 전체 등재약제 약 2만 5천 개 품목 중 협상에 의하지 않고 등재된 약제로 '21년도 의약품 청구금액이 '20년도 청구금액 대비 60% 이상 증가한 경우 또는 10% 이상 증가하고 그 증가액이 50억 원 이상인 경우에 재정위험을 분담하는 차원에서 제약사와 공단이 협상을 통해 약가를 인하하는 제도로서 건강보험 재정절감에 기여하고 있다.

약가협상 면제제도는 협상 절차의 생략을 통해 보험등재 기간을 단축시켜주는 제도이다. 세부적으로 내용을 살펴보면, 신청약제와 대체약제 비교 시 임상적 유용성이 유사한 수준으로 '대체약제 가중평균가'로 급여 적정성을 인정받는 경우 제약사가 대체약제의 가중평균가(신약의 특성에 따라 90~100%)를 수용하면 건강보험공단과의 상한금액 협상(60일)을 생략할 수 있게 한 제도이다.

## Q 015 글로벌회사의 몇몇 신약이 'Korea Passing'을 하는 이유는?

**A**

신약은 국민건강보험공단과 제약회사 간 약가 협상을 통해 최종 보험약가를 결정한다. 약가 협상 시 주요 고려사항은 약제급여평가위원회의 평가결과, 보험재정에 미치는 영향, 제외국 등재가격과 의약품 공급 능력, 특허 현황, 국내 연구개발 비용, 기타 약가 협상에 영향을 줄 수 있는 사항 등이 고려된다. 외국약가참조국은 기존 A7(미국, 영국, 독일, 프랑스, 이탈리아, 스위스, 일본)에서 23년 캐나다가 추가되어 A8으로 확대되었다. 외국약가참조국 이외에도 우리나라와 경제수준이나 보건의료시스템이 비슷한 국가들(대만, 싱가포르)의 등재가격도 함께 고려한다. 다만 기존 계열 신약의 경우 대체약제의 가중평균가보다 90% 이하의 낮은 금액을 수용하면 약가협상을 생략할 수 있는 '약가협상 생략제도'도 있다. 특히 신약의 급여등재 시 신약의 가격이 외국약가참조국 조정 평균가보다 높지 않도록 규정하고 있다.

최근 다국적 제약회사들이 해외 급여등재에서 더 유리한 가격을 받기 위해 한국 시장에서의 급여절차를 포기하거나 철회하는 사례가 발생하고 있다. 특히 세계 최대 제약시장인 중국과 미국이 참조가격제도(international reference pricing, IRP) 도입을 긍정적으로 바라보면서, 한국을 배제할 가능성이 더욱 커지고 있어 대책 마련이 시급한 상황이다. 실제로 외국에서의 약가 문제로 한국에서 급여를 포기하거나 철회하는 사례가 이어지고 있다. 2020년에 노바티스(Novartis)는 천식치료제 졸레어(Xolair, 성분명 오말리주맙)가 건강보험심평가원 약제급여평가위원회를 통과했음에도 건강보험공단 약가협상 단계에서 급여 신청을 포기했다. 당시 노바티스는 중국에서도 졸레어에 대한 급여등재 절차를 밟고 있었는데, 중국이 한국을 약가 참조국에 추가했기 때문이다.

미쓰비시다나베파마(Mitsubishi Tanabe Pharma)는 근위축성 측삭경화증 치료제인 '라디컷(Radicut, 성분명 에다라본)'의 보험급여 적용을 위한 약가협상에 철회 의사를 밝혔다. 회사는 국내외 약가 기준에 대한 견해 차이 때문이라고 했지만, 캐나다에서 약가를 더 높게 받기 위한 본사의 조치로 확인되었다. 이어 오노약품공업(Ono Pharmaceutical)은 7월 면역관문억제제 옵디보(Opdivo, 성분명 니볼루맙)의 폐암 2차, 3차 요법에 대한 급여확대 사전협상이 결렬된 뒤 재협상을 거부한 것이 알려졌다.

## Q 016 글로벌회사의 신약의 'Korea Passing'을 방지하기 위한 방법은?

**A**

제약회사는 의약품 하나를 개발하는 데 통상 실패 비용을 제외하고 3조 원이 필요하다. 회사는 매우 큰 위험부담을 감수하고 투자하는 것이며, 산술적인 약값만 높고 비싸다고 한다면, 회사는 위험을 감수하고 신약을 개발할 필요성이 없어진다. 따라서 적정한 보상이 이뤄질 수 있는 수준으로 약가를 받아야 한다. 특히 중국 시장이 커지고, 대만, 태국, 사우디아라비아 등 적지 않은 시장에서 한국 약가를 참조하기 시작했다. 자연스럽게 중국과 같은 큰 시장이 한국 약가를 참조하는데, 글로벌 신약이 낮은 약가를 받으면 Korea passing을 할 수밖에 없는 것이다. 이를 방지하기 위한 방법으로 위험분담계약제(RSA) 활용, 신약 접근성 강화를 위해 등재 소요 절차 단축, 신약 급여적정성 심의의 핵심인 경제성평가를 면제하는 기전 확대 등을 생각해볼 수 있다.

국내 환자들의 신약에 대한 접근성이 떨어지는 가장 큰 이유는 건강보험 급여 결정이 매우 늦기 때문이다. 신약 접근성은 '환자 중심'으로 끌어 올려야 한다. 환자가 건강해지면 환자와 가족의 삶의 질이 향상된다. 결국은 국민 건강이 증진되고 사회 전체가 부담하는 비용은 준다. 2011~2019년 전세계에 출시된 356개 신약 가운데 국내 급여권에 진입한 신약은 128개(약 36%)에 불과했다. 미국, 캐나다, 프랑스 같은 의약 선진국(A7 국가)의 평균인 200개(58%)에 크게 미치지 못하는 수치다. 2019년 한국보건사회연구원 연구보고서에 따르면 지난 2016~2018년 국내에서 허가된 신약 중 50% 정도만 건강보험의 급여목록에 등재됐고, 등재될 때까지 최소 3~4년이 걸리는 것으로 나타났다. 이처럼 환자가 쓸 수 있는 신약의 숫자가 우리나라에서 작은 이유는 무엇보다도 보험급여를 받기까지 오랜 시간이 걸리기 때문이다. 즉, 2007년에 도입된, 비용효과성이 입증된 신약에만 보험급여를 하는 선별등재제도 때문이다.

확대하더라도 대폭 늘어날 것으로 전망되지 않는다. 경평면제는 제한적으로 사용하는 제도다. RSA는 2014년부터 시행했고, 2019년과 2020년 확대한 바 있다. 경평면제는 2015년 적용을 시작했고 2020년에 확대했었다. 제한적이고 예외적으로 운영하고 있기 때문에 많이 넓힐 순 없을 것이다. 생명을 위협할 정도는 아니지만 삶의 질이 매우 떨어지는 분야에 국한할 것이다. 경평은 면제되지만 RSA는 적용할 것이다. 최근 고가 신약 등재가 많아지고 있는데 '원샷' 치료제나 면역항암제와 같은 타입을 갖는 약제는 최대한 비용효과성에 맞춰보려 한다. 초고가 신약은 환급형, 총액제한형, 성과기반형 3가지를 RSA에 적용하고 있다. 필요에 따라 사전승인조건도 걸 수 있을 것이다. 신약은 진입 단계에서 재정 불확실성은 최대한 협상하고 약평위 단계에서 RSA 조건을 걸어 급여권으로 진입시킬 것이다. 신약 등재가 많아지면 재정은 커지게 마련이다. 기존 약품비 전체 지출합리화 차원에서 재평가를 했다. 즉, 기존 약제의 일정 부분 사후관리를 통해 약가를 줄일 수 있다면 줄이자는 취지였다. 임상적 유용성 재평가, 이미 평가를 마친 가산재평가, 처방조제절감장려금제도와 사용량-약가연동 등 사후관리를 통해 기등재약에 대한 비용이 적정하게 사용될 수 있도록 할 것이다. 이렇게 절감하면 신약은 순증되겠지만 가급적 평상 수준으로 늘어날 수 있도록 관리할 것이다.

## Q 017 동아ST의 '시벡스트로'는 왜 한국 시장에 출시하지 않았나?

**A**

시벡스트로는 항생제 내성균인 메티실린-내성균주(MRSA) 등 그람양성균이 유발하는 급성 세균성 피부 및 피부구조감염 치료에 사용하는 제품이다. 개발 당시 기존 항생제 내성균 피부 감염 환자들에게 사용할 수 있는 슈퍼항생제로 주목받았던 항생제 신약을 자진 반납했다. 식약처는 신약 허가 이후 6년 동안 원칙적으로 3,000건 이상의 시판 후 조사 자료를 제출하지 않으면 판매금지 및 허가 취소 처분을 내린다. 2015년 식약처로부터 국산신약으로 허가 받은지 5년 만에 시장 진입을 포기하기로 한 것이다. 동아에스티의 이 같은 결정은 약가의 영향이 컸다. 시벡스트로는 동아에스티가 개발해 2007년 미국 트리어스테라퓨틱스(현 미국 머크, MSD)에 기술 이전했고, 2014년 미국식품의약국(FDA)에서 허가를 받았다. 현재 미국에서는 MSD가 판권을 확보해 판매하고 있다. 하지만 국내서는 허가 이후 시장 출시를 하지 않은 상태다. 때문에 2018년에는 이를 이유로 급여기준에서 삭제되기도 했다. 당시 동아에스티는 시벡스트로의 가격이 미국 대비 3분의 1 수준으로 책정되면서 국내 시장에 제품을 출시할 매력을 느끼지 못한 것이었다. 게다가 시벡스트로는 해외에서 완제의약품을 수입해 들여오기 때문에 자체생산 제품에 비해 상대적으로 원가구조가 높아 원가 대비 수익성이 낮기도 했다.

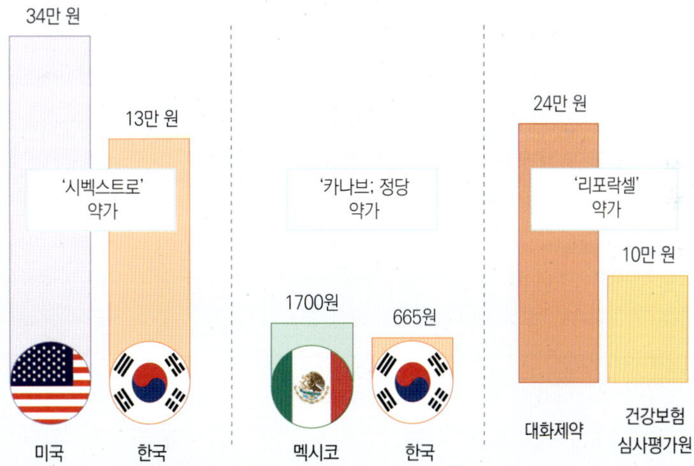


그림 국산신약 국내, 외국약가 비교.

**표. 낮은 약가에 따른 의약품 출시 현황**

| 기업 | 의약품 | 한국 출시 여부 | 해외 출시 여부 |
|---|---|---|---|
| 보령제약 | 카나브 | O | O |
| 동아ST | 시벡스트로 | X | O |
| 대화제약 | 리포락셀 | X | X |

## Q 018 건강보험 급여결정 기간 단축이 건강보험 재정에 미치는 영향은?

**A**

신속등재를 위해서는 심평원과 공단의 행정절차를 개선해 검토기간을 단축시키는 것과, RSA 적용 확대하는 것이 핵심 해결 방안이다. 실무적인 생각을 말하자면, 급여화 기간단축과 경평면제(생략) 확대다. 경평면제를 확대하면 RSA가 확대되는 효과가 있다. 현재도 경평면제 규정은 있다. 그러나 그 부분에 생존을 위협하는 심각한 질환은 아니지만 삶의 질이 매우 나쁜 희귀질환이 많고, 그 분야를 조금 더 확대하는 방식으로 국정과제 취지에 맞게 검토 중이다.

**경평면제로 신속등재 되면 전체적으로 약품비가 증가할 수밖에 없을 텐데, 어떻게 관리할 것인가.**

약품비가 대폭 늘어날 것으로는 전망되지 않는다. 경평면제는 제한적으로 사용하는 제도다. RSA는 2014년부터 시행했고, 2019년과 2020년 확대한 바 있다. 경평면제는 2015년 적용을 시작했고 2020년에 확대했었다. 제한적이고 예외적으로 운영하고 있기 때문에 많이 넓힐 순 없을 것이다. 생명을 위협할 정도는 아니지만 삶의 질이 매우 떨어지는 분야에 국한할 것이다. 경평은 면제되지만 RSA는 적용할 것이다. 최근 고가 신약 등재가 많아지고 있는데 '원샷' 치료제나 면역항암제와 같은 타입을 갖는 약제는 최대한 비용효과성에 맞춰보려 한다. 초고가 신약은 환급형, 총액제한형, 성과기반형 3가지를 RSA에 적용하고 있다. 필요에 따라 사전승인 조건도 걸 수 있을 것이다. 신약은 진입 단계에서 재정 불확실성은 최대한 협상하고 약평위 단계에서 RSA 조건을 걸어 급여권으로 진입시킬 것이다.

신약 등재가 많아지면 재정은 커지기 마련이다. 기존 약품비 전체 지출합리화 차원에서 재평가를 했다. 즉, 기존 약제의 일정 부분 사후관리를 통해 약가를 줄일 수 있다면 줄이자는 취지였다. 임상적 유용성 재평가, 이미 평가를 마친 가산재평가, 처방조제 절감 장려금제도와 사용량-약가연동 등 사후관리를 통해 기등재약에 대한 비용이 적정하게 사용될 수 있도록 할 것이다. 이렇게 절감하면 신약은 순증되겠지만 가급적 평상 수준으로 늘어날 수 있도록 관리할 것이다.

**적정한 약품비의 수준은 몇%인가.**

"총액을 제한하고 있진 않지만 과거 사례를 보자면, 2012년 약가 일괄인하로 정부가 특단의 조치를 했을 때 약품비 비중이 27~28%였다. 이 수치를 경고 사인이라고 본다. 이 정도가 되면 사회적 요구가 강하게 나타난다. 현재는 23~24% 수준인데 문제는 총액이 해마다 1조 원 규모로 늘고 있는 것이다"

## Q 019 '킴리아', '키트루다'가 건강보험 적용되면 본인 부담 비율은?

**A**

우리나라 건강보험 본인부담은 대상자 별로 차등 적용하는데, 중증질환자(암, 심혈관계질병, 뇌혈관계질병 등)에 대해서 요양급여비용 총액의 5%를 부담하도록 한다. 다만 환자가 부담한 건강보험 본인 부담금이 개인별 상한액을 초과하는 경우 초과금액을 건강보험공단에서 부담하는 제도를 운영하고 있다.

노바티스의 '킴리아'(성분명 티사젠렉류셀)는 1회 투약으로 효과가 나타나는 기적의 항암제로 알려져 있으나 약값이 1회 투여 가격이 1인당 3억 6000만 원에 달하고 입원, 치료 비용을 합하면 약 5억 원에 달하여 건강보험 적용 전에 처방이 어려웠다. 그러나 킴리아는 건강보험정책심의위원회 의결을 거쳐, 22년 4월 1일부터 재발 또는 불응성 B세포 급성 림프성 백혈병(ALL)과 성인 미만성 거대 B세포 림프종(DLBCL) 환자에 급여 적용되고 있다. 건보 급여가 적용되면 약값의 5%를 환자가 본인 부담하는 것이 원칙인데 이때 본인부담금상한제를 적용하여 2024년 기준 최대 부담금은 808만 원이고 환자가 약값을 내면 추후 소득에 따라 87만~808만 원을 제한금액을 환급 받을 수 있다. 킴리아 치료 예상 환자 수는 200명 정도로 추산됐는데, 투입될 건강보험 재정은 연간 약 710억 원 규모다.

한국MSD의 면역항암제 키트루다(펨브롤리주맙)도 22년 3월부터 비소세포폐암 1차 치료에서부터 건강보험 급여로 적용되었다. 키트루다의 폐암 1차 치료제 보험급여 확대가 오래 걸린 이유는 비싼 약값에 원인이 있다. 키트루다 1주(바이알) 비용은 283만 3278원으로 초고가에 속하며 주기적으로 투약해야 하고, 표적항암제에 비해 장기적으로 사용하는 면역항암제의 특성을 고려하면, 키트루다 투약비용은 천문학적 수준이다. 급여 적정성 판단은 사실상 비용 대비 효과를 따지는 일이기에 초고가 약일수록 적정성을 인정받기 어렵다. 이 때문에 건강보험 재정 전반을 고려해야 하는 정부와 적정한 약값을 받아내고자 하는 제약사 간 줄다리기가 이어졌다. 줄다리기는 키트루다의 약가를 주당 210만 7642원으로 25.6% 인하하는데 양측이 최종 합의하면서 5년 만에 끝났다. 협상 과정에서 MSD는 자사의 대형 품목인 자누비아 등 총 15개 품목의 약가도 최대 77% 인하했다. 키트루다의 마지노선을 지키기 위해 '트레이드 오프(trade-off)'까지 동원된 것이다. 인하된 금액을 적용할 경우, 키트루다 1차 치료제 급여 확대로 인한 건강보험 재정 소요는 연 1762억 원(건보공단 예상청구액)으로 예상된다. 다만 약가 협상 과정에서 환급제(RSA) 등이 적용돼 실제 연간 재정소요액은 예상청구액보다 적을 것으로 보인다. 키드루다 본인부담률은 5%로 약 30만 원 수준으로 경감된다.

## Q 020 우리나라 신약이 A8 국가에 비해 등재율이 낮고 등재기간이 긴 이유는?

**A**

국내 환자들이 신약에 대한 접근성이 떨어지는 가장 큰 이유는 건강보험 급여 결정이 매우 늦기 때문이다. 신약 접근성은 '환자 중심'으로 끌어 올려야 한다. 환자가 건강해지면 환자와 가족의 삶의 질이 향상된다. 결국은 국민 건강은 증진되고 사회 전체가 부담하는 비용은 준다.

신약은 환자의 생명을 연장하고 삶의 질을 개선한다. 더불어 신약은 건강 수준을 올리고 총 의료비 지출을 줄여 경제적 가치 창출에 기여한다. 환자가 신약을 쓸 수 있도록, 즉 신약 접근성을 적극적으로 보장해야 하는 이유이다. 하지만 한국의 신약 접근성은 여전히 낮다. 15년간(2011-2019년) 의약품 관련 정책 변화와 환자들의 신약 접근성을 통시적으로 분석한 보고서를 통해 국내 신약 등재율 및 등재 속도가 의료 선진국 대비 크게 낮았다. 2011~2019년 전세계에 출시된 356개 신약 가운데 국내 급여권에 진입한 신약은 128개(약 36%)에 불과했다. 미국, 캐나다, 프랑스 같은 의약 선진국(A7 국가)의 평균인 200개(58%)에 크게 미치지 못하는 수치다. 2019년 한국보건사회연구원 연구보고서에 따르면 지난 2016~2018년 국내에서 허가된 신약 중 50% 정도만 건강보험의 급여목록에 등재됐고, 등재될 때까지 최소 3~4년이 걸리는 것으로 나타났다. 이처럼 환자가 쓸 수 있는 신약의 숫자가 우리나라에서 작은 이유는 무엇보다도 보험급여를 받기까지 오랜 시간이 걸리기 때문이다. 즉, 2007년에 도입된, 비용효과성이 입증된 신약에만 보험급여를 하는 선별등재제도가 원인이다.

**표. 신약 결정신청~급여등재 소요기간** (단위: 일)

| 구분 | '17년 | '18년 | '19년 | '20년 | '21년 |
|---|---|---|---|---|---|
| 전체 신약 | 171 | 166 | 192 | 200 | 218 |
| 항암제 | 224 | 189 | 177 | 205 | 227 |
| 희귀질환치료제 | 141 | 154 | 208 | 233 | 238 |
| 일반약제 | 136 | 152 | 199 | 185 | 209 |

* 심평원 결정신청부터 고시완료까지 소요되는 시간, 제약사 추가 보완자료 제출 소요기간 제외

## Q 021 우리나라 신약 등재율을 높이고, 등재기간을 줄이는 대안은?

**A**

신약 접근성을 낮춘 두 요소는 의약품의 허가 지연(approval drug lag)과 보험급여 지연(reimbursement drug lag)이다. 한국의 신약 접근성의 제고를 위해 제도와 정책의 개선이 필요하다. 먼저, 허가 지연을 개선하기 위해서는 식약처의 인력과 전문성을 확충하고, 허가 심사 수수료를 현실화하여 심의 목표 기간을 설정해야 한다. 그러나, 허가 지연의 개선보다 더 시급한 것은 급여 지연이다. 급여 지연의 개선을 통해 신약 접근성을 향상시키기 위해 다음과 같이 제안한다.

첫째, 신약의 급여 목록 등재 유무를 결정할 때 경제성 평가 지표인 ICER 임계치를 국민 소득 수준의 증가, 질병의 위중도 및 특이성, 환자의 필요를 고려해 탄력적으로 적용해야 한다. ICER의 임계치를 설정하는 대신 질환군이나 적응증 별 특성을 반영하여 다른 ICER 값을 수용할 수 있도록 ICER 값을 범위의 형태로 설정해 놓는 방식도 고려해 볼 수 있다.

둘째, 경제성 평가 이외의 대안을 개발하고 다양한 신약 급여 목록 등재 기전을 활용해야 한다. 경제성 평가가 어렵거나 적절하지 않은 만성 질환에도 위험분담제 적용을 고려해야 한다. 또한 가용한 치료제나 치료 방법이 없다면 우선 신약에 보험 급여를 하고 일정 기간이 지난 다음 사후 평가를 통해 급여 여부나 약가를 조정하는 재평가 시스템의 도입도 적극 고려해야 한다.

셋째, 건강보험 재정 이외에도 별도의 기금을 조성해야 한다. 별도의 기금을 어떻게 마련할지 사회적 합의가 필요하며, 정부가 이 과정에서 리더십을 발휘해야 한다.

# Q 022 다국적제약회사의 Evergreen Strategy?

**A**

에버그린전략(Evergreen strategy)이란 신약개발 제약사가 신약의 독점기간을 늘려 제네릭 제약업체들의 진입을 막기 위해 취하는 전략을 말한다. 신약개발자는 의약용 신규 화합물에 대한 물질특허를 등록한 후, 이 화합물을 개량한 형태의 광학 이성질체, 신규염, 결정다형, 제형, 복합제제, 새로운 제조방법, 대사체, 신규용도 등의 후속 특허를 지속적으로 출원하여 특허에 의한 시장독점적 범위 및 기간을 확대함으로써 수익을 극대화하는 경영 전략을 취하게 된다. 이를 일컬어 특허권이 늘 푸른 나무처럼 살아 있게 하는 전략이라 하여 '에버그리닝 전략(evergreening strategy)'이라고 부른다.

### 1) 에버그리닝 특허전략의 예시

#### (1) 오메프라졸(Omeprazole)

오메프라졸(Omeprazole)은 아스트라제네카(Astrazeneca)사가 개발하여 미국에서 위궤양 치료제인 오리지널 의약품 Prilosec을 1989년 9월에 허가를 받아 아스트라제네카가 발매하고 있다. 한국에서는 유한양행이 라이센싱을 통해 유한로섹캅셀로 발매하였다.

#### (2) 개발 단계별 특허출원 전략

| 기준 | 유형 | 한국 | | 외국특허 | | 비고 |
|---|---|---|---|---|---|---|
| | | 특허번호 | 만료일 | 특허번호 | 만료일 | |
| 원료 | 물질 | - | - | US 4,255,431 A | - | 최초특허 |
| | 염 | KR 등록 0353783B | 2014. 7. 8 | US 5,909,424 | 2016. 11. 4 | 오메프라졸 마그네슘 염 |
| | 염 | KR 등록 0580987B | 2018. 6. 11 | US 6,207,188 | 2018. 6. 11 | 오메프라졸 나트륨 염 |
| | 제법 | KR 등록 0178045B | 2011. 6. 5 | US 5,386,032 | 2012. 1. 31 | 오메프라졸 개선된 제법 특허 |
| 용도 | 제2용도 | KR 등록 0178045B | 2011. 6. 5 | US 5,093,342 | 2010. 8 2 | 캠필로박터 치료용도 |
| 제제 | 제형 | KR 공고 1991-4579B | 2007. 4. 29 | US 4,786,505 | 2007. 10. 20 | 오메프라졸 경구제형 |

아스트라제네카는 위궤양 치료제인 프릴로섹을 원천기술 연구 과정에서 1978년 최초로 오메프라졸 물질특허를 등록하였고, 1982년 3월 임상 시험 연구 과정과 같은 해 12월 임상 2상, 1985년 임상 3상 후 경구제형 특허를 출원하여 등록 받았다. 이는 임상 과정 중에 새로운 제형을 지속적으로 개발할 수 있는 사례를 보여준 것이다.

〈계속〉

A

### 2) 에버그리닝 특허 전략의 양면성

에버그리닝 전략에 대해 다국적 제약회사 등 오리지널 의약품 발매사는, 에버그리닝 전략은 특허법에 따라 개량된 특허의 신규성 및 진보성을 인정받은 정당한 행위라고 주장한다. 또한 기존 물질을 개량한 2차적인 개량특허는 기존보다 특허권리범위가 좁으므로 제네릭 업체에게 절대적인 장벽이 되는 것은 아니라고 주장한다. 그러나 제네릭 제약사 등은, 에버그리닝 전략은 오리지널 제약사가 개량의 정도가 극히 미미한 발명을 대상으로 실질적으로 특허 독점권을 연장함으로써, 제네릭 제약사의 시장 진입을 어렵게 하고 있다고 주장한다. 그리하여 오리지널 제약사들의 에버그리닝 전략에 따른 후속 특허에 대해 제네릭 회사들의 특허도전이 이루어지고 있다. 예를 들면, 사노피사는 1983년 '플라빅스' 물질특허를 등록한 뒤 이성체와 황산수소염 특허를 순차적으로 획득하였다. 그리고 우리나라 제약회사들은 이 이성체와 황산수소염 특허를 무효시킨 바 있다.

### 3) 각국의 적용 예

오리지널 의약품 개발사의 입장에 우호적인 선진국과는 달리, 자국 내 신약 개발 능력이 약한 개발도상국 및 저개발 국가의 경우, 자국의 공중 보건을 보호하기 위해 에버그리닝의 부작용을 줄이기 위한 방안을 강구하고 있다. 인도의 경우, 인도 특허법에서 특허를 획득하기 위한 조건으로 'enhanced efficacy'을 추가로 요구하여 후속 개량발명에 대한 특허 허여의 기준을 높여서 에버그리닝 목적의 특허출원은 특허 허여를 하지 않겠다는 직접 입법을 통한 방법을 채택하고 있다. 호주의 경우, 에버그리닝을 목적으로 특허소송을 제기하여 패소할 경우 막대한 벌금을 물게 하는 제도를 도입하여 에버그리닝의 부작용에 대해 대처하고 있다. 미국은, 청구항 해석 시, 선행기술의 화합물에 대하여 선행기술에 고유적으로 존재하는 용도, 기능 또는 알려지지 않은 특성에 대한 발견은 신규한 것으로 인정하지 않는다는 해석론인 'Inherent anticipation'을 인정하고 있다. 그리고 이러한 기준을 토대로, 특허권 존속기간 연장만을 위한 에버그리닝 특허에 대한 특허등록을 허여하지 않고 있다.

### 4) 결론

신약을 개발하는 입장에서 에버그리닝 특허 전략은 반드시 검토해야 할 부분이다. 반대로, 신약 개발의 후발 주자는 오리지널 제약사의 에버그리닝 전략에 따른 특허를 무효화시키기 위해 노력할 필요도 역시 존재한다. 각국의 경우, 에버그리닝 특허 전략의 부작용을 줄이기 위해 특허법을 적용함에 있어서 운용의 미를 발휘하고 있다. 우리나라의 경우, 올해부터 허가-특허 연계제도가 시행되고 있다. 이 제도와 관련해 에버그리닝 특허 전략이 잘 이용될 수 있도록 충분한 검토가 이루어져야 할 것이다.

## Q 023 왜 혁신형 제약기업에 개량신약의 약가를 가산해 주는가?

**A**

혁신형 제약기업 인증제도는 연구개발 능력과 글로벌 시장 진출 역량을 갖춘 제약기업을 '혁신형 제약기업'으로 인증해 집중 지원함으로써 제약산업을 미래 대표적인 성장동력 산업으로 육성하기 위한 제도다. 복지부는 '제약산업 육성 및 지원에 관한 특별법'에 따라 2012년부터 연구개발 투자 비중이 일정 수준 이상이고, 신약 연구개발 실적이 우수한 기업들을 혁신형 제약기업으로 인증해 연구개발(R&D)과 세제 혜택 등을 제공하고 있다. 혁신형 제약기업 인증을 받으려면 연구개발 투자 비중이 ① 매출액 1000억 원 미만 기업의 경우 연간 50억 원 이상 또는 의약품 매출액의 7% 이상 ② 매출액 1000억 원 이상 기업의 경우 의약품 매출액의 5% 이상 ③ 미국·유럽 GMP 획득기업의 경우 의약품 매출액의 3% 이상에 해당해야 한다.

### 약가 우대 지원 사항

- 혁신형 제약기업의 신규등재 제네릭 의약품 및 개량신약복합제 보험약가 우대
  (혁신형 제약기업은 68%, 일반 기업은 59.5%로 1년간 가산)
- 국내 개발 신약 약가 협상 시 개발원가 우대: 개발원가 산출 시 혁신형 제약기업은 제조원가와 일반관리비 합의 17%, 일반 제약기업은 13%로 인정
- 사용량-약가 연동제 환급제: ① 혁신형 제약기업이 개발하여 ② 국내에서 세계 최초 허가 받은 신약으로서 ③ 다국가 허가나 임상 3상 시험을 승인 받은 제품

* 환급 방식은 약가협상 이후 3년간 가능하며 1회에 한해 추가계약 (기존 3년 + 추가 3년) 인정

- 실거래가 약가인하시 인하율 30% 또는 50%* 감면

* 투자액 500억 이상 또는 매출액 3,000억 이상 & 투자비율 10% 이상

- 국내 보건의료에 기여*한 바이오시밀러 보험약가 우대
  (최초등재품목 약가의 70% → 80%로 최대 3년간 10%p 가산)

* 충족요건: ① 혁신형 제약기업 또는 이에 준하는 기업 등 ② 허가 임상시험을 국내 포함 실시

- 국내 개발 신약[임상적 유용성 유사 또는 개선(글로벌 혁신신약)] 보험약가 우대
- 유사: 대체약제 최고가 수준, 개선: 대체약제 최고가의 10%

* 충족요건: ① 혁신형 제약기업 또는 이에 준하는 기업 등 ② 국내에서 세계 최초 허가, 국내 생산 등 ③ 허가 임상시험을 국내 수행

* 위 요건 충족시 보험등재기간 단축(심평원 급여적정성 평가 120일→ 100일, 건보공단 약가협상 60일→30일)도 가능

## Q 024 왜 개량신약 복합제의 약가우대가 폐지될까?

**A**

약가 가산제도에서는 개량신약의 약가 가산을 기존처럼 보전한다는 방침이다. 재개정안에서는 개량신약(개량신약복합제 포함) 약가 가산을 제네릭 등재 전 시점까지 유지하기로 했다. 지난해 발표된 첫 개정안에서는 개량신약도 특허만료 오리지널 등과 동일 선상에서 가산기간이 최대 5년을 넘지 못하도록 되어있었다.

재개정안에 따라 개량신약의 가산기간은 제네릭 등재 시점까지로 조정된다. 제네릭 등재 후에는 신약과 제네릭을 모두 53.55% 수준으로 인하하지 않고, 1년간 신약은 70% (70/53.55 가산), 제네릭은 68% (68/53.55 가산) 또는 59.5% (59.5/53.55 가산) 수준의 약가를 유지하다 1년 경과 후 53.55%로 인하된다. 1년이 경과한 후에도 동일제제가 3개 이하인 경우(제네릭이 2개 이하) 의약품의 안정적 공급을 위해 동일제제가 4개 이상이 될 때까지 가산이 유지된다.

다만 약가 가산 적용을 받는 개량신약의 정의는 식품의약품안전처장이 인정한 단일제 및 복합제로 한정된다. 즉, 의약품의 품목허가 신고 심사규정 제8호에 따른 자료제출의약품 중 안전성, 유효성, 유용성(복약순응도 · 편리성 등)에 있어 이미 허가된 의약품에 비해 개량되었거나 의약기술에 있어 신보성이 있나고 식약처장이 인정한 의약품만 개량신약의 지위를 인정받고 약가 가산 혜택을 받을 수 있다.

출처: 청년의사(http://www.docdocdoc.co.kr)

## Q 025 수출하는 바이오시밀러 제품의 약가는 오리지널 제품 대비 약 몇 %인가?

## A

| 허셉틴 대비 허쥬마 약가 수준(셀트리온 기준) | |
|---|---|
| 2021년 1분기 | 69.51% |
| 2020년 | 70.05% |
| 2019년 | 70.05% |
| **허셉틴 대비 허쥬마 약가 수준(니폰카야쿠 기준)** | |
| 2021년 1분기 | 67.52% |
| 2020년 | 67.87% |
| 2019년 | 67.68% |

2021년 기준 국내 바이오시밀러 약가 기준을 살펴보면 바이오시밀러가 급여 출시되면 오리지널과 바이오시밀러의 보험상한가는 기존 약가의 70%로 인하된다. 이 때 바이오시밀러 업체가 조건을 갖췄다면 80%까지 가산을 받을 수 있고 오리지널 역시 함께 적용된다. 즉, 오리지널과 바이오시밀러가 받을 수 있는 약가가 같아지는 상황이 발생하는 셈이다.

국내 시장에서 보험 상한가 기준으로 허쥬마의 약가(150 mg 기준 29만 175원)는 허셉틴(36만 2,340원) 대비 19.9%가량 낮지만 여전히 일본 시장과 비교했을 때 약가가 10%가량 차이가 난다. 이는 실적의 성과와도 연결된다. 국내 아이큐비아 기준으로 1분기 허셉틴의 매출액은 163억 원, 허쥬마의 매출액은 62억 원 수준으로 2019년 3분기 63억 원에서 소폭 등락을 반복하고 있다. 국내 허가가 일본의 2018년보다 4년이나 빨랐다는 점을 감안하면 일본 내 50% 이상의 점유율을 보이고 있는 상황과 비교해 실적이 저조하다고 볼 수 있다.

하지만 국내의 다른 바이오시밀러를 살펴보면 허쥬마의 약가는 오리지널에 비해 많이 낮은 편이다. 셀트리온의 레미케이드(성분명 레미케이드, 100 mg 기준 37만 3788원) 바이오시밀러 램시마(35만 2,787원)는 오리지널 대비 5.6% 인하된 가격에 팔리고 있다. 또 셀트리온의 트룩시마(오리지널 맙테라)나 삼성바이오에피스의 에톨로체(오리지널 엔브렐)는 10% 인하 수준이다.

## Q 026 향후 바이오시밀러 수출가격은 낮아질까? 높아질까? 그 이유와 대책은?

**A**

삼성바이오에피스, 셀트리온 등 바이오시밀러(항체의약품 복제약)를 생산하는 국내 기업들의 해외 진출이 활발해지면서 바이오시밀러의 국내 가격 산정 기준이 논란이 되고 있다. 오리지널 대비 70%로 책정된 국내 가격이 해외 진출 시 걸림돌이 될 수 있다.

바이오시밀러의 가격 경쟁 분위기 또한 쉽게 식지 않을 것이란 의견이 지배적이다. 바이오시밀러의 시장이 지속적으로 확대되는 요인 중 하나로는 오리지널 의약품 대비 저렴한 약가다. 셀트리온은 오리지널 의약품에 못지않은 품질과 저렴한 약가를 앞세워 빠르게 해외시장 점유율을 넓혀왔다. 실제로 얀센의 레미케이드 매출액은 램시마가 출시된 다음 해인 2017년 45억 2500만 달러(약 5조 8124억 원)였으나, 지난해 20억 1900만 달러(약 2조 5934억 원)로 5년 사이 반 토막났다.

바이오시밀러 처방 증가는 오리지널 의약품의 판매가 하락으로 이어지기도 했다. 레미케이드의 유닛 당 평균 판매가는 2019년 75달러(약 9만 6000원)에서 2020년 45달러(약 5만 8000원)까지 인하됐다. 램시마의 미국시장 내 판매가는 레미케이드보다 약 20% 정도 저렴한 것으로 알려졌다. 같은 기간 로슈의 아바스틴 또한 바이오시밀러 청구 급증에 따라 88달러(약 11만 3000원)에서 70달러(약 9만 원) 수준으로 떨어졌다. 노바티스가 산도스 매각을 검토하는 가장 큰 이유도 이 같은 경쟁 분위기 속 제네릭·바이오시밀러의 가격 급락이다. 수익성이 악화된 사업부를 팔아 치워 실적을 올리겠다는 전략이다.

바이오시밀러가 성장하고 있는 이유는 국가별로 처방 선호도, 정책의 강도, 가격차이, 보험 등이 작용하고 있지만 기본적으로는 더 낮은 가격으로 비슷한 효과를 거둘 수 있다는 점에 기인한다. 현재 바이오시밀러 처방이 늘고 있는 유럽의 사례를 살펴보면, 스페인이나 폴란드의 경우 바이오시밀러는 오리지널보다 각각 25%, 40% 이상 가격이 더 저렴해야 한다는 가격 정책을 시행하고 있다.

미국 정부가 큰 틀에서 약가 인하에 대한 고민의 일환으로 바이오시밀러 처방 확대라는 카드를 꺼낸 만큼 상대적으로 시장 확대 속도가 더뎠던 미국 바이오시밀러 시장이 급속도로 커지는 계기가 될 수 있다는 기대감도 나오고 있다. 한국바이오협회는 "바이오시밀러가 유럽시장 진출 당시 치열한 경쟁이 불가피하다는 예측과 달리 시너지를 내며 시장이 더 확대된 측면이 있었다"며 "교체 처방 바이오시밀러 지정으로 인한 미국 시장 확대는 긍정적인 변화가 일 것으로 전망된다"고 밝혔다.

다만, 이에 따른 국내 제약바이오기업의 미국 바이오시밀러시장 진출을 위한 전략 변경도 불가피한 상황이다.

〈계속〉

**A**

미국에서 허가된 교체 처방은 기존의 오리지널과 효과적인 부분에서 동등하다는 것을 입증한 것인 만큼 기존에 허가 받은 임상과 별개로 교체 처방을 위한 임상이 추가적으로 필요한 이유다.

교체 처방 허가를 받은 셈글리와 실테조를 살펴보면 셈글리는 2019년 미국 FDA에서 제안한 바이오시밀러의 상호교환성(Inter-changeability) 가이던스에 맞게 연구를 수행해 추가 승인을 받았다. 교체 처방 허가로 시장이 확대되는 것은 반길 일이지만 반대급부로 FDA의 교체 처방 허가를 받지 못한다면 바이오시밀러 안에서도 등급이 나눠질 수 있다는 위기감도 있는 모습이다.

# Q 027 의약품 특허의 특징은?

A

## 1. 의약품 특허의 중요성

의약품 분야의 지식재산권 전략은 매우 중요하다. 미래 성장동력 확보를 위한 시장의 니즈 파악과 IP 확보를 통한 신기술 및 신산업 육성으로 선 순환적 지식재산 생태계를 구축해야 한다. 제약바이오특허는 최근 10년 동안 의료기술 분야의 특허출원이 7.4%로 가장 많이 늘어났고 바이오기술도 6.5%로 대폭 증가하고 있다. 의약분야 분쟁은 특허침해소송 위주에서 상표, 디자인 침해소송 등으로 다양해지는 추세이다. 특허권 남용 또한 다른 산업보다 심각하다. 한미 FTA 발효 이후 특허-허가 연계 시 고려사항, 특허권자의 불공정한 행위 방지, 역지불합의(pay for delay) 강제실시 등 특허권의 남용과 제한을 위한 효율적인 방안이 필요하다.

## 2. 의약품은 특허가 왜 중요한가?

- **특허 만료의약품 급격한 매출감소**

제약바이오 산업에서 제품을 출시하려면 넘어야 할 엄청난 허들이 있다. 그 허들 중 가장 큰 것이 규제기관의 허가를 받는 과정이다. 이는 다른 산업과 가장 큰 차이점이고 의약품 시장의 특수성이라 할 수 있다.

허가를 받고 시장에 제품이 출시된 이후 경쟁자가 내 제품을 카피하지 못하게 하려면 일종의 보호 장치가 필요하다. 이것이 바로 특허다. 특히, 의약품 시장에서 특허 1개의 가치가 엄청난 가치이므로 매우 중요하다. 예를 들면 휴대폰 하나에 들어가는 특허가 수백 개라면 의약품은 물질특허 하나만 있어도 진입을 차단할 수 있기 때문이다. 블록버스터 의약품의 특허권이 만료되는 순간, 즉 특허 독점권을 잃는 순간(loss of exclusivity, LOE)에도 특허의 중요성은 여실히 드러나 급격하게 매출이 감소한다.

TNF-$\alpha$억제제 항체 의약품인 '휴미라', '엔브렐', '레미케이드'를 비교해 보면 세계 최초의 바이오시밀러 셀트리온의 '램시마'가 등장한 J&J의 '레미케이드'는 2015년 유럽 특허 만료, 2018년 미국 특허 만료로 바이오시밀러 회사들의 폭격을 맞고 있다. 암젠의 '엔브렐'은 2017년 2위($ 8.3 Billion), 2018년 5위($ 7.4 Billion), 2019년 9위($ 7.2 Billion), 2020년 12위($ 6.3 Billion)로 마찬가지로 하락세이지만 하락의 경사도는 레미케이드보다 낮다. 이는 2015년 유럽 특허 만료로 매출 하락 자체를 막을 수 없지만, 미국 특허는 2029년 만료로 아직 남아있기 때문으로 보인다. 몇 년째 1위를 지키고 있는 애브비의 '휴미라'는 2018년 유럽 특허가 만료되어 2019년 매출이 꺾이면서 더 이상의 상승은 없을 것으로 보인다. 미국과 유럽의 특허 포트폴리오 달랐던 '휴미라' 미국 특허가 2023년에 만료되면 본격적인 매출 하락이 예상되어 조만간 MSD의 '키트루다'에게 1위 자리를 넘길 것으로 예상된다.

항암제, 항체 의약품도 마찬가지다. '리툭산', '허셉틴', '아바스틴' 모두 미국, 유럽에서의 특허가 만료되었거나 거의 끝나감으로 인하여 매출이 급감하고 있다. 위와 같이 블록버스터 의약품이 특허 존속기간 만료로 매출이 급감하는 특허절벽(patent cliff) 현상이 발생한다. 이는 의약품 시장에서의 특허의 중요성을 가장 잘 대변해 주고 있다.

〈계속〉

A

표. 특허만료 의약품 매출감소 추이

| 구분 | 2017 | 2018년 | 2019년 | 2020년 |
|---|---|---|---|---|
| 1 | Humira (18.9) | Humira (20.4) | Humira (19.4) | Humira (20.4) |
| 2 | Enbrel (8.3) | Eliquis (9.8) | Eliquis (12.1) | Keytruda (14.4) |
| 3 | Eylea (8.3) | Revlimid (9.6) | Keytruda (11.1) | Eliquis (14.1) |
| 4 | Revlimid (8.2) | Opdivo (7.5) | Revlimid (9.4) | Revlimid (12.1) |
| 5 | Rituxan (7.8) | Enbrel (7.4) | Imbruvica (8.1) | Imbruvica (9.4) |
| 6 | Remicade (7.8) | Keytruda (7.1) | Opdivo (8.0) | Stelara (8.0) |
| 7 | Herceptin (7.4) | Herceptin (7.0) | Eylea (7.4) | Eylea (7.9) |
| 8 | Eliquis (7.4) | Avastin (6.9) | Avastin (7.3) | Opdivo (7.9) |
| 9 | Avastin (7.1) | Rituxan (6.8) | Enbrel (7.2) | Xarelto (7.8) |
| 10 | Xarelto (6.6) | Xarelto (6.6) | Xarelto (6.8) | Dupixent (7.5) |
| 11 | Opdivo (5.8) | Eylea (6.5) | Rituxan (6.7) | Biktarvy (7.3) |
| 12 | Lantus (5.7) | Remicade (6.4) | Stelara (6.4) | Enbrel (6.3) |
| 13 | Prevena13 (5.6) | Imbruvica (6.2) | Herceptin (6.2) | Prevena13 (5.9) |
| 14 | Lyrica (5.3) | Prevena13 (5.8) | Prevena13 (5.8) | Avastin (5.6) |
| 15 | Neulasta (4.6) | Stelara (5.2) | Remicade (5.3) | Trulicity (5.4) |

## Q 028 특허연계제도의 근본적인 목적은?

**A**

의약품허가-특허연계제도는 신약의 안전성·유효성 자료에 의존한 의약품의 품목허가절차에서 신약에 관한 특허권 침해 여부를 고려하는 단계를 둠으로써, 신약의 안전성·유효성 자료 이용을 확대하면서도 그에 관한 특허권을 보다 적극적으로 보호하려는 취지하에 도입했다.

## Q 029 Hatch-Waxman Act. 1984년에 시행하게 된 배경은?

**A**

1984년, Hatch-Waxman 법으로 알려진 의약품 가격분쟁과 특허 연계법(Drug Price Competition and Patent Team Restoration Act)은 근래 제네릭 의약품 시장을 부흥시켰다. 제네릭 제조사들이 브랜드 의약품의 기전을 똑같이 가지고 있을 필요가 없고 작용시간 부분만 승인받도록 하면 된다. 사실 Hatch-Waxman 법이 통과하기 전엔 특허가 만료된 오리지널 약의 35%만이 제네릭 의약품을 가지고 있었다. 현재 제네릭 의약품 제조사들은 더 낮은 가격으로 높은 매출을 기록하고 있다. 브랜드 의약품의 최우선 고객이면서 마케팅 포커스를 두고 있는 주체는 의사이다. 제네릭 의약품 시장에서의 약은 상품으로 생각한다. 따라서 제네릭 의약품의 마케팅전략은 다른 의약품과 다르게 4P에 해당하는 가격(Price), 유통(Place), 제품(Product), 판촉(Promotion) 중 가격에 가장 초점을 맞춰 진행한다. 제네릭 의약품 시장에서의 가장 큰 차이점은 의사가 최우선 고객이 아니라는 점이다. 일반적으로 의사가 선택하는 의약품은 제약사 입장에서 볼 때 시장에서 유리한 입지를 다지기 쉽다. 그러나 의사들은 환자들이 요구하는 약을 선택해서 제공했고, 그 결과 제약회사는 의약품을 공급하는 회사들을 공략했다. 유통과정도 공동구매나 도매업에 따라서 의약품 공급자에게 영향을 줄 수 있다. 의약품 종류와는 상관없이 제약시장에서 소비자를 충족시키는 것은 가장 중요한 마케팅 전략이다. 제네릭 마케팅은 고객 중심보다는 제품 중심의 마케팅을 원칙으로 한다. 고객중심의 마케팅은 시장을 이해하고, 고객의 니즈(Needs)와 원츠(Wants)를 파악한 뒤 제품을 발전시킬 때 그들의 요구를 만족시켜야만 한다. 제품 중심의 마케팅은 우선 제네릭 제조사들이 제품을 생산하고 시장의 가격적인 면을 중심으로 공략하여 제품이 가능한 많이 팔리게 하는 것이다.

## Q 030 의약품 특허와 핸드폰 특허 보호 기간이 다른 점은? 이유는?

**A**

핸드폰 특허는 3차원 공간적인 구조, 결합 형태에 따라 수십 개, 수백 개의 특허 기술이 모여 핸드폰으로 탄생되어 타 경쟁업체가 쉽게 만들기는 시간과 비용이 많이 소요된다. 반면에 의약품은 예를 들어 경구용 항응고제(new oral anticoagulant, NOAC) 화이자의 제품명 '엘리퀴스(Eliquis)' 성분명 아픽사반(apixaban)는 single compound로 이 화합물은 비교적 쉽게 만들 수 있을 것이다. 긴 시간과 많은 비용을 투자에 개발한 화합물을 다른 업체가 그대로 따라 만든다면 더 이상 신약개발을 하지 않을 것이다. 이를 보완하기 위해서는 특허가 필요하다.

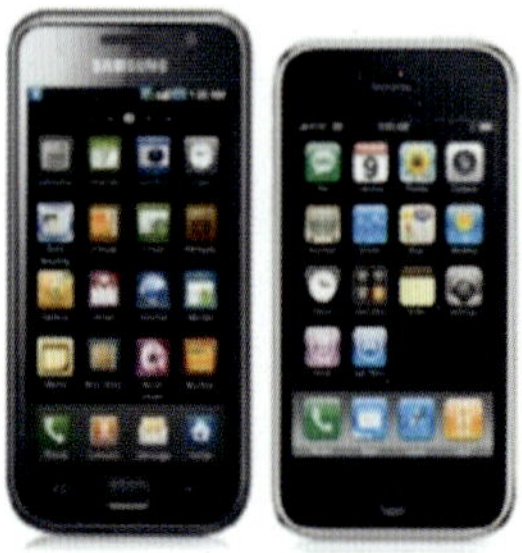

VS.

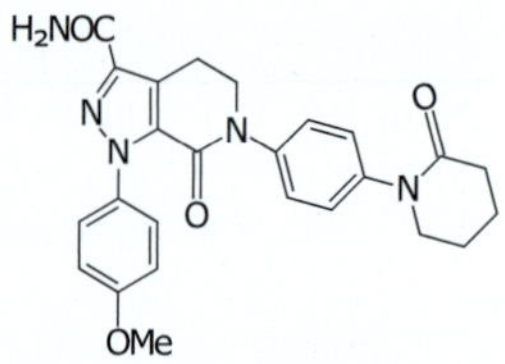

성분명: 아픽사반(apixaban)
제품명: 엘리퀴스(화이자)

**• 의약품은 비슷하지만 조금 다르게 만들어 팔 수 있을까?**

인체에 투여하는 의약품은 청소기 같이 조금 변경하여 사용하게 된다면 다양한 부작용이 발생할 수 있어 조금만 변경한 의약품도 별도의 임상시험 진행 후 엄격한 규제 후 허가를 받아야 사용할 수 있다.

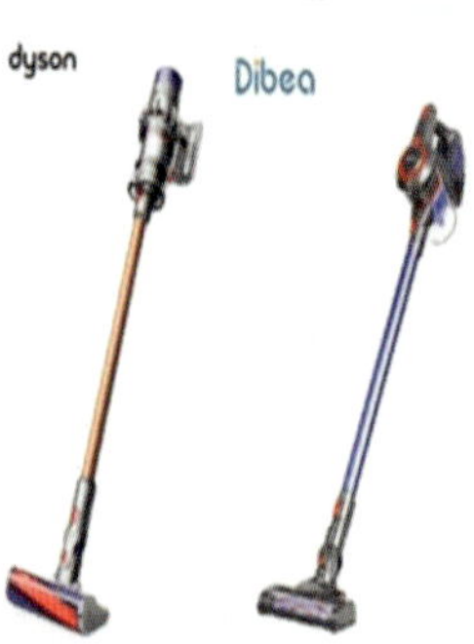


VS.

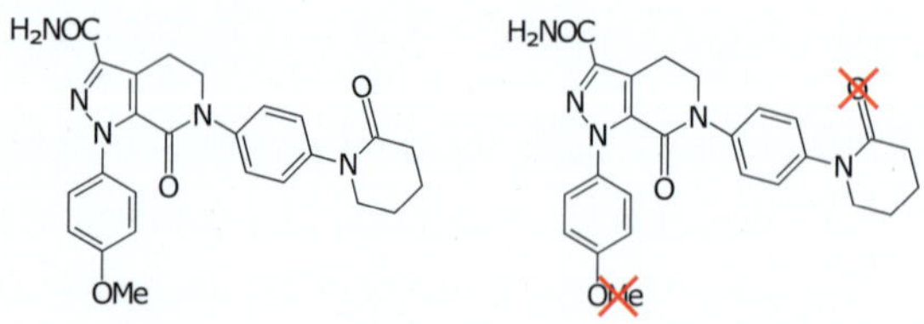

성분명: 아픽사반(apixaban)
제품명: 엘리퀴스(화이자)

약으로 사용 가능??

## Q 031 '적응증 세분화' 전략으로 특허 회피(무효화) 가능할까?

**A**

후발제약사의 품목허가신청 사실 통지 의무는 허가특허연계제도의 핵심이다. 약사법(제50조)과 특허법(제95조)에서 규정한 허가특허연계제도에 따르면, 후발제약사는 특허목록에 등재된 의약품의 품목허가를 신청했을 경우 20일 이내에 특허권자에게 허가신청 사실을 통지해야 한다. 또한, 특허권자는 통지를 받은 날로부터 45일 이내에 특허소송 등을 제기하고 식약처장에게 후발의약품에 대한 판매금지를 신청할 수 있다. 판매금지 신청을 받은 식약처장은 해당 특허가 무효 또는 권리범위에 속하지 않는다는 심결·판결이 있는 경우를 제외하고 9개월간 판매를 금지시킨다.

새로운 적응증 세분화(확대) 전략으로 경구용 혈당강하제 DPP-4 inhibitors 중 하나인 '가브스(Vildagliptin)' 특허를 회피하려던 한미약품의 도전이 실패했다. 하지만 적응증을 세분화하여 품목허가를 신청할 경우, 해당 사실을 특허권자에게 통지해야 하는지 아닌지에 대한 논란이 있을 수도 있다.

동아ST의 DA-2811 물질은 프로드럭(Pro-drug; 약물 자체는 약효가 없지만 인체 흡수되면 유효성분으로 변해 약효를 발휘)하는 전략으로 경구혈당강하제 Sodium-glucose Cotransporter-2 (SGLT2) Inhibitors의 First in class인 '포시가정 10 mg (Dapagliflozin)'의 물실특허를 회피하여 '포시가정 10 mg (Dapagliflozin)'을 대조약으로 '포시가'와 동등성을 입증하기 위하여 임상계획서를 식약처에 제출하여 2020년 4월에 임상1상 계획서를 승인받았다.

Chapter

# 02

# 약가 사후관리제도

Q&A

## Q 032 사용량 연동제도의 문제점은?

**A**

사용량 약가 연동제는 신약의 등재 시점에서 경제성 평가나 가중평균가 수용으로 임상적 유용성과 비용-효과성이 검증됐기에 사용이 장려돼야 함에도 불구하고 등재 후 사용량이 늘어남에 따라 오히려 약가인하 처분을 받게 되므로 제약회사 입장에서는 혁신의 가치를 인정하지 않고 우수한 의약품에 패널티를 주는 격으로 인식할 수 있다. 제약업계는 제약산업은 일반 제조업과 달리 지속적인 신약개발을 위해 매출이익을 재투자하는 선순환 구조가 필수적으로 우리나라의 약가사후관리제도 특히 사용량-약가 연동제가 지나치게 중복적이고 불합리한 규제라고 주장하고 있다.

## Q 033 특허만료 오리지널 일부 의약품의 매출이 미국보다 한국에서 매출이 더 많은 이유는?

**A**

오리지널 의약품의 특허만료 이후 한국 시장에서 매출이 더 많은 이유는 두 가지가 있다. 첫째, 한국 시장에서는 제네릭과 비슷한 수준의 약가를 형성하면서 처방현장에서 오리지널 의약품의 선호도가 높아져 지속적인 처방이 이루어지기 때문이다. 둘째, 국내제약사들의 공격적인 영업 방식은 특허만료 의약품의 시장방어 전선에 견고하게 구축하기 때문이다.

## Q 034 특허만료 오리지널 의약품은 어떻게 한국시장에서 스테디셀러가 되었나?

**A**

다양한 제약영업마케팅 활동 중 임상시험을 통하여 제품의 우수성을 지속적으로 홍보하는 방법이 가장 대표적이다. 또 다른 예로는 인포그래픽 마케팅(infographic marketing)을 활용하는 방안이 있다.

인포그래픽 마케팅은 정보, 데이터, 지식을 시각적으로 표현해 제품 정보를 빠르고 쉽게 표현하기 위해 사용된다. 한국 화이자제약의 인포그래픽 마케팅 사례는 제품 자체에 임팩트가 많다는 자신감이 있다는 것을 보여준다.

한국화이자제약은 당뇨병 치료제가 없다. 그런데 당뇨 관련 캠페인을 진행했다. 고지혈증치료제 "리피토는 당신입니다."라는, 이른바 '당신' 캠페인이다. ALPs 임상편에서는 알프스 산맥 봉우리에 대표 임상 깃발을 꽂는 식으로 데이터를 알리는 기발함을 선보였다. Atorvastatin landmark programs 앞자를 따서 'ALPs'라는 재치 있는 네이밍을 했다. 글로벌 치료 가이드라인(ACC/AHA, ADA, NICE 등)에 영향을 미친 임상은 함께 묶어 이해를 더했다. 고혈압 환자 심혈관계 사건위험 감소 효과(ASCOT-LLA), 관상동맥 심질환 환자 심혈관계 사건 위험 감소효과(TNT), 제2형 당뇨병 환자 심혈관계 사건 위험 감소 효과(CARDS), 급성관상동맥증후군 발생 환자에서 타 스타틴 대비 고용량(80 mg) 치료 효과(PROVE-IT), 심근경색증 병력 환자 혈관재생술 위험 감소 효과(IDEAL) 등이 봉우리에 깃발을 꽂았다. 이는 인포그래픽 마케팅으로 제2형 당뇨병 환자의 심혈관 질환 위험 감소 적응증 관련 제품의 정보를 보다 빠르게 각인시키고 있다.

# Part 06

# 국민건강보험

Chapter

# 01

# 국민건강보험

Q&A

## Q 001 직장가입자 보험료 부과 방식은? 지역가입자 보험료 부과 방식은?

**A**

건강보험은 직장가입자와 지역가입자로 적용대상을 구분하는데, 직장가입자는 사업장의 근로자 및 사용자와 공무원 및 교직원, 그리고 그 피부양자로 구성되고 지역 가입자는 직장가입자를 제외한 자를 대상으로 한다. 건강보험 대상자 중 피부양자는 직장가입자에 의하여 주로 생계를 유지하는 자로서 보수 또는 소득이 없는 자를 의미하며, 직장가입자의 배우자, 직계존속(배우자의 직계존속 포함), 직계비속(배우자의 직계비속 포함) 및 그 배우자, 형제·자매를 포함한다.

### 직장가입자 보험료 부과방식(2023년)

**1. 직장가입자 보수월액보험료**

직장가입자의 소득 능력에 따라 보험료를 부과하는 것이며, 전년도 신고한 보수월액으로 보험료를 부과한 후 당해연도 보수총액을 신고 받아 정산하는 방식을 채택

**2. 소득월액보험료**

보수월액에 포함된 보수를 제외한 소득(보수외소득)이 연간 2,000만 원을 초과하는 직장가입자에게 보수외소득을 기준으로 소득월액보험료 부과(2022.9.1. 시행)

2012.9.1.~2018.6.30. : 연간 7,200만 원 초과
2018.7.1.~2022.8.31. : 연간 3,400만 원 초과
2022.9.1.~: 연간 2,000만 원 초과

**3. 보험료 산정방법**

- 보수월액보험료
  - 건강보험료 = 보수월액 × 건강보험료율(7.09%=가입자 3.545%+사용자 3.545%)
  - 장기요양보험료 = 건강보험료 × 장기요양보험료율(0.9082%)/건강보험료율(7.09%)
- 소득월액보험료
  - 건강보험료= {(연간 보수외소득 - 2,000만 원) ÷ 12월} × 소득평가율 × 건강보험료율(7.09%)

① (연간 보수외소득 - 2,000만 원) ÷ 12월 × 소득평가율 = 소득월액
② 소득월액 × 건강보험료율 = 소득월액보험료

※ 2022.9.부터 적용
※ 소득평가율: 사업·이자·배당·기타소득(100%), 연금·근로소득(50%)
※ 2018. 6월 이전 소득월액 건강보험료 산정: 연간 보수외소득 × 소득평가율 ÷ 12월 × 건강보험료율 × 50/100
※ 2022. 8월 이전 소득월액 건강보험료 산정: (연간 보수외소득 - 3,400만 원) ÷ 12월 × 소득평가율 × 건강보험료율

장기요양보험료=건강보험료 ×장기요양보험료율(0.9082%)/건강보험료율(7.09%)

〈계속〉

A

**보수월액**

직장가입자가 당해 연도에 받은 보수총액을 근무월수로 나눈 금액

- 월별 보험료 상한액: 7,822,560원

※ 월별 보수월액 상한액: 110,332,300원(월별 보험료 상한액을 역산한 금액)

- 월별 보험료 하한액: 19,780원

※ 월별 보수월액 하한액: 279,266원(월별 보험료 하한액을 역산한 금액)

**※ 국민건강보험법 시행령 제32조(월별 보험료액의 상한과 하한) 개정**

상·하한선 기준이 '보수월액' 기준에서 '보험료' 기준으로 변경됨

- 상한선: 전전년도 직장 평균 보수월액 보험료의 30배(7,822,560원)
- 하한선: 전전년도 직장평균 보수월액보험료의 8% 수준(19,780원)

※ 전전년도(2021년) 직장 평균 보수월액 보험료(260,752원)

**소득월액**

보수월액에 포함된 보수를 제외한 직장가입자의 소득(이자, 배당, 사업, 근로, 연금, 기타소득)으로 합산 후 2,000만 원을 공제한 금액을 12로 나누어 소득종류에 따라 소득평가율을 곱한 금액

- 소득평가율: 「소득세법」에 따라 산정한 이자, 배당, 사업, 기타소득금액(100%), 소득세법」에 따른 근로·연금소득의 금액 합계액(50%)

※ 국민건강보험법 시행령 제32조(월별 보험료액의 상한과 하한) 개정

상·하한선 기준이 '보수월액' 기준에서 '보험료' 기준으로 변경됨

- 상한선: 전전년도 직장 평균 보수월액 보험료의 15배(3,911,280원)
- 하한선: 소득월액은 하한선 없음

※ 전전년도(2021년) 직장 평균 보수월액 보험료(260,752원)

**보험료율(2023년 기준)**

- 건강보험료율: 7.09%(가입자+사용자부담)
- 장기요양보험료=건강보험료×장기요양보험료율(0.9082%)/건강보험료율(7.09%)

**지역가입자 보험료 부과방식(2023년)**

지역가입자의 건강보험료는 가입자의 소득, 재산(전월세 포함), 자동차 등을 기준으로 정한 부과요소별 점수를 합산한 보험료 부과점수에 점수당 금액을 곱하여 보험료를 산정한 후, 경감률 등을 적용하여 세대단위로 부과.

〈계속〉

A

◎ **보험료 산정방법**

- 건강보험료 = 부과요소별 부과점수 × 점수당 금액(208.4원)

**- 연소득 336만 원 이하세대**

소득최저보험료(19,780원)+【부과점수{재산(전월세 포함)+자동차}×부과점수당 금액(208.4원)】

**- 연소득 336만 원 초과 세대**

부과요소별 부과점수【소득+재산(전월세 포함)+자동차】 × 부과점수당 금액(208.4원)

**표. 연도별 지역보험료 부과점수당 금액**

| 연도 | 2012년 | 2013년 | 2014년 | 2015년 | 2016년 | 2017년 | 2018년 | 2019년 | 2020년 | 2021년 | 2022년 | 2023년 |
|---|---|---|---|---|---|---|---|---|---|---|---|---|
| 점수당 금액(원) | 170.0 | 172.7 | 175.6 | 178.0 | 179.6 | 179.6 | 183.3 | 189.7 | 195.8 | 201.5 | 205.3 | 208.4 |

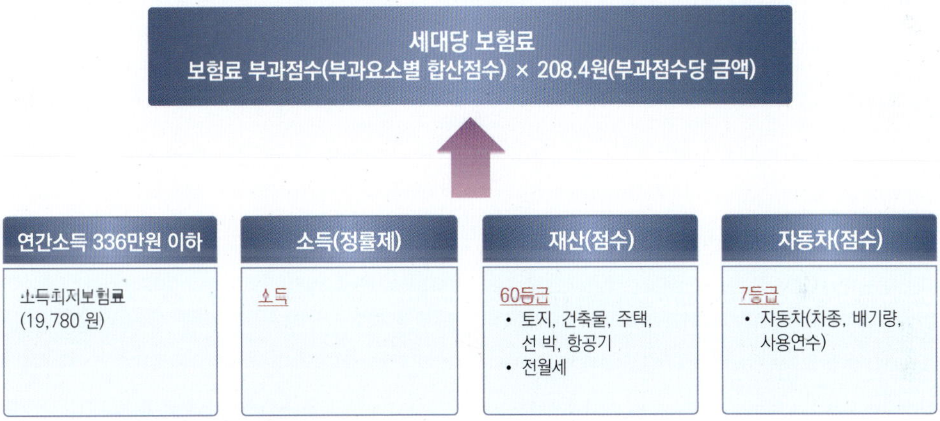


그림 **지역가입자 건강보험료 부과체계.**

- 장기요양보험료 = 건강보험료 × 장기요양보험료율(0.9082%)/건강보험료율(7.09%)

**표. 연도별 장기요양 보험료율**

| 연도 | 2012년 | 2013년 | 2014년 | 2015년 | 2016년 | 2017년 | 2018년 | 2019년 | 2020년 | 2021년 | 2022년 | 2023년 |
|---|---|---|---|---|---|---|---|---|---|---|---|---|
| 장기요양 보험료율 (%) | 6.55 | 6.55 | 6.55 | 6.55 | 6.55 | 6.55 | 7.38 | 8.51 | 10.25 | 11.52 | 12.27 | 12.81 |

※ 노인장기요양보험법 제9조(장기요양보험료의 산정), 같은 법 시행령 제4조(장기요양보험료율)
※ 2023년부터 장기요양보험료 산정방식 변경(장기요양보험료 부과체계 참조)

〈계속〉

A

◎ **보험료 부과점수의 기준**

- 소득 점수: 이자소득, 배당소득, 사업소득, 근로소득, 연금소득, 기타소득
- 재산 점수(60등급): 주택, 건물, 토지, 선박, 항공기, 전월세
- 자동차 점수(7등급): 부과점수 축소, 등급확대, 점수 감경도입.
- 소득 최저 보험료: 19,780원

## Q 002 국민건강보험이 3자 지불방식으로 결정되는 이유는?

**A**

우리나라의 국민건강보험은 피보험자가 필요시에 의료서비스를 이용하면 의료공급자가 제3자인 보험자에게 진료비를 청구하며, 보험자는 청구된 진료비를 심사하여 의료공급자에게 직접 지불하는 제3자지불제를 택하고 있다. 그러나 지급기관과 심사기관은 분리해서 운영하고 있다는 특징이 있다.

제3자 지불방식을 적용하는 국가로는 독일, 일본 등이 있다. 제3자 지불제도를 도입하는 이유는 여러 가지가 있지만 가장 큰 것은 수진자가 우선 부담하는 금액을 줄여줘 저소득층의 의료이용에 대한 제약이 적다는 것이며, 환급 과정의 번거로움 또한 줄여주는 것이다. 우리나라는 1989년 전국민의료보험 도입 당시 1인당 국민소득이 5천 달러 정도로서 국민의 의료비 부담 능력이 낮은 편이었기 때문에 제3자 지불방식을 도입하였다. 그러나 제3자 지불제도의 단점은 환자들이 진료비에 대한 인식이 약해 과도한 진료를 받으려는 문제가 생길 수 있고, 의료기관은 제3자인 보험자로부터 진료비를 받게 되면서 과잉진료 및 부당청구, 또는 진료비 삭감 등의 문제가 발생되고 있어 제도적 보완이 필요하다. 또한 일부 의료기관에서는 이 제도로 인해 총진료비 수령시기가 늦어지고, 심사 후 삭감으로 인해 행정적, 재정적인 부담이 가중되어 의료기관의 경영에 영향을 주며, 의사의 소신 진료를 저해한다는 불만이 제기되고 있다. 특히 현재 1인당 국민소득이 3만달러를 웃도는 상황에서 제3자 지불제도를 계속 유지할 것인지 논의가 필요한 시점이다.

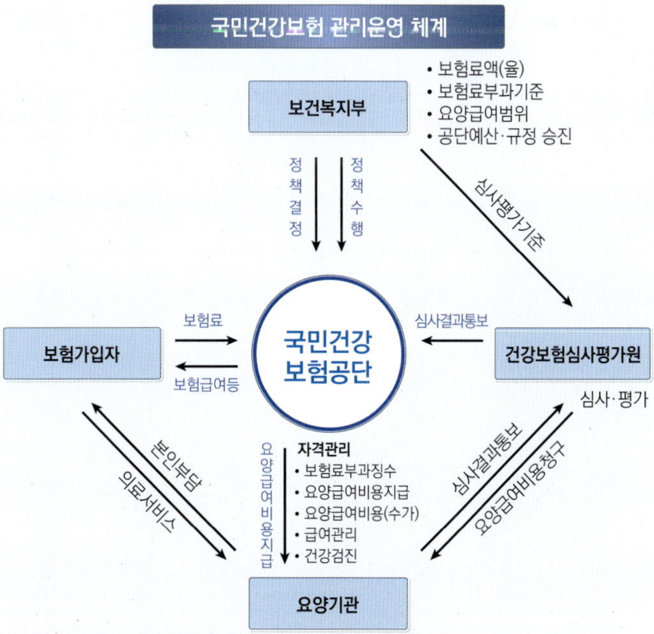


그림 국민건강보험 관리운영 체계, 보건복지부.

## Q 003 우리나라 국민보험보장률은 어떻게 되는가? 이는 OECD 국가보다 낮은가? 높은가?

**A**

우리나라 국민보험보장률은 OECD 국가보다 낮다. 국내 의료비 지출 구조에서 건강보험 등 공공재원이 차지하는 비율은 다른 나라들보다 낮았지만, 민간보험이나 직접 부담 비율이 상대적으로 높았다. 건강보험보장률이란 환자가 내야 하는 의료비용 중에서 보험을 통해 얼마까지 보장되는지를 비율(%)로 나타낸 것이다. 가령, 진료비 총액이 100만 원이 나왔고 보장률이 70%라면 환자 본인이 30만 원, 건보공단이 70만 원을 낸다는 말이다. 보장률 수치가 높을수록 당연히 환자 본인이 부담해야 하는 의료비는 적어지게 된다.

**표. 연도별 건강보험 보장률, 국민건강보험공단**

| 구분 | 2012년 | 2013년 | 2014년 | 2015년 | 2016년 | 2017년 | 2018년 | 2019년 | 2020년 | 2021년 |
|---|---|---|---|---|---|---|---|---|---|---|
| 건강보험 보장률 | 62.5 | 62.0 | 63.2 | 63.4 | 62.6 | 62.7 | 63.8 | 64.2 | 65.3 | 64.5 (−0.8%p) |
| 법정 본인부담률 | 20.3 | 20.0 | 19.7 | 20.1 | 20.2 | 20.2 | 19.6 | 19.7 | 19.5 | 19.9 (+0.4%p) |
| 비급여 부담률 | 17.2 | 18.0 | 17.1 | 16.5 | 17.2 | 17.1 | 16.6 | 16.1 | 15.2 | 15.6 (+0.4%p) |

주) 전체 건강보험 보장률은 현금급여(본인부담상한제 사후환급금, 임신출산진료비 지원금, 요양비)를 포함함.

# Q 004 최근에 비급여에서 급여로 전환된 항목은? 또한 전환 후 급여 청구 결과는?

**A**

▷ 최근 MRI 급여(2022년 3월 적용), 선택진료 등이 급여로 전환되었다.

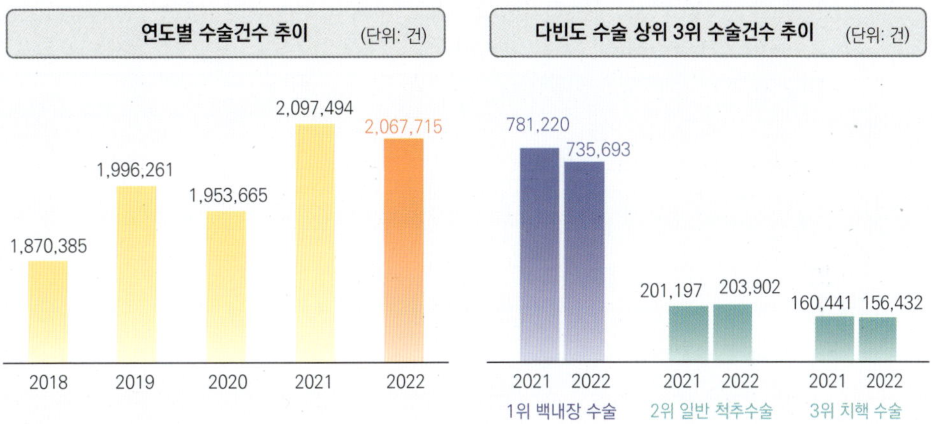


**그림** MRI 급여 비용.

▷ 또한 급여가 되는 백내장 수술 등과 한방에서 자동차 보험 진료비가 큰 폭으로 상승했다.

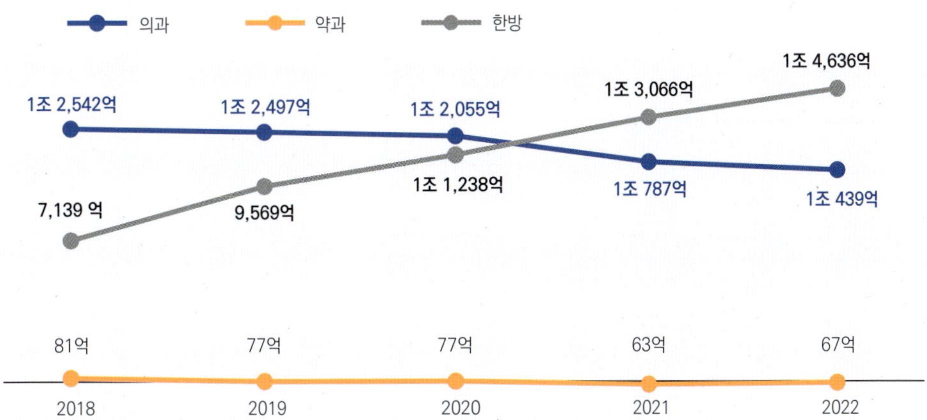


**그림** **자동차보험 진료비 통계.** (출처: 건강보험심사평가원, 2023. 7. 14. 제출자료)

## Q 005 실손보험 가입이 큰 폭으로 증가하고 있다. 그 이유와 이에 따른 문제점은?

**A**

실손보험은 피보험자가 병원 치료 시 부담한 의료비[급여 본인부담금+비급여]의 일정 금액을 보장하는 보험상품으로 국민건강보험의 보완형으로 도입되어, 국민의 사적(私的) 사회 안전망으로서 역할을 수행하는 대표보험으로 성장하였다.

**표. 보험가입자(대)수 비교**

| 실손보험(명) | 자동자보험(대) | 국민건강보험(가입자) |
|---|---|---|
| 3,977만 명('22.3월 기준) | 2,423만 대('21.12월 기준) | 5,135만 명('21.1월 기준) |

실손보험은 판매시기 및 보장구조 등에 따라 1세대(舊실손), 2세대(표준화), 3세대(新실손), 4세대, 노후·유병력자 실손 등으로 구분한다.

**표. 실손보험 상품 현황**

<table>
<tr><th rowspan="2">구분</th><th rowspan="2">1세대</th><th colspan="3">2세대</th><th colspan="2">3세대</th><th rowspan="2">4세대</th></tr>
<tr><th>선택형 I</th><th>표준형</th><th>선택형 II</th><th>표준형</th><th>선택형 II</th></tr>
<tr><td rowspan="2">자기 부담</td><td rowspan="2">손보: 0%<br>생보 20%</td><td rowspan="2">10%</td><td rowspan="2">20%</td><td rowspan="2">급여 10%<br>비급여 20%</td><td>20%</td><td>급여 10%<br>비급여 20%</td><td>주계약(급여)<br>20%</td></tr>
<tr><td>특약 30%</td><td>특약 30%</td><td>특약(비급여)<br>30%</td></tr>
<tr><td>갱신</td><td>1~5년</td><td>3년</td><td>1년</td><td>1년</td><td>1년</td><td>1년</td><td>1년</td></tr>
<tr><td>재가입</td><td>없음</td><td>없음</td><td>15년</td><td>15년</td><td>15년</td><td>15년</td><td>15년</td></tr>
<tr><td>입</td><td>22.1%</td><td>42.8%</td><td>0.4%</td><td>6.0%</td><td>0.4%</td><td>24.2%</td><td>1.5%</td></tr>
</table>

**실손보험 시장규모**

- 보유계약은 매년 증가하고 있는 가운데 '21.12월말 기준 3,550만 건으로 전년(3,496만 건) 대비 54만 건(1.6%) 증가
- (보험료수익) 신규가입 및 보험료 인상 등으로 매년 증가하고 있으며, '21년 11.6조 원으로 전년(10.5조원) 대비 1.1조 원(10.4%) 증가

〈계속〉

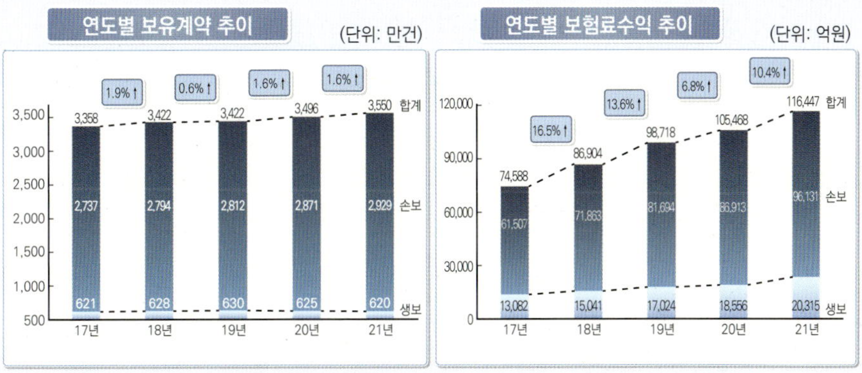


그림 국민건강보험 관리운영 체계, 보건복지부.

이처럼 보유계약은 매년 증가하고 있으나 실손보험 사업은 적자폭이 ′18년 이후 증가 추세이며, 21년 중 보험료 인상(약 15%)에도 경과손해율은 113.1%로 전년 11.8%대비 1.3% 증가하였다. 이는 자기부담비율이 낮은 과거 판매상품의 상품구조상 과잉 의료 이용에 대한 효율적 장치 부재에 기인한다.

이렇게 실손보험 손해율이 급증되면 보험료가 증가되어 보험가입자의 부담을 가중시키게 되고, 실손보험 판매를 중단하는 보험회사도 계속 나타나게 된다(실손 판매 보험사 2010년 30개사 → 2021년 10월 15개사). 이러한 상황의 구조적 요인으로는 먼저 보험회사의 과거 잘못된 상품 설계를 들 수 있다. 실손보험 초기에는 자기부담률 0%로 설계하여 과잉 진료 유발하게 되있는데, 상위 이용량의 10%가 전체 보험금의 58.8%를 수령하는 등 실손 가입자간 형평성 문제도 발생하게 되었다. 또한 의료기관 및 환자의 과잉진료와 의료쇼핑 등의 도덕적 해이 발생, 비급여 관리체계 미흡 등의 복합적인 이유가 있다. 건강보험의 효율적인 운영을 위해서는 부적절한 의료서비스의 수요와 공급에 대한 통제가 중요하지만, 특히 우리나라는 주요국에 비해 비급여에 대한 의료 공급의 통제 제도가 미흡하다(아래 표 참고). 따라서 과잉진료 방지를 위해 비급여 관리를 강화하고, 가입자의 보험료 부담 형평성을 제고하기 위한 상품체계 개편, 의료보장 공백이 발생하지 않는 범위 내에서 공·사보험의 역할 재정립의 노력 등이 필요할 것으로 생각된다.

**표. 경상의료비 중·정부 의무가입제도 비중(%) 추이**

| 국가 | 의료이용 | 의료 공급: 비급여 |
|---|---|---|
| **한국(4세대 실손)** | 비급여에 대한 보험료 차등제 적용(예정) | 없음 |
| **독일** | 보험금 무청구자의 보험료 환급[주)] | 민영 건강보험에 대한 의료수가 가이드라인 적용 |
| **호주, 프랑스, 네덜란드, 미국 등** | 보험회사-의료기관 간 네트워크 허용 | 보험회사-의료기관 간 의료수가 협상 |

주) 일년간 보험금 청구가 없는 경우 보험료 일부를 환급해주는 보험료 환급제도(Premium Refund System)로 공적 건강보험의 대체형 민영 건강보험에 한해 적용하며, 관련 제도의 운영 여부 및 운영 형태는 보험회사별로 상이함

## Q 006 다큐멘터리 영화 'Sicko'를 통해 알 수 있는 한국 vs. 미국의 의료보험제도 장단점은?

**A**

한국의 의료정책은 국민 모두가 돈이 없어 병원에 못 가는 일이 발생하지 않도록 저렴한 보험료 부담으로 전 국민들의 의료 보장 체계를 갖추고 있다. 따라서 한국에서는 의료보험 가입은 국민들의 의무사항이자 권리이다. 한국의 의료정책은 다른 나라와 비교하면 단점보다는 장점이 많은 매우 좋은 시스템이다. 일부 단점을 찾는다면 일부 난치병 등에 대한 지원이 부족하거나 국민들이 비급여항목의 부담을 느끼는 정도다. 이 또한 희귀병, 난치병질환 치료제들도 지속적으로 급여 의약품 목록에 등재되고 있다. 즉 적당한 금액으로 높은 수준의 의료서비스를 받을 수 있다. 반면에 의료보험 체계 유지에 점점 더 많은 국가 예산이 투입되고 있으며, 의료보험공단의 재정 악화가 심각한 사회문제로 대두하기 시작했다. 약가는 환자의 의약품 접근성을 보장하면서 동시에 제약회사의 신약개발을 지속적으로 장려하고 보상할 수 있는 적절한 시스템을 근간으로 해야 혁신신약이 개발되고 환자의 건강권에도 공여할 수 있다. 우리나라 건강보험은 단일보험체제로 인하여 평등성을 강조하고 있으나 환자의 다양한 의료욕구를 만족시킬 수 없고 보험재정 적자는 급격하게 증가하고 있다. 이를 해결하기 위해서는 민간보험 도입과 의료영리법인 허용 등 다양한 대안을 고려해 기본적인 건강권을 확보함과 동시에 다양한 욕구를 충족시킬 수 있는 대안이 필요하다. 현재 시행하고 있거나 실행할 예정인 다양한 약가 및 등재정책들은 대부분 약가인하를 유발하고 있어 신약개발에 적합한 정책인지 의문이 있다. 특허권 등 지적재산권에 대한 보장 강화와 신약개발에 대한 과감한 정책이 있어야 한다.

미국의 의료보험제도는 각 개인은 의료보험을 꼭 가입해야 하는 법률이 없고 개인 또는 회사별로 각자 가입해야 한다. 대개의 경우 직장의료보험을 통해 의료혜택을 누리게 된다. 사업주와 본인이 일정한 배분에 의해 공동 부담하는 경우가 일반적이며, 보통 소액의 본인 부담금을 제외하고 그 이상의 의료비를 보험회사에서 처리한다. 미국에는 의료보험회사가 무수히 많으며 종류도 다양하므로 여러 의료보험회사를 살펴보고 자신의 예산과 실정에 맞는 회사를 선택해야 한다. 하지만 미국의 의료 정책은 비싼 보험료를 낸 사람들은 의료보험 혜택을 볼 수 있지만, 의료보험 미가입자는 각자가 알아서 비싼 병원비를 부담하면서 병원을 찾아가야 한다. 미국의 의료보험 미가입자는 약 9%(약 3,000만 명)에 이른다. 보험 가입자에 대해서도 어떠한 수단을 강구해서라도 보험금의 지불거부로 인하여 이윤의 최대화를 올리는 의료보험 회사, 제약회사, 이에 유착한 정치가들을 폭로한 다큐멘터리 영화 'Sicko'에서 볼 수 있듯이 미국인들의 상당수 사람들은 의료보험 혜택에서 벗어나 있는 상황이다. 미국은 고령자와 저소득층을 위해 메디케어, 메디케이드와 같은 의료보험제도가 있다. 하지만 의료보험비용이 매우 비싸다. 문제는 저소득층도 아니고 그렇다고 해서 비싼 의료보험료를 감당하기에는 너무 잘 살지도 않는 사람들 즉 의료보험정책의 공백이 존재한다. 그런 문제를 해결하기 위해 오바마대통령이 들고 나왔던 것이 오바마 케어이다.

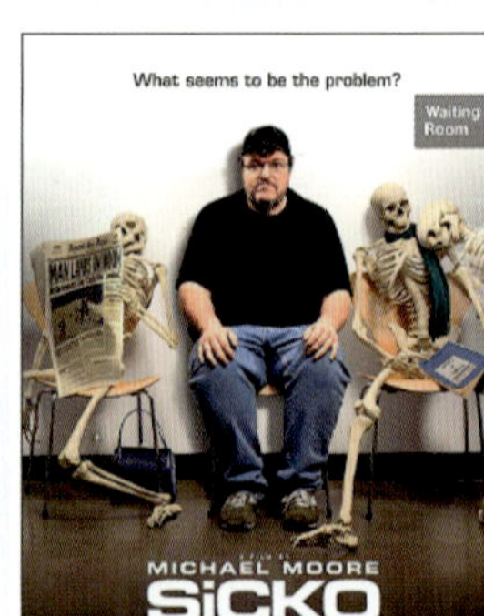

## Q 007 행위별수가제(Fee-for-service)의 장점은? 문제점은?

**A**

행위별수가제는 진료에 소요되는 약제 또는 재료비를 별도로 산정하고, 의료인이 제공한 진료행위 하나하나 마다 항목별로 가격을 책정하여 진료비를 지급하도록 하는 제도이다. 가장 보편적이고 시장접근적인 방법으로 대부분의 자본주의 경제체제를 가진 국가에서는 이 행위별수가제를 많이 채택하고 있다. 우리나라는 의료보험제도 도입 때부터 기본적으로 행위별수가제 지불방식을 운영하고 있다. 행위별수가제는 의료인이 제공한 시술내용에 따라 값을 정하여 의료비를 지급하는 것으로, 전문의의 치료방식에 적합하다. 즉, 위중하거나 진료에 시간이 많이 걸리며 특별한 기술을 요하는 질병이나 진료재료가 많이 소요되는 질병에 대하여는 정확히 그만큼 많은 진료비를 의료인에게 지급하게 된다. 이는 일반 상행위의 원칙이 가장 많이 적용되는 방식으로서 의료인이 가장 선호하는 방식이기도 하다. 더 철저한 적은 횟수의 검사보다는 짧고 빈도가 많은 진료를 유도하게 된다. 또한, 행위별 수가제는 의료인들로 하여금 의료장비·기술의 개발을 촉진하게 하는 유인효과가 있어 신의료기술 발달 및 임상연구 발전에 기여하는 등 양질의 의료서비스 제공을 가능하게 하는 장점도 있다.

현행 행위별수가제에서는 실시한 행위의 각 항목에 따라 비용이 지불되기 때문에 불필요한 의료서비스가 제공될 가능성이 있다. 또한 의료공급자로 하여금 환자에게 가능한 고급서비스를 제공하도록 하는 유인할 수 있다. 이 경우 의료자원의 낭비는 물론 오히려 특정 질환을 초래할 가능성이 있다. 반대로, 행위별수가제 하에서는 의료제공자에게 이익이 되지 않는 경우 의료서비스의 감소 가능성도 있다. 이 밖에도 개별 의료 행위에 대한 적정 수가를 정하는 것이 쉽지 않고, 의료기관이나 시술자에 따라 질적 수준에 차이가 있음에도 같은 행위에 대해서는 같은 수가를 받는다는 단점도 있다. 이 같은 행위별수가제의 문제점 일부를 해결하기 위해서는 다음과 같은 개선방안이 필요하다.

첫째, 의료서비스 항목 간 불균형을 교정할 수 있는 목표 의료비를 설정하는 것이다. 이는 미국에서 의료비 상승표의료비 제도를 도입하는 것으로, 실제 의료비가 목표의료비를 초과하면 다음 해의 수가 인상률에 이를 반영하여 수가의 인상을 감소시키는 것을 말한다.

둘째, 진단명 기준 포괄수가제를 일부 도입하여 행위별수가제가 가지고 있는 많은 비효율성을 개선하는 것이다. 포괄수가제는 개별 병원에게 진단명별로 보상해 주는 가격수준을 해당 진단명을 가진 환자를 치료하는데 전체 병원에서 평균적으로 소요되는 비용에 맞추어 서로 다른 병원 간에 암묵적으로 비용 인하 경쟁을 유도하는 효과를 가진다.

〉

A

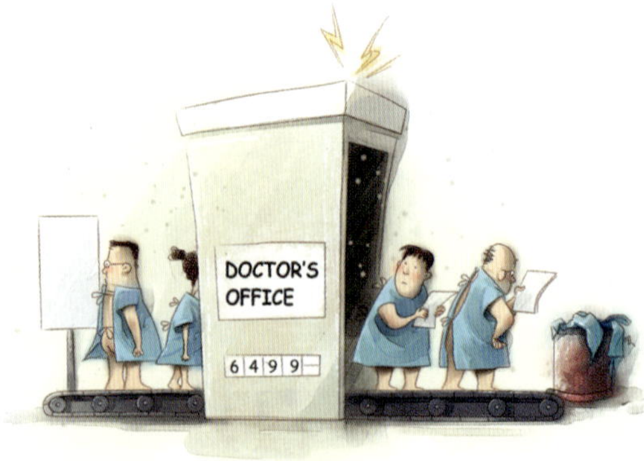


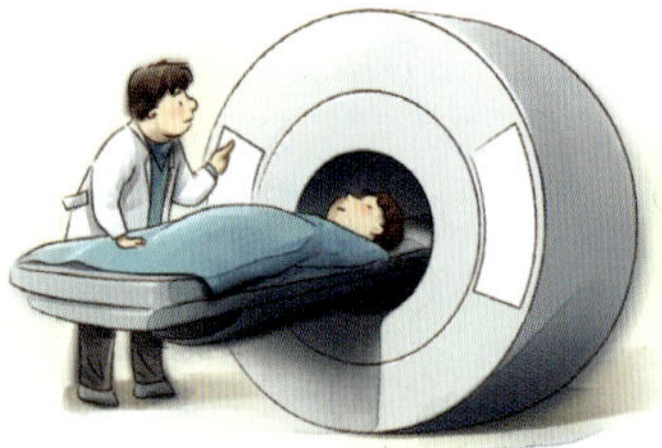

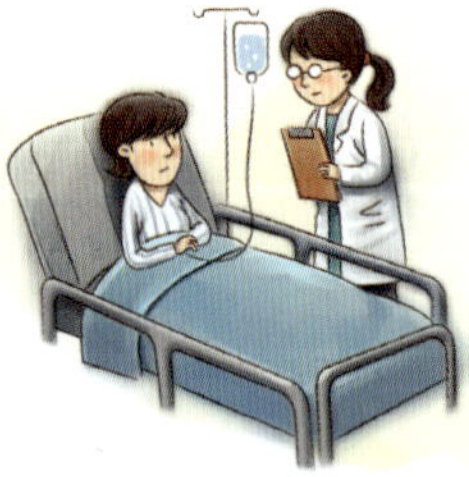

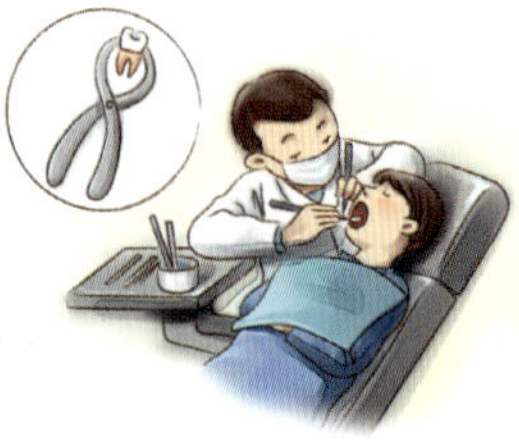

## Q 008 우리나라의 포괄수가제(DRG) 비율은?

**A**

포괄수가제는(diagnosis related group payment system, DRG)는 질병군(diagnosis related groups, DRG)별 환자분류체계를 이용하여 입원기간 동안 제공된 검사, 수술, 투약 등 의료서비스의 양과 질에 관계없이 어떤 질병의 진료를 위해 입원했었는지에 따라 미리 책정된 일정금액을 보상하는 지불제도로 질병별(진료량과 무관)로 건당 일정액이 미리 책정된 의료비 지불제도이다. 우리나라 포괄수가제 비율은 2023년 기준 약 2%로 매우 낮다.

미국에서 의료비의 급격한 상승을 억제하기 위하여 1983년부터 DRG에 기초를 둔 선불상환제도로 개발하였고 연방정부가 운영하는 메디케어 환자의 진료비 지급방식으로 사용되고 있다. 이 제도는 의료비용의 사전예측이 가능하기 때문에 장기입원에 대한 인센티브를 제거할 수 있다. DRG 지불제도 하에서는 현재와 같은 행위별 심사는 약화되는 대신에 의료기관들의 진단명 조작이나 의료의 질 저하를 방지하기 위한 활동(모니터링 등)을 담당하는 기능이 필요해지며 이것을 현재의 심사기구가 수행하게 된다. DRG 코드의 조작에 대한 감시와 조정은 포괄수가제의 안정적인 정착을 위해 꼭 필요한 조치이다. 의료비를 허위로 청구하는 upcoding 등의 의료범죄 행위를 방지를 위하여 각 의료기관의 입원율, 재원일 수, 입원건수, 중증도 지표 등의 지속적인 모니터링을 통해 문제의 소지가 있는 의료기관이 포착되면 이에 대한 정밀 심사를 하는 방안 등 보험심사기구에서 실질한 종합적인 감시방안이 병행된다.

## Q 009 포괄수가제(DRG) 비율이 낮은 이유는?

**A**

포괄수가제는 과잉의료를 방지하여 진료비를 낮추어 환자에게 부담을 감소시키고 건보재정 건전성을 제고할 수 있는 장점이 있지만 현실적으로는 이를 상쇄하는 여러 가지 단점들을 가지고 있다. 현재 7개 질병군 포괄모형이 가지는 한계점, 의사비용과 병원비용의 미분리, 포괄 부적절 항목 별도 청구 기전 부재, 신의료기술 도입 기전 미비, 장기입원에 대한 지불정확성 문제 등으로 인해 의료기관에서는 환자를 기피하고 환자와 의사간 마찰을 야기한다. 현재 포괄수가제는 시행에 따른 문제점을 해소하지 못한 채 지속되면서 의료제공자의 수용성은 미흡한 것으로 보이며, 제도의 유용성 역시 거두지 못하고 있는 것으로 판단된다. 포괄수가제 도입의 목적인 보험지출의 합리적인 관리 측면은 지불체계의 개편으로만 달성하기 어렵고, 전체 건강보험체계에 대한 검토가 함께 이루어져야 할 것이며, 지불제도 개편에 있어 중요하게 고려해야 할 점은 의료제공자들은 최선의 진료를 제공할 수 있고, 의료소비자들은 더 나은 의료서비스를 선택할 수 있는 여건이 마련되어야 한다.

## Q 010 영국이 시행하는 인두세의 장점은?

**A**

인두제는 문자 그대로 의사가 맡고 있는 환자수, 즉 자기의 환자가 될 가능성이 있는 일정지역의 주민수에 일정금액을 곱하여 이에 상응하는 보수를 지급받는 방식이다. 주민이 의사를 선택하고 등록을 마치면, 등록된 주민이 환자로서 해당 의사의 의료서비스를 받든지 안 받든지 간에 보험자 또는 국가로부터 각 등록된 환자수에 따라 일정수입을 지급받게 된다.

인두제는 기본적이고 비교적 단순한 1차 보건 의료에 적용되며, 의료전달체계의 확립이 선행되어야 한다. 따라서 주치의사 또는 가정의의 1차 진료 후에 후송의뢰가 필요한 경우에만 전문의의 진료를 받을 수 있다(영국의 일반가정의에게 적용되는 방식).

인두제의 장점은 진료비 지불의 관리 운영이 편리, 지출 비용의 사전 예측 가능, 자기가 맡은 주민에 대한 예방의료, 공중보건, 개인위생 등에 노력, 국민 의료비 억제 가능 등이 있다.

## Q 011 독일이 시행하는 총액계약제를 우리나라에 적용했을 때 장점과 단점은?

**A**

보험자 측과 의사단체(보험의협회) 간에 국민에게 제공되는 의료서비스에 대한 진료비 총액을 추계하고 협의한 후, 사전에 결정된 진료비 총액을 지급하는 방식으로(의사단체는 행위 별 수가기준 등에 의하여 각 의사에게 진료비를 배분함) 독일의 보험의에게 적용되는 방식이다. 총액계약제는 전체 보건의료체계 또는 보건의료체계의 특정 부문에 국한하여 적용이 가능하다.

전체 보건의료체계 또는 총액계약제가 적용되는 보건의료 부문의 비용에 대한 효과적 조정이 가능하므로, 진료의 가격과 양을 동시에 통제 및 조정함으로써 진료비 지출 증가 속도를 조절하고 예측할 수 있다. 그러나 이 제도는 의료서비스 제공자가 과소진료를 제공하거나 건강상태가 좋지 못한 환자를 기피하는 현상도 발생할 수 있다.

| 장점 | 단점 |
|---|---|
| • 과잉 진료·청구의 시비가 줄어들게 됨<br>• 진료비 심사·조정과 관련된 공급자 불만이 감소됨<br>• 의료비 지출의 사전 예측이 가능하여 보험 재정의 안정적 운영 가능<br>• 의료 공급자의 자율적 규제 가능 | • 보험자 및 의사 단체 간 계약 체결의 어려움 상존<br>• 전문과목별, 요양기관별로 진료비를 많이 배분 받기 위한갈등 유발 소지<br>• 신기술 개발 및 도입, 의료의 질 향상 동기가 저하되며, 의료의 질 관리가 어려움(과소 진료의 가능성) |

## Q 012 포괄수가제 비율이 증가할까? 줄어들까? 그 이유는?

**A**

포괄수가제 비율은 줄어들 것으로 예상된다.

현재 포괄수가제는 시행에 따른 문제점을 해소하지 못한 채 지속되면서 의료제공자의 수용성이 미흡하고, 제도의 유용성 역시 거두지 못하고 있는 것으로 판단된다. 포괄수가제 도입의 목적인 보험지출의 합리적인 관리 측면은 지불체계의 개편으로만 달성하기 어렵고, 전체 건강보험체계에 대한 검토가 함께 이루어져야 한다. 지불제도 개편에 있어 중요하게 고려해야 할 점은 의료제공자들은 최선의 진료를 제공할 수 있으며, 의료소비자들은 더 나은 의료서비스를 선택할 수 있는 여건이 마련되어야 한다.

우리나라는 OECD국가와 비교하여 포괄수가제 비율이 낮지만, 건강보험재정의 감소와 진료비 상승이 예상되어 이를 억제하기 위해 포괄수가제 비율이 늘어나야 한다는 입장도 있다.

## Q 013 NHS (National health service) vs. NHI (National health insurance)

**A**

### 국민건강보험(NHI)

국민건강보험은 사회보험과 마찬가지로 사회연대성을 기반으로 보험의 원리를 도입한 의료보장체계이지만 다수 보험자를 통해 운영되는 전통적인 사회보험방식과 달리 단일한 보험자가 국가전체의 건강보험을 관리, 운영한다. 이러한 NHI방식 의료보장체계를 채택한 대표적인 국가는 한국과 대만을 들 수 있다.

### 국민보건서비스(NHS)

국민보건서비스는 국민의 의료문제는 국가가 모두 책임져야 한다는 관점에서 정부가 일반조세로 재원을 마련하고 모든 국민에게 무상으로 의료를 제공하여 국가가 직접적으로 의료를 관장하는 방식이다. 이 경우 의료기관의 상당부분이 사회화 내지 국유화되어 있으며, 영국의 비버리지가 제안한 이래 영국, 스웨덴, 이탈리아 등의 유럽에 확산되었다.

## Q 014 한국의 의사 수를 늘려야 하나? 줄여야 하나? 그 이유는?

**A**

정부는 의사가 부족하다는 입장이고 의협은 OECD 평균 대비 의사는 부족하지 않다는 주장이다. 한 마디로, 의협은 의사가 부족하다는 정부의 주장이 잘못됐다는 것이다. 누구의 주장이 옳은가?

정부와 의료계 주장의 타당성을 검증하기 위해서는 한국의 의료체계인 공적의료보험과 그 핵심인 최고가격(특히 의료수가) 제도를 이해해야 한다. 여기에서 최고 가격이란 정부에 의해 고정되고 자유시장가격보다 언제나 낮은 가격을 말한다. 그러나 최고가격은 일정 시점에는 고정되었지만 장기적으로는 인상되어 왔다. 지난 3년간에는 의료수가는 변동이 없어 최고가격은 자유시장가격보다 더 낮아졌다. 그리고 최고가격이 자유시장가격보다 낮은 정도는 진료과목에 따라 모두 다르다. 예를 들어, 응급의료는 최고가격이 너무 낮아 대형병원도 응급의료를 유지하는 일은 손실이 크게 발생한다.

자유시장가격일 때와 비교하여, 최고가격은 의료서비스 공급을 적게 하고 수요는 증대하게 만든다. 의료수가가 낮게 고정되어 있기 때문에 의사는 최대한 많이 진료하지 않을 수 없는 환경이다. 즉, 행위별수가제의 부작용이 발생한다. 당연히 1인당 진료시간은 최대한 짧아진다. 1차 의료기관에서 진료시간이 평균 4-5분밖에 안 되는 것은 의료수가 규제가 원인 중 하나이다. 즉 진료시간이 매우 짧은 것은 의료수가를 최고가격으로 규제한 결과이지 의사의 수와 관련이 없다는 것이다. 의료수가가 최고가격인 상황에서는 의사들은 병원 경영이 쉽거나 적절한 소득을 확보하기가 쉬운 장소에서 병원을 개업하기를 원한다. 특히 인구가 감소하고 있는 농촌지역은 기피의 대상이 되지 않을 수 없다. 지역별 의사 수의 격차가 큰 것은 가격 규제의 당연한 귀결이다. 여기에 자녀 교육 환경 등도 의원 개업 장소의 선정에 영향을 미친다.

의사들의 진료과 선택의 쏠림 현상이 지속되어 내과, 외과, 산부인과, 소아과, 응급의학 등은 의사가 턱없이 모자라고 성형외과, 피부과, 정형외과 등에서는 의사가 차고 넘친다. 의사들의 진료과목 선택은 어떤 진료과목의 노력 대비 보상과 미래 전망, 자유시장가격을 적용할 수 있는 의료수요의 크기, 적성 등에 의해 결정된다. 예를 들어, 실리콘 유방 확대술과 같은 성형수술은 자유시장가격일 뿐만 아니라 수요가 적지 않기 때문에 의사가 몰리는 것이다. 산부인과 의사와 분만실이 없어서 농촌을 포함한 중소도시에서 아기를 분만하는 일은 이제 거의 불가능에 가깝다. 그러고도 정부는 농촌 사람들이 아기를 더 낳기를 바라고 있다. 인구의 대부분이 수도권에 거주하고 인구가 밀집된 지역에서는 의사의 수가 많기 때문에 국가별 의사 밀도가 높게 나타나는 것은 당연하다. 그러나 농촌 지역에서는 상황이 완전히 정반대이다. 이런 상황에서 의사의 접근성 측면에서 한국은 의사의 수가 부족하지 않다는 의사협회 주장은 농촌지역의 적은 비중을 간과한 결과이다. 환자 입장에서는 진료비가 자유시장가격보다 매우 낮기 때문에 환자는 가벼운 증상에도 병원을 찾고, 경우에 따라서는 여러 병원을 전전한다. 서울의 대형병원으로 환자가 몰리는 것도 환자가 지불하는 비용이 적기 때문이다. 더불어 KTX와 같은 교통의 발달도 환자가 몰리는 대형 병원을 중심으로 가속화된다. 그 결과 대형병원에서는 환자 1인당 진료시간이 짧아지고, 병상의 부족현상이 일어난다.

## Q 015 우리나라 전문의 vs. 일반의 비율은? 한국 vs. 영국

**A**

우리나라는 일반의가 27%, 전문의가 73%의 비율을 보이고 있는데 반해 OECD 국가들은 평균적으로 전체 의사 중 일반의가 30.6%, 전문의가 64.7%로 구성되어있다.

## Q 016 OECD 국가와 비교하여 우리나라의 초진, 재진 진찰료가 상대적으로 낮다. 그것이 약제비 비중에 미치는 영향은?

**A**

초진, 재진 진찰료가 OECD 국가보다 상대적으로 낮아 의료기간 방문 수의 증가로 결국 약제비의 비중이 증가하고 있다. 그 결과 ① 외래 진료 대기시간: 평균 16.0분 ② 평균 외래 진료 시간: 8.9분 ③ 진료 시간이 진료시간 평균 1-5분 미만인 비율이 49.2%로 진료의 질이 낮아지고 있다.

**표. 국민 1인당 연간 의사에게 외래 진료를 받은 횟수**

| 구분 | | 2023년 | 2024년 | 증가 |
|---|---|---|---|---|
| 의원 | 초진진찰료 | 17,320 | 17,610 | 290 |
| | 재진진찰료 | 12,380 | 12,590 | 210 |
| 병원 | 초진진찰료 | 16,650 | 16,960 | 310 |
| | 재진진찰료 | 12,060 | 12,290 | 230 |
| 종합병원 | 초진진찰료 | 18,520 | 18,870 | 350 |
| | 재진진찰료 | 13,930 | 14,200 | 270 |
| 상급종병 | 초진진찰료 | 20,390 | 20,700 | 380 |
| | 재진진찰료 | 15,810 | 16,100 | 290 |

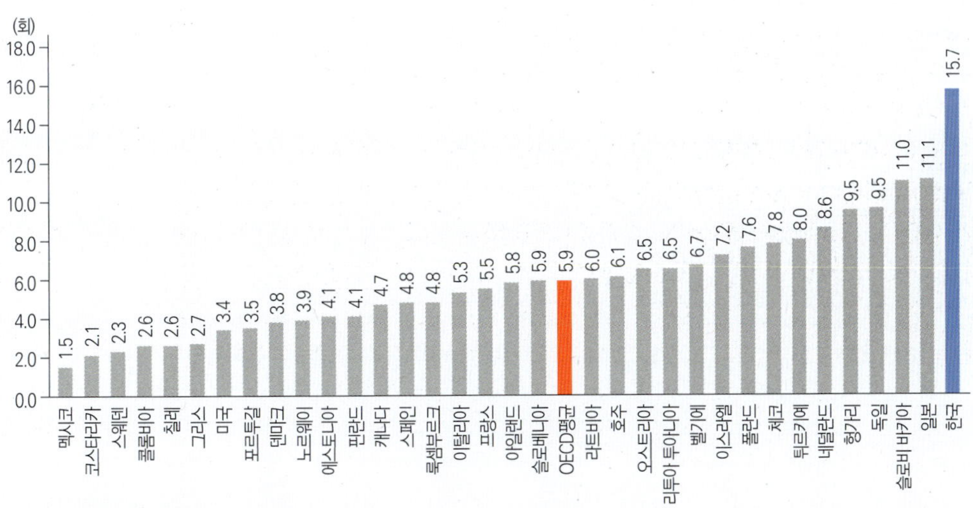


그림 각국의 진료비 단가비교.

〈계속〉

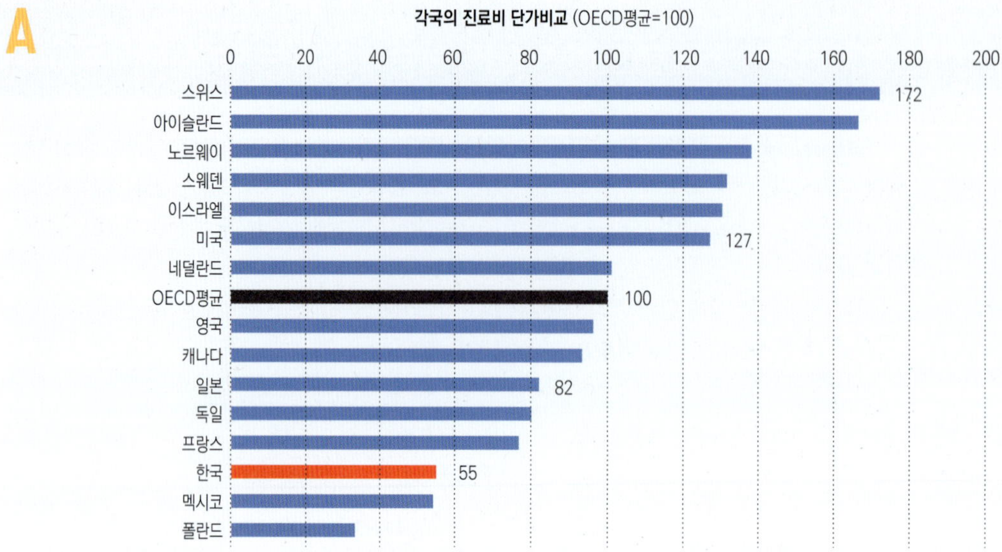


그림 **각국의 진료비 단가비교.** (자료: OECD 보건통계(Health Statistics) 2023)

## Q 017 약제비 본인부담차등제도가 건강보험재정에 미치는 영향은?

**A**

약제비 본인부담 차등적용 제도는 고혈압, 감기 등 의원 또는 병원에서 진료가 가능한 비교적 가벼운 질환에 대해 상급종합병원 또는 종합병원 외래진료를 받는 경우 약국 약제비에 대한 환자 부담을 높게 적용하여 의원 또는 병원 이용을 유도함으로써 의료전달체계를 개선하기 위한 제도이다.

따라서, 약제비 본인부담 차등적용 질병으로 상급종합병원 또는 종합병원 외래진료 후 처방전을 발급받아 약국에서 조제 받는 경우 약제비 총액의 10-20%를 환자가 더 부담하게 되면서 재정에 영향을 준다.

## Q 018 본인부담률을 높이면 병원 이용률이 낮아질까? 건강보험재정에 미치는 영향은?

**A**

본인부담률을 높이면 병원 이용률이 일정 부분 낮아질 것으로 생각되지만, 본인부담률의 인상이 10-20%일 경우 건강보험재정에 미치는 영향은 크지 않을 것으로 생각된다.

## Q 019 왜 환자들은 대형병원에서 진료받고 싶어할까?

**A** 환자들이 대형병원에서 진료받기를 희망하는 이유는 건강보험 보장성 강화 대책, 교통 발달, 민간의료보험 가입증가, 인구 고령화, 건강검진 확대 등이 있다. 또한 일차 의료기관에 대한 신뢰 저하, 동네 의원에 대한 불신, 환자들의 대형병원 혹은 특화 전문의 선호 등의 이유가 있다. 그 외에도 진료 시 비용에 큰 차이가 없고 막연하게 큰 병원을 선호하는 환자들이 많기 때문에 대형병원을 선호한다.

## Q 020 동네의원의 이용률을 높이기 위한 방안은?

**A** 동네의원 신뢰와 이용편리성 개선을 위한 방안으로는 의료수준의 향상(의사, 간호사 신뢰성 강화), 의료장비, 시설/환경의 개선 및 강화, 야간, 공휴일 등 진료시간 확대, 충분한 치료, 상담 및 관리 강화, 상급병원, 타 의료기관과의 연계성 강화 등이 있다.

Chapter

# 02

# 건강보험과 의료비

Q&A

## Q 021 미국이 약품비의 비율이 높은 가장 큰 이유는?

**A**

세계 대부분의 국가는 신약의 가격을 정할 때 기존 약물 대비 개선 효과, 시장 출시 가치, 위험성 등 종합적 검토를 통해 제약 업체들과 약가 협상을 진행한다. 우리나라는 국민건강보험공단이 미국 프랑스 독일 스위스 일본 이탈리아 영국 등 주요 7개국 약값의 가중평균을 따져서 가장 낮은 가격으로 약가를 결정한다. 이와 달리 미국의 약가는 당국이 직접적으로 규제하지 않는다. 약물 승인의 관문 역할을 담당하는 미국 식품의약국(FDA)은 신약의 효능 및 안전성만을 확인하며, 일단 FDA의 합격점을 받으면 해당 신약을 보유한 제약사는 가격을 자체적으로 책정할 수 있다. 이러한 환경은 제약바이오산업에 활력을 불어넣어 혁신 신약 개발로 이어지는 선순환 구조를 형성한다는 장점이 있다. 문제는 보통 사람들이 감당하기 어려울 정도로 약값이 높다는 점이다.

2020년 기준 1인당 의약품 비용 지출 순위를 살펴보면, 미국은 약 1300 달러(한화 약 169만 1,430원)로, 713 달러(한화 약 92만 7898원)인 한국보다 2배 가까이 높다.

- **미국은 OECD 32개국에 비해 전문의약품 약가가 256% 높다(즉, 한국보다 2.56배 높음).**
  - 브랜드의약품의 경우 344% 높고, 미국 매출 상위 60 품목은 395%, 바이오의약품은 295% 높나.
  - 제네릭의약품(바이오 제외)의 경우에는 OECD 32개국 약가의 84% 수준이다. 즉, OECD 32개국의 제네릭의약품(바이오 제외) 약가가 미국에 비해 1.19배 높게 형성되어 있다.

- **미국은 한국에 비해 전문의약품 약가가 305% 높음(즉, 3.05배 높음)**
  - 브랜드의약품의 경우 533% 높고, 미국 매출 상위 60품목은 579%, 바이오의약품은 453% 높다.
  - 제네릭의약품(바이오 제외)의 경우에는 한국 약가의 32% 수준으로 저렴하며, 비브랜드 의약품의 경우에는 한국의 57% 수준의 약가를 형성하고 있다.

## Q 022 우리나라 향후 약제비 비중이 높아질까? 낮아질까? 그 이유는?

**A**

우리나라의 약제비 비중이 지속적으로 증가하는 원인은 급격한 고령화와 만성질환이 많아지면서 의약품 사용량이 증가하고 항암제와 희귀의약품 등의 고가 신약이 약제비 지출에 미치는 영향이 높아졌기 때문이다. 뿐만 아니라, 제네릭의약품의 사용률은 높지만, 제네릭의약품과 특허 만료 오리지널 제품과의 가격 차이가 미약하거나 동일가격이어서 이에 따른 약제비 지출의 효율성이 적은 것이 약제비 비중 상승의 이유 중 하나이다. 이외에도 신약과 오리지널 제품이 특허가 만료되어도 시장에서의 점유율이 공고히 유지되고 있으며, 대체 가능한 의약품 중에서 제품간 약가 경쟁이 미흡하고 기존 시장에서 시간 변화에 따르는 가격 인하 현상이 약한 편이기 때문이다. 제네릭의약품과 특허만료 의약품, 신약에 대한 약제비 지출구조를 살펴봤을 때 우리나라는 OECD와 A7 국가에 비해 신약보다 제네릭의약품에 더 많은 지출을 하고 있기 때문이다.

향후 고령화가 더 진행될수록 약제비 증가는 더욱 커질 것으로 예상되며 건강보험의 지속가능성을 담보하려면 약제비 지출을 효율화하고 낭비적 요인을 최소화해야 한다. 이를 위해 제네릭 대체조제 활성화와 특허만료 의약품에 대한 규제 강화, 의사 처방 패턴 개선 등이 필요할 것이다. 또한, 우리나라의 제네릭의약품은 향후 주요 외국에서 시행하고 있는 저가의 제네릭 사용 촉진 정책이 실제 효과를 발휘할 수 있도록 국가별 오리지널과 제네릭의약품의 사용 추이, 의약품 가격과 조달 정책의 특성을 반영해야 한다. 또한 각국 정부들은 의약품 소비에 지출하는 비용을 참조가격제 등을 이용한 약제비 관리가 필요할 것으로 생각된다. 고가 항암제와 희귀질환치료제 등의 약품비 지출이 급증하고 있기 때문에 안전성과 치료 효과, 비용 효과성을 입증한 우수한 약제에 대해서만 건강보험을 적용하는 등 고가 약제에 대한 급여의약품 재평가를 통해 급여체계를 관리할 필요가 있다.

## Q 023 글로벌회사 특허만료 제품이 한국에서 어떻게 시장 점유율을 높일까?

**A**

우리나라에서는 특허만료 제품은 제네릭과 비슷한 수준의 약가를 형성하면서 처방현장에서 오리지널 의약품의 선호도가 높아져 지속적인 처방이 이루어지고 있고 국내 제약사들의 공격적인 영업으로 특허만료 의약품의 시장방어 전선이 견고하게 구축되기 때문에 한국에서 제약회사와 co-promotion을 통하여 시장 점유율을 높일 수 있다.

## Q 024 제2의 다라프림(Daraprim) 사태를 방지할 대책은?

**A**

- 우리 회사의 경영 비전과 전략은 이해관계자, 그중에서도 고객의 가치를 높여야 한다는 이념을 반영했는지
- 우리 회사 제품의 가격을 결정할 때 고객의 효용과 만족을 주요한 원리로 삼고 있는지
- 회사의 전략적 의사결정에 대한 정보가 투명하게 공개되고 있는지
- 경제력과 협상력이 약한 소비자에 대해 배려를 하고 있는지
- 우리 회사는 주주가치만이 아닌 고객가치를 포함한 이해관계를 의사결정의 잣대로 삼고 있는지
- 그렇지 못한 결정을 내리는 것에 대한 견제와 제어의 장치가 제대로 마련되어 작동하고 있는지

이러한 질문에 제대로 답하지 못하는 기업들은 자문해보아야 한다.

마틴 슈크레리는 튜링제약이라는 회사를 설립한 뒤 에이즈 치료제 등으로 60여 년간 널리 사용되어 온 다라프림(Daraprim)의 특허권을 매입했다. 마틴 슈크레리는 이후 한 알에 13.50 달러(약 1만 6,000원)이던 다라프림 가격을 750 달러(약 88만 5,000원)로 올렸다. 무려 5,500% 인상이다. 다라프림의 급격한 가격 상승은 의료윤리에 맞지 않는다. 에이즈, 말라리아, 톡소플라스마증 등의 치료에 사용되는 다라프림의 제작비는 겨우 1달러에 불과하다. 문제는 부작용 등으로 이를 대신할 마땅한 대체약품이 없다는 사실로 탐욕스러운 제약회사가 아픈 환자들에게 사기를 친 사건이다.

## Q 025 우리나라의 건강보험 보장률은 어떻게 되는가? 더 높아지면 어떤 문제가 발생하나?

**A**

우리나라의 건강보험 보장율은 2021년 기준 64.5%이다. 중증질환의 경우는 82%이고 진료비가 많이 나오는 대형병원의 건강보험 보장률은 약 70%로 치료비가 많이 드는 질병에서는 OECD국가의 보장률과 거의 비슷한 수준이다. 그러나 OECD 국가에 비해서 우리나라는 본인부담률이 높은 편이다.

또한 건강보험 보장성 강화로 의료비 증가가 가속될 우려가 있으며, 이러할 우려가 현실화될 경우 중·장기 건강보험 재정수지는 더욱 악화될 것으로 전망된다. 기존 비급여 대상 항목들을 급여로 전환하게 되면 가격에 대한 심리적 부담이 감소되고, 수요자(환자)가 의료서비스 가격에 둔감하게 된다. 또한 가격하락에 따른 수요량 증가는 고가 의료서비스에서 더욱 크게 나타나므로 급여로 전환되는 비급여 대상 중 고가 의료서비스가 많다는 점을 감안할 때 고가 의료서비스 남용가능성이 높아질 수도 있는 문제가 발생한다.

## Q 026 노인환자 대상으로 주치의 제도를 도입한다면 장점, 단점은?

**A**

주치의 제도는 지역사회 주민 개인 또는 가족이 일차의료 의사(주치의)와 지속적인 관계를 유지할 수 있도록 보험사 또는 국가가 지원하는 제도를 말한다. 다만, 국내 의료계에서는 주치의제도가 환자의 선택권을 제한하고 의료의 질을 낮출 수 있다는 단점도 지적되고 있다. 기존의 단골의사와 다른 점은 환자가 원하는 의사를 등록한다는 점이다. 환자가 지역사회 내에서 원하는 의사를 등록하고, 건강에 대한 문제나 질병이 있을 경우 해당 주치의를 방문해 상담과 치료를 받는 개념이다.

주치의 제도 내에서 등록 주치의는 변경이 가능하다. 그러나 지금처럼 특정질병에 따라 여러 의료기관에 다니는 것은 제한된다. 또 종합병원이나 대학병원을 이용하기 위해서는 반드시 주치의를 거쳐야 한다. 환자는 주치의의 진료의뢰서를 지참해야 하고, 병원에서도 적절한 사유가 없으면 받아주지 않는다.

주치의 제도의 주된 장점으로 원스톱 서비스를 지목했다. 개인이 가진 건강상 문제를 믿을 만한 의료인이 총체적으로 본다는 것이다. 또 입원이나 응급의료, 그 밖의 전문 의료가 필요할 경우 언제든 주치의를 통해 의료이용을 안내받을 수 있다.

주치의가 지역사회의 단골의사와 다른 점은 의사에게 환자 개개인에 대한 책임감을 부과한다는 점이다. 주치의 제도는 의사와 환자 사이를 책임감을 느낄 수 있는 관계로 엮어준다는 장점이 있다. 또한 환자의 상태를 잘 아는 주치의라면 적절한 조언을 해줄 수 있다.

주치의 제도는 주치의가 되겠다는 의사와 정부의 계약을 바탕으로 이뤄진다. 주치의 제도를 도입한 일부 나라에서는 주치의들이 공무원 신분인 곳도 있지만, 대부분의 나라에서 주치의는 개인의원을 가진 자영업자로서 정부와 지방자치단체 등과 계약을 맺고 진료비나 지원금을 받는 형태로 운영된다. 응급상황의 경우에는 주치의를 거치지 않고 바로 응급실에 방문해 진료를 받을 수 있다. 다만, 그렇지 않은 경우에는 주치의가 좀 더 전문적인 진료가 필요하다고 판단한 경우에 한해 특정 전문의에게 연결된다.

주치의를 거쳐야만 특정 전문의에게 갈 수 있는 체계에서 환자는 주치의와 해당 전문의 모두에게 진료비를 지불해야 한다. 이 때문에 진료비 부담이 더욱 커질 것이라는 우려도 있다.

지금의 진료비 지불제도인 행위별수가제를 그대로 둔다면 본인부담금이 커지는 게 맞으나 중복진료와 과잉진료를 미연에 방지하는 특정 의료이용 체계를 만들고, 수가체계를 변경하면 달라질 것으로 예상한다. 주치의에게 등록 주민 수에 맞게 인당정액제로 제공하면 주치의 진료를 받을 때 진료비를 내지 않아도 되고, 또 의뢰를 받고 특정 전문의에게 갈 때도 지금보다 낮은 진료비를 내게 되니 부담이 이중으로 들지 않는 장점도 있다.

일차의료계는 주치의 제도가 도입되면 여러 병원을 다니며 생기는 중복진료, 중복검사, 투약 등이 이뤄지지 않아 전반적인 의료비용이 줄어들 것이라고 전망하고 있다. 나를 잘 아는 의사와의 지속적인 관계를 통해 과잉진단과 고비용 의료서비스를 줄이고, 질병예방을 도와 건강을 증진시켜줄 수 있다.

## Q 027 장기요양보험신청, 인정 절차는?

**A**

장기요양보험 가입자 및 그 피부양자나 의료급여수급권자 누구나 장기요양급여를 받을 수 있는 것은 아니다. 일정한 절차에 따라 장기요양급여를 받을 수 있는 권리(수급권)가 부여되는데 이를 장기요양인정이라고 한다.

장기요양인정절차는 먼저 공단에 장기요양인정신청으로부터 출발하여 공단직원의 방문에 의한 인정조사와 등급판정위원회의 등급판정, 그리고 장기요양인정서와 표준 장기요양이용계획서의 작성 및 송부로 이루어진다.

*** 장기요양인정 신청자격:** 장기요양보험 가입자 및 그 피부양자 또는 의료급여수급권자 중 65세 이상의 노인 또는 65세 미만자로서 치매, 뇌혈관성 질환 등 노인성 질병을 가진 자

## Q 028 성분명 처방의 근본적인 목적은?

**A**

소비자의 약에 대한 선택권 강화, 약국의 의약품 재고 감소, 건강보험 재정보험 부담 경감이 목적이다.

## Q 029 성분명 처방이 잘 실시되지 못하는 원인은?

A

### 1. 약제 생동성 실험의 부실 문제

약제의 생물학적 동등성시험(bioequivalance test)을 하는 과정은 다음과 같다. 우선, 19-50세의 성인에게 오리지널 약과 제네릭 약을 1주 간격으로 번갈아 투여한 후 혈액 검사를 하여, 약의 혈중농도가 최고일 때의 값과 총 혈중 약물농도, 즉 AUC (area under the concerntration-time curve)를 비교하여, 제네릭 약물의 Cmax, Tmax와 AUC가 오리지널 약물의 80-120% 범위에 들면 시험을 통과시키는 것이다. 제네릭 제품의 생동성 실험은 대부분 위탁업체에 위탁하여 시행하였는데 위탁업체들은 제약회사에게 비용을 받고 시행해주기 때문에 쉽게 해주는 구조를 갖출 수밖에 없고, 많은 약을 실험하기 위해서는 그 실험과정에서 부실함이 따르는 것이 짐작할 수 있는 현실이다.

### 2. 약품 교체 사용의 문제점

제네릭 제품의 생동성 시험이 잘 되었다고 가정해도 그 약효는 어느 정도의 차이가 있게 된다. 생동성 실험은 대조약의 80-120% 범위에 있으면 되기 때문이다. 예를 들어 같은 용량의 같은 성분의 약이라도 환자가 A제약회사 약을 먹다가(약효 80%) B 제약회사 약으로(약효 120%) 바꾸어 먹을 때 실제 그 효과는 1.5배로 증가되는 현상이 생기며, 그 반대의 경우는 약의 효과 0.67배로 감소되는 현상이 생긴다. 특히 와파린 또는 디곡신과 같이 치료농도 범위가 적은 약물은 환자에게 치명적인 일이 생길 수도 있으며, 당뇨약도 그대로 처방했는데, 복용약이 바뀌면서 혈당이 올라가거나, 저혈당에 빠지는 일이 생기는 등 혼란이 야기될 것이다.

### 3. 환자들의 권리 문제

각 환자들에게는 가격이 약간 비싸더라도 선호하는 제약회사의 약이 있을 수 있다. 그러나 성분명 처방제도가 시행되면 약국은 그 약국에 준비되어 있는 약으로 조제하게 되므로 환자들의 권리가 침해될 수 있다. 시범사업에서는 약국에서 약사가 환자에게 여러 약을 이야기해주고 선택한 것으로 조제해준다고 하지만, 성분명 처방제가 확대 실시될 경우 이는 불가능한 일이 될 것이며, 약사들이 약국에 준비되어 있는 약으로 조제할 것은 자명한 일이다.

### 4. 의사들의 진료의 어려움

현재 의사들은 환자를 진찰한 후 환자의 체질과 병의 상태 또는 경제적 상황까지 고려하여 약을 선택하여 처방해주고 있다. 환자에게 오리지널 약과 제네릭 약 중 어떤 것을 선택하는 것도 환자의 상태와 약품의 특성 등을 고려한 후 의사의 결정이 필요한 것이다. 또한 현 제도에서는 의사가 처방 후 환자가 어떤 약을 복용했는지 알 수 있지만, 성분명 처방제가 시행되면, 환자가 어떤 제약회사의 어떤 약을 복용했는지 알 수가 없게 된다. 이에 따라 환자가 약을 복용한 후 증세나 소견의 호전이 없을 때 의사는 약효가 떨어지는 약이 조제되었기 때문인지 다른 이유 때문인지 등에 대해 고민을 하게 되며, 환자의 다음 처방에 대해 혼란스러워지게 되고, 결국 환자에게 모든 피해가 돌아가게 될 것이다.

A

**5. 약화사고의 책임 문제**

의사는 환자를 진찰하고, 그 결과 의학적 판단에 의해 처방을 하며, 그 처방에 대해 책임을 진다. 그런데 성분명 처방제 이후 환자에게 약화사고가 발생할 때 그 책임이 누구에게 있는지 모호해진다. 결국 의사는 약을 처방하고도 어떤 약이 투여될 지에 대해 걱정하게 되며, 약화사고에 대해 책임지기 힘든 상황까지 생기게 되며, 의사와 환자 모두 피해보는 상황이 생길 수 있다.

**6. 건강보험의 약제비 절감 효과**

보건복지부는 성분명 처방제도 시행의 가장 큰 장점으로 약제비 절감을 생각하는 것으로 보인다. 그러나 과연 약제비 절감이 될지는 알 수 없다. 약사는 환자나 주변 의사들의 인기를 얻기 위해 비싼 오리지널 약 중심으로 준비하여 약을 조제할 수도 있다. 혹은 의사가 생각하기에 아무 약이나 선택해서 조제해주는 것이 환자에게 안 좋을 수 있다고 생각하여, 제네릭 약이 아직 나오지 않은 최신의 비싼 오리지널 약 중심으로 처방이 옮겨갈 수 있으며 그렇게 된다면 약제비는 더욱 증가할 수도 있게 된다. 또 다른 측면으로 정부는 현재 보험 약가가 저렴한 약으로 조제하는 약국에 인센티브로 돈을 주고 있는데, 성분명 처방제 이후에도 이 제도를 끌고 가서 저렴한 약으로의 조제를 유도할 것이다. 그 결과 효과가 부족하다는 인식이 있는 제네릭 약이 환자에게 투여된다면 치료가 지연되거나 실패하는 결과도 발생할 수 있고, 이 때문에 의료비가 추가 지출될 수 있다는 것도 생각할 부분이다.

**7. 약국의 불편과 재고문제**

성분명 처방제를 시행하려는 목적 중 다른 한 가지가 약국에서 같은 성분의 약을 여러 가지 준비해야 하는 불편함과 약품의 재고가 증가하는 것을 해소해 주기 위함에 있다. 그러나 현재 의약분업이 정착되면서 약국들은 그 동네의 병의원에서 처방하는 약의 이름을 대부분 파악하고 있어 약품 준비에 큰 어려움은 없는 상태이다. 또한 대부분의 환자들은 진료를 받은 병의원과 가까운 약국을 이용하고 있으므로 환자가 불편함을 느끼고 있지 않는 것도 사실이다. 또한 환자가 거리가 먼 약국에 가서 조제하더라도 현재 규정상 의사에게 알린 후 대체조제가 가능하도록 되어 있다. 즉 약국은 가까운 병의원에서 주로 처방하는 약품과 널리 처방되는 약품만 준비해도 되는 것이며, 모든 약품을 준비하고 있어야 하는 것은 아니므로 상기 주장은 설득력이 별로 없다. 그리고 약국의 약품 재고를 줄이는 것은 제약회사에서 약을 포장할 때 작은 양의 포장단위를 생산하거나, 유통 방법을 개선시키는 등의 여러 방법을 연구·시행하여 해결해야 할 일이다.

## Q 030 복합제의 약가 결정은?

**A**

2012년 이후 등재된 복합제에 대해서는 단일제의 53.55% 합으로 복합제 가격을 산정한다. 즉 복합제를 구성하고 있는 단일제들의 최고가의 53.55% 금액을 합산한 금액으로 조정된다는 의미이다. 또한 구성 단일제가 제네릭 등재로 인하되면 복합제 가격도 그에 따라 연동되어 가격 인하가 된다.

## Q 031 향후 복합제 처방이 증가할까? 감소할까? 그 이유는?

**A**

향후 복합제 처방은 점점 증가할 것으로 예상된다.

대부분의 고혈압 환자는 혈압 조절을 위해 한 가지 이상의 고혈압 약을 처방받는데, 고혈압 전체 치료환자의 60%가 두 종류 이상의 고혈압 약을 복용하고 있는 것으로 나타났다. 또 세 종류 이상의 고혈압 약을 복용하는 환자도 17.7%에 달한다. 한 연구결과에 따르면, 고혈압 약제의 경우 여러 개별 약제를 병용하는 것보다 복합제 복용 시 환자의 복약순응도(compliance rate)가 36%나 개선됐다. 복약순응도 개선으로 고혈압 환자의 사망 위험도 29% 감소했다. 복합제를 복용하는 것은 단일제를 여러 개 복용하는 것보다 순응도와 비용효과 측면 모두에서 환자 만족도가 높기 때문에 혈압의 조절률도 높아진다. 이런 흐름에 맞춰 최근 5년간 고혈압 복합제 개발이 활발히 이뤄지고 있다. 고혈압 치료제 시장 내 복합제의 점유율도 50%를 넘어섰다. 특히, 고혈압과 이상지질혈증을 동반한 고혈압 환자 수도 증가하면서 안지오텐신 II 수용체 차단제(ARB) + 칼슘채널차단제(CCB) + 스타틴(Statin) 조합의 약물 시장 규모가 성장하고 있다.

Korea Hypertension Fact Sheet 2020 자료에 의하면, 고혈압환자의 39.4%만 단독 치료하고, 고혈압치료제과 이상지질혈증치료제를 병용투여 받거나, 혹은 고혈압치료제과 이상지질혈증치료제 + 당뇨병치료제를 처방받는 것으로 조사됐다. 즉, 고혈압환자의 약 60%는 2제, 3제 요법으로 치료받고 있다.

## Q 032 복합제 처방이 증가하면 약제비 절감효과가 발생할까? 그 이유는?

**A**

복합제 처방이 증가하면 약제비 절감효과가 발생한다. 복합제는 여러 성분을 하나의 제형에 담고 있기 때문에 단일제 여러 개를 복용하는 것보다 약 가격이 낮고 약물 개수와 가격이 줄기 때문이다. 이런 방식의 처방은 환자의 만족도 또한 높은 편이다.

## Q 033 DUR 제도로 약제비 절감 효과를 가져오는 원인은?

**A**

최근 우리나라는 노인인구가 증가하면서 고혈압, 당뇨 등 약제 의존성이 높은 만성질환이 증가하고, 신약 개발과 소득 수준이 높아지면서 의약품을 부적절하게 사용할 개연성도 높아지고 있다. 국내 부적절한 의약품 사용의 규모는 각 연구마다 연구시점, 연구설계, 연구대상의 차이가 있어 모두 다르게 나타나고 있지만, 환자가 여러 병원을 방문하면서 발생할 수 있는 약물 상호작용은 22-32% 정도로 추정되고 있다. 또한 65세 이상 노인에서는 약물의 상호작용으로 인한 안전성이 우려되기 때문에 더욱 신중하게 투여하여야 한다. 그러나 실질적으로 전반적인 상황을 충분히 고려하여 처방되지 않은 경우도 발생하는 것으로 추정되기에 DUR 제도로 인해 부적절한 처방을 사전에 예방할 수 있다. 미국의 Medco사는 전향적 DUR 프로그램을 통해 부적절한 처방조제를 사전에 예방하여 2007년에는 7% 이상의 약제비를 절감할 수 있었다고 보고한 바가 있다. 이때, 직접적인 약품비 절감까지는 아니더라도 불필요한 중복처방을 사전에 방지할 것으로 예상된다. 한국 고양시의〈DUR 시범사업의 효과를 평가한 연구(2010)〉 결과, 처방을 변경하도록 팝업창이 생성된 이후 의사나 약사가 처방내역을 변경하거나 취소하는 처방전은 22.7%로 나타났다. 이는 DUR 제도가 부적절한 처방을 감소시키는 데 있어 보다 효과적이며, 이는 약제비의 절감으로 이어진다고 볼 수 있다.

## Q 034 DUR 제도 실행으로 인한 환자가 얻을 수 있는 장점은?

**A**

DUR 제도를 통해 부적절한 처방을 감소시켜 중복 처방을 사전에 방지할 것으로 예상된다. 따라서 약제비 절감이라는 큰 장점이 있다.

의약품 적정사용(Drug Utilization Review, DUR)은 병용 시 또는 어린이, 노인, 임부에게 투여 시 주의해야 하는 의약품 정보 등을 알리고, 정해진 기준에 따라 약물 사용이 적절하게 이뤄지는지 점검하고 평가하는 제도이다. DUR의 주요 목적은 예방할 수 있는 부적절한 약물 사용을 미연에 방지함으로써 부작용을 예방하고 환자에게 제공하는 의료서비스의 질을 향상시키며 의약품을 안전하게 사용할 수 있는 환경을 조성하여 환자가 여러 의료기관을 방문할 경우, 환자의 처방정보가 공유되지 않아 의사·약사마다 같은 성분의 의약품을 처방해 환자가 약물중독 등의 사고에 노출될 우려가 있다. 이러한 약화 사고를 예방하고자 함께 먹으면 안 되는 약, 연령대에 따라 먹으면 안 되는 약, 임부가 먹으면 안 되는 약 등의 정보를 의사·약사가 처방·조제할 때 실시간으로 제공하는 서비스이다. DUR 제도를 통해 부적절한 처방을 감소시켜 중복 처방을 사전에 방지할 것으로 예상된다. 따라서 약제비 절감이라는 큰 장점이 있다.

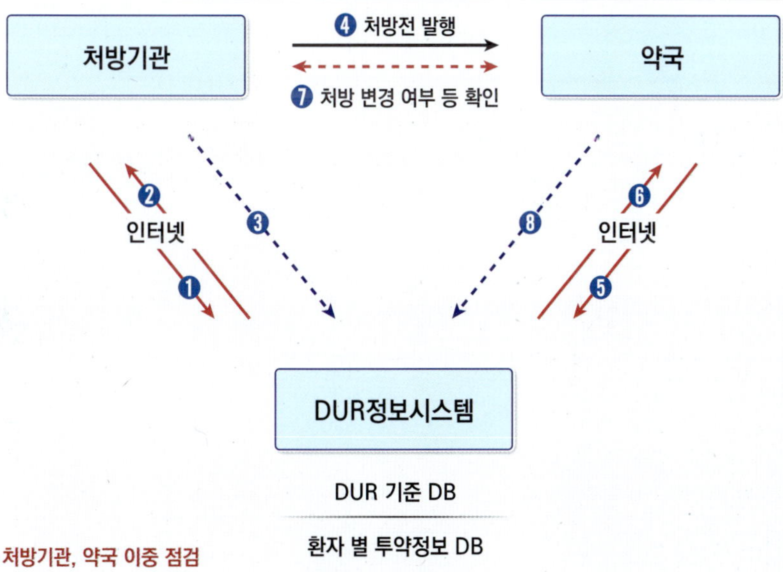


❶ ❺ 처방, 조제 정보 전송 ❷ ❻ 점검결과 전송 ❸ ❽ 처방, 조제 완료 전송

* DUR 기준 DB: DUR 정보제공 성분 및 의약품 마스터
* 환자 별 투약정보 DB: 환자 별 처방, 조제 약제정보

(출처:보건복지부)

Part

# 07

# 의약품 제조품질관리

Chapter

# 01

# 의약품제조 품질관리기준 (GMP)

Q&A

## Q 001 제약회사의 종류를 3가지로 구분하면?

A **의약품제조업자, 위탁제조판매업자, 수입자**

**1) 의약품 제조업자**

의약품 제조를 업(業)으로 하려는 자는 대통령령으로 정하는 시설기준에 따라 필요한 시설을 갖추고 총리령으로 정하는 바에 따라 식품의약품안전처장의 허가를 받아야 한다.

**2) 위탁제조판매업자**

'위탁제조판매업'이란 제조시설을 갖추지 아니하고 식품의약품안전처장으로부터 제조판매 품목허가를 받은 의약품을 의약품제조업자에게 위탁하여 제조판매하는 영업을 말한다. 이때 약사법 제31조제3항에 따라 위탁제조판매업신고를 하고 품목별로 허가를 받아야 한다.

- 위탁제조할 수 있는 의약품은 1. 약사법 제34조제1항에 따라 식품의약품안전처장으로부터 임상시험계획의 승인을 받아 임상시험(생물학적 동등성시험은 제외한다. 이하 이 항에서 같다)을 실시한 의약품, 2. 제1호에 따른 임상시험 외에 외국에서 실시한 임상시험 중 총리령으로 정하는 임상시험을 실시한 의약품, 3. 외국에서 판매되고 있는 의약품 중 국내 제조업자에게 제제기술을 이전한 의약품으로서 의약품등의 안전에관한 규칙 제3조제6항으로 정하는 의약품, 4. 약사법 제91조제1항에 따른 한국희귀 · 필수의약품센터에서 취급하는 같은 항 각 호에 따른 의약품이다.

**3) 수입자**

① 의약품등의 수입을 업으로 하려는 자는 의약품등의 안전에관한규칙 제56조의2에 따라 식품의약품안전처장에게 수입업 신고를 하여야 하며, 의약품등의 안전에관한규칙 제4조에 따라 품목마다 식품의약품안전처장의 허가를 받거나 신고를 하여야 한다.

## Q 002 의약품제조업의 필수적인 인적요건은?

A

**1) 제조업자(대표자)**

1. 제5조 각 호의 어느 하나에 해당하는 자
   1. 「정신건강증진 및 정신질환자 복지서비스 지원에 관한 법률」 제3조제1호에 따른 정신질환자. 다만, 전문의가 약사(藥事)에 관한 업무를 담당하는 것이 적합하다고 인정하는 사람은 그러하지 아니하다.
   2. 피성년후견인 · 피한정후견인
   3. 마약 · 대마 · 향정신성의약품 중독자
   4. 「약사법」 · 「마약류 관리에 관한 법률」 · 「보건범죄 단속에 관한 특별조치법」 · 「의료법」 · 「형법」 제347조(거짓으로 약제비를 청구하여 환자나 약제비를 지급하는 기관 또는 단체를 속인 경우만 해당한다. 이하 같다), 그 밖에 약사(藥事)에 관한 법령을 위반하여 금고 이상의 형을 선고받고 집행이 종료되지 아니하였거나 집행을 받지 아니하기로 확정되지 아니한 자
   5. 「형법」 제347조의 죄를 범하여 면허취소 처분을 받고 3년이 지나지 아니하였거나 약사(藥事)에 관한 법령을 위반하여 면허취소의 처분을 받고 2년이 지나지 아니한 자

2. 제조업 허가가 취소되거나 위탁제조판매업소 또는 제조소(製造所)가 폐쇄된 날부터 1년이 지나지 아니한 자. 다만, 다음 각 목의 어느 하나에 해당하는 경우는 제외한다.
   1. 제1호 또는 제3호에 해당하여 취소 또는 폐쇄된 후 정신건강의학과 전문의가 약사(藥事)에 관한 업무를 담당하는 것이 적합하다고 인정한 경우
   2. 제5조제2호에 해당하여 취소 또는 폐쇄된 후 가정법원의 성년후견 · 한정후견 종료의 심판을 받은 경우
   3. 파산선고를 받고 복권되지 아니한 자

**2) 제조관리자**

**제37조(의약품등의 제조 관리의무)**

① 제조관리자는 의약품등의 제조 업무에 종사하는 종업원에 대한 지도 · 감독, 품질 관리 및 제조 시설 관리, 그 밖에 의약품등의 제조 관리에 관하여 총리령으로 정하는 사항을 지켜야 한다. 〈개정 2008. 2. 29., 2010. 1. 18., 2011. 6. 7., 2013. 3. 23.〉

② 제조관리자는 해당 제조소의 제조 관리 업무 외의 업무에 종사할 수 없다.

〈계속〉

A

③ 의약품등의 제조업자 또는 품목허가를 받은 자는 제조관리자의 관리 업무를 방해하여서는 아니 되며, 제조관리자가 업무 수행을 위하여 필요한 사항을 요청하면 정당한 사유 없이 그 요청을 거부하여서는 아니 된다.

**제43조(제조관리자의 준수사항 등)**

① 법 제37조제1항에 따라 의약품등의 제조관리자가 준수하여야 할 사항은 다음 각 호와 같다.

1. 보건위생상 위해가 없도록 제조소의 시설을 위생적으로 관리하여 곤충 등의 침입, 교차오염 또는 외부로부터의 오염 등을 방지할 것
2. 종업원의 보건위생상태를 철저히 점검하고, 품질이 우수한 의약품등의 생산을 위한 교육 · 감독에 주력할 것
3. 제조관리기준서, 제품표준서 등에 따라 정확히 제조할 것
4. 작업소에는 위해가 발생할 염려가 있는 물건을 두어서는 아니 되며, 작업소에서 국민보건에 유해한 물질이 유출되거나 방출되지 아니하도록 할 것
5. 원료 및 자재의 입고부터 완제품의 출고에 이르기까지 필요한 시험검사 또는 검정을 철저히 하고, 제조단위별로 제조관리기록서와 품질관리기록서를 작성하여 갖추어야 하며, 이를 제조일부터 3년 이상 보존할 것
6. 제조과정 중 유기용매 등을 사용하는 경우에는 그 유기용매의 종류와 규격, 사용 목적, 사용량, 잔류량 등에 대한 기준을 설정하여 철저히 관리할 것

② 제조관리자는 해당 제조소의 관리업무에 종사하지 아니하게 된 경우에는 지체 없이 별지 제46호서식의 의약품등의 제조관리자의 관리업무 비종사신고서(전자문서로 된 신고서를 포함한다)에 그 사유서(전자문서를 포함한다)를 첨부하여 지방청장에게 신고하여야 한다.

### 3) 안전관리책임자

1. 의약품의 제조판매 품목허가 · 품목신고의 갱신, 신약 등의 재심사, 의약품의 재평가, 의약품의 안전에 관한 정보 관리 등 시판 후 안전관리업무를 철저히 할 것
2. 의약품 판매 등 의약품의 안전관리에 지장을 미칠 우려가 있는 업무에 종사하지 아니할 것
3. 다음 각 목의 사항에 관하여 별표 4의3의 의약품등 시판 후 안전관리 기준을 준수할 것
   가. 의약품 안전에 관한 정보의 수집에 관한 사항
   나. 가목에 따라 수집된 정보의 분석 · 평가와 그 결과에 따른 안전관리조치에 관한 사항
   다. 의약품 안전에 관한 정보의 보고 및 전달에 관한 사항
   라. 안전관리업무 종사자에 대한 교육훈련 등 그 밖에 의약품의 안전관리에 필요한 사항
   마. 의약품등 시판 후 안전관리 기준레 따른 위해성 관리 계획의 이행에 관한 사항
4. 법 제37조의3제1항에 따른 시판 후 안전관리 업무에 관한 기록을 작성하고, 그 기록을 조치가 완료된 날부터 3년 이상 보존할 것

〈계속〉

A

5. 위해성 관리 계획과 관련하여 다음 각 목의 사항을 준수할 것(위해성 관리 계획을 제출한 의약품의 경우만 해당한다)
   가. 식품의약품안전처장이 정하여 고시하는 바에 따라 위해성 관리 계획을 작성하고, 작성된 계획을 이행할 것
   나. 가 목에 따라 위해성 관리 계획을 이행한 사실을 기록할 것
   다. 나 목에 따른 기록을 위해성 관리 계획을 이행한 날부터 3년 이상 보존할 것
   라. 위해성 관리 계획의 변경이 필요하다고 판단되는 때에는 의약품의 제조 판매 · 수입 품목허가를 받은 자에게 위해성 관리 계획의 변경을 제안할 것

② 안전관리책임자는 해당 제조소 또는 영업소의 안전관리업무에 종사하지 아니하게 된 경우에는 지체 없이 별지 제46호 서식의 의약품등의 안전관리책임자의 관리업무 비종사신고서(전자문서로 된 신고서를 포함한다)에 그 사유서(전자문서를 포함한다)를 첨부하여 지방청장에게 신고하여야 한다.

## Q 003 GMP 4대 기준서는?

**A**

의약품의 제조관리와 품질관리를 위해서는 ① 제품표준서 ② 품질관리기준서 ③ 제조관리기준서 ④ 제조위생관리기준서를 작성하여 갖추어야 한다.

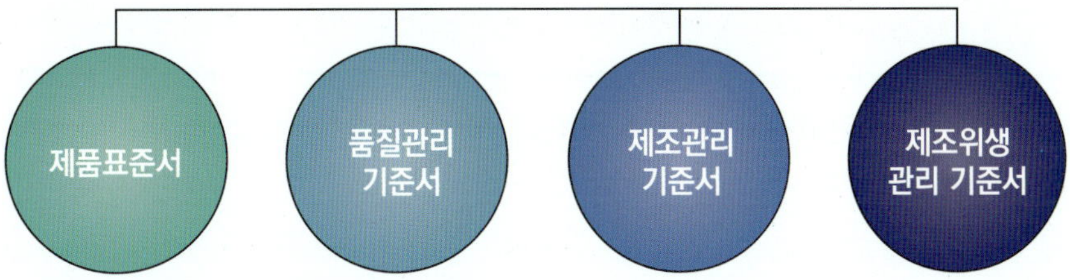


그림 **의약품 개발부터 사용까지 전주기 체계도.**

우수한 문서는 품질보증시스템의 기본 요강이며, 따라서 GMP의 모든 면에 관계하고 있다. 그 목적은 모든 원료의 규격, 제조 및 품질관리의 방법을 규정하고 제조에 관한 모든 종업원에게 언제 무엇을 해야할 것인지를 확실하게 알리고, 출하책임자가 의약품의 어느 제조단위를 판매하기 위하여 출하승인을 하여야 할 것인지를 결정하는 데에 필요한 모든 정보를 확실히 얻을 수 있도록 하여 불량품의 의문이 되는 제조 단위의 이력의 조사를 가능하게 하는 감시방법을 제공하는 데에 있다.

문서의 유형은 크게 지시서(지시 또는 요건, 예: 규격서, 제조지시서, 표준처방제조서, 포장지시서, 시험지시서, 표준절차서, 계획서, 계약서), 기록서(예: 시험성적서, 제조기록서, 포장기록서) 및 보고서(예: 밸리데이션보고서)로 나눌 수 있다. 이 유형에 따른 적절한 문서작성 내용은 아래의 관련 규정을 참고한다.

### 1) 제품표준서

제품표준서는 그 품목의 제조에 필요한 내용을 표준화하여 작업상 착오가 없도록 하고 항상 동일한 수준의 제품을 생산하도록 작성하며 제품의 이력사항을 유지하고 관리한다. 제품표준서에는 표준제조처방서 및 표준제조지시서가 포함되도록 하여야 한다.

제품표준서는 품목마다 작성하며, 다음 각 목의 사항이 포함되어야 한다.

가. 제품명, 제형 및 성상

나. 허가(신고) 연월일 및 허가(신고)사항 변경 연월일

다. 효능 · 효과, 용법 · 용량 및 사용상의 주의사항

〈계속〉

A

### 2) 품질관리기준서

품질관리기준서에는 다음 각 목의 사항이 포함되어야 한다.

가. 다음 사항이 포함된 시험지시서 (1) 품명, 제조번호 또는 관리번호, 제조 연월일 (2) 시험지시번호, 지시자 및 지시 연월일 (3) 시험항목 및 시험기준

나. 검체(檢體)의 채취자, 채취량, 채취장소, 채취방법 및 채취 시 주의사항(무균 여부 등)과 채취 시의 오염방지대책 다. 시험결과를 관련 부서에 통지하는 방법

### 3) 제조관리기준서

제조관리기준서는 제조관리에 관한 사항 이외에도 기계 및 생산지원 또는 부속시설의 관리와 원자재, 반제품 및 완제품의 보관에 관한 사항 등을 포함하는 제조전반에 관한 관리기준서이다.

제조관리기준서에는 다음 각 목의 사항이 포함되어야 한다.

가. 제조공정관리에 관한 사항 1) 작업소의 출입제한 2) 공정검사의 방법과 칭량(稱量), 원료투입, 멸균작업 등 중요공정의 이중 점검방법 3) 사용하려는 원료약품의 적합판정 여부를 확인하는 방법 4) 재가공방법 5) 원생약의 전처리에 관한 사항 6) 한약분말 또는 한약엑기스를 제조하는 경우 분말의 입도(粒度) 또는 추출 과정의 추출용매, 시간, 온도 및 농축에 관한 사항 7) 동물유래원료를 사용하는 경우 바이러스 불활화 공정에 관한 사항(주사제로 한정한다.)

### 4) 제조위생관리기준서

제조위생관리기준서는 제조소마다 제조환경의 위생관리를 철저히 하고 제조하는 의약품의 오염을 방지하기 위해 작업소, 제조시설 및 작업원의 위생관리, 그 밖의 필요한 사항이 문서화되어야 한다.

1) 전직원은 입사 시 건강검진을 받아야 한다. 제조업자는 제품의 품질과 관련된 건강 상태에 대해 제조업자가 보고받을 수 있는 지침을 마련할 책임을 진다. 최초 건강검진 이후에도 업무와 개인 건강에 필요한 경우 검진을 실시하여야 한다.

2) 전염병에 걸린 자 또는 신체의 노출부위에 개방상처가 있는 자가 의약품 제조에 관여하지 않도록 하는 조치를 최대한 취하여야 한다.

## Q 004 의약품제조업의 요건은?

**A**

의약품허가를 받기 위한 요건은 엄격한 규제가 요구되고 있다. 의약품은 사람의 건강과 안전에 직접적인 영향을 미치기 때문에 정부는 이를 관리하고 감독하기 위한 엄격한 기준이 요구된다. 의약품제조업의 요건은 다음과 같다.

첫째 요건은 안전성이다.

의약품이 인체에 미치는 부작용이나 유해한 영향이 최소화되어야 한다. 이를 위해 의약품 제조사는 다양한 안전성 시험을 거쳐야 하며, 이러한 시험 결과가 규정에 맞아야 한다. 또한, 의약품의 원료나 제조과정에 대한 엄격한 품질관리도 필요하다.

둘째 요건은 효능이다.

의약품은 환자의 질병이나 증상을 치료하거나 예방하는 효과가 있어야 한다. 이를 입증하기 위해 의약품 제조사는 임상시험을 통해 효능을 검증해야 한다. 임상시험 결과가 효과적이고 안전하다는 것이 입증되어야 의약품허가를 받을 수 있다.

셋째 요건은 품질관리이다.

의약품 제조사는 제품의 일관된 품질을 유지하기 위해 생산 및 제조과정을 엄격히 관리해야 한다. 이를 위해 GMP를 준수해야 하며, 제조시설과 장비 등이 규정에 맞게 운영되고 있는지 검토 받아야 한다.

넷째 요건은 관련 법규를 준수해야 한다.

의약품 제조사는 국내외의 의약품 규정 및 법률을 엄격히 준수해야 한다. 특히, 식약청이나 FDA와 같은 규제기관의 감독을 받아야 하며, 규정에 어긋나는 행위를 하지 않아야 한다. 이를 통해 환자들에게 안전하고 효과적인 의약품을 제공할 수 있게 된다.

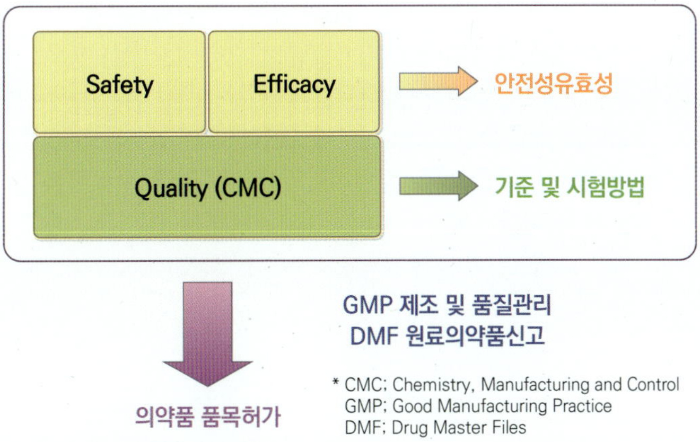
Safety
Efficacy
안전성유효성
Quality (CMC)
기준 및 시험방법
GMP 제조 및 품질관리
DMF 원료의약품신고
의약품 품목허가
* CMC: Chemistry, Manufacturing and Control
GMP: Good Manufacturing Practice
DMF: Drug Master Files

그림 의약품허가 기본요소.

## Q 005 제조시설 중 분리해야 될 작업소는?

A

**분리: 생물학적제제, 무균제제, 세포독성항암제**

페니실린제제의 작업소, 세팔로스포린제제의 작업소, 카바페넴제제의 작업소, 모노박탐제제의 작업소, 성호르몬제제의 작업소, 세포독성 항암제제의 작업소, 생물학적제제등은 특수제제로 분류된다. (카바페넴제제 및 모노박탐제제와 각각의 원료의약품의 작업소는 2018년 10월 29일부터 작업소 분리 의무가 적용됨)

1) 상기 제제는 교차오염으로 인한 아래와 같은 위험이 있으므로 출입구, 공조시설을 포함하여 해당 작업소를 분리하여야 한다.
   가. 작업자에게 과민반응을 일으킬 우려가 있는 약물(예: 페니실린제제, 세팔로스포린 제제, 카바페넴제제, 모노박탐제제)의 제조에는 출입(인동선, 물동선), 공조시설, 설비, 원료 보관 등 제조 전반에 걸친 전용의 제조구역을 설치해야 한다.
   나. 감염성이 있거나(예: 혈액제제) 약리작용이나 독성이 강하여 다른 제품이나 작업 자에게 위해할 수 있는(예: 세포독성항암제, 성호르몬제) 제조에는 밸리데이션된 불활화 또는 세척방법이 없으면 분리된 전용의 제조구역을 설치하여야 한다.

2) 또한 해당물질이 작업소 외부로 유출되지 않도록 하드웨어 및 소프트웨어 측면으로 대책을 마련하여 관리하도록 하고, 주기적으로 해당물질이 외부로 유출되는지 평가하여야 한다.

3) 다만, 시험실, 보관소, 용수시설 및 압축공기 시설이 전용으로 사용되지 않는 경우에는 교차오염의 우려가 없도록 적절한 대책을 마련하여야 한다.

4) 아울러 방사성동위원소 시험실[방사성 차폐장치가 있는 기계(기기)의 경우 제외], 생물학적 시험실(혈액 및 살아있는 세포를 취급하는 경우에 한함), 미생물학적 시험실, 이화학적 시험실은 각각 별도로 분리되어 있어야 한다. 생물학적 검체 또는 방사성 검체와 같은 특정물질을 다루는 시험실은 관련 규정이 있는 경우 별도 요건이 필요하며, 동물시험실은 별도의 동물용 출입구와 공기조화장치를 갖추어 다른 구역과 완전히 분리하여야 한다.

〈계속〉

A

**구획: 주사제, 점안제, 내용액제, 내용고형제, 연고제**

제2조(의약품 제조소의 시설 기준) ①「의약품 등의 제조업 및 수입자의 시설기준령」(이하 "영"이라 한다) 제 3조제1항제1호에 따른 작업소(이하 "작업소"라 한다)는 다음 각 호의 기준에 따라야 한다. ② 주사제의 작업소, 점안제의 작업소, 내용고형제의 작업소, 내용액제의 작업소, 외용액제의 작업소, 연고제의 작업소 및 그 밖에 제조공정이 서로 다른 제형(劑形)의 작업소는 각각 구획되어 있을 것

이 기준에서는 주사제 등 제형군(대단위제형)별로 구획해야 할 작업소를 규정하고 있으며, 이에 따라 대한민국약전 세부제형을 분류한 상세내용은「의약품 GMP 적합판정 및 적합 판정서 발급 관련 업무처리방안」(식품의약품안전처 민원원인 안내서)을 참고한다.

## Q 006 QbT (Quality by Testing) vs. QbD (Quality by Design)를 비교 설명하십시오.

**A**

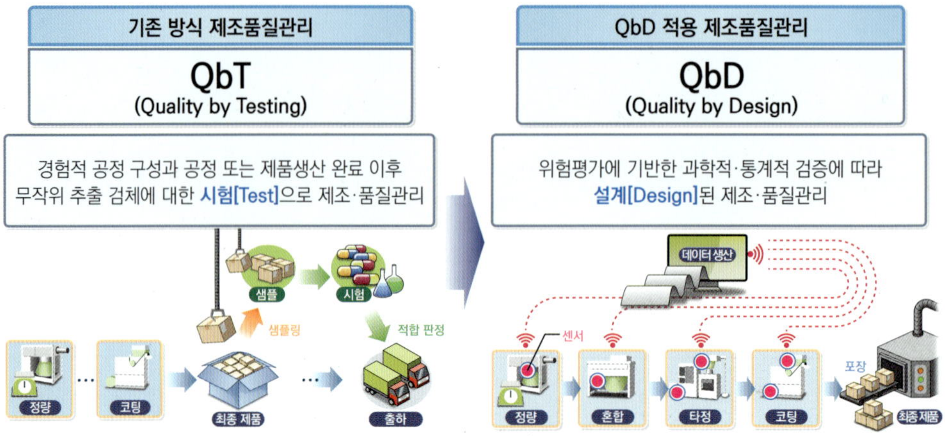


**그림 QbT ( Quality by Testing)와 QbD ( Quality by Design)비교.**
(출처: http://medicalworldnews.co.kr/news/view.php?idx=1510941273)

의약품 제조, 품질관리가 지금까지는 검체에 대한 시험중심(QbT)이었다면 앞으로는 설계된 제조 품질관리(QbD)로 이뤄질 것으로 보여 식약처도 선제적으로 대응하고 있다. QbD는 'Quality by Design'의 약자로, 의약품의 제조공정과 품질관리에 대한 위험평가와 과학적·통계적 검증을 거쳐 제품 개발 단계부터 제조와 품질관리를 하나로 설계한 고도화된 의약품의 제조·품질관리 방식을 말한다. QbD 방식이 global standard로 되고 있는 추세다. 의약품실사상호협력기구(PIC/S)는 QbD 방식을 '과학적 접근법과 품질 위험관리에 근거해 제품 및 공정에 대한 이해와 공정관리를 강조하는 체계적인 접근법'이라고 말한다. 즉, 경험에 기반한 제조공정 및 품질관리 전략을 수립하는 것이 아니라 과학적 근거와 통계적 검증에 기반한 제조공정 및 품질관리전략의 설계가 기존 QbT 방식과 차이점이다. 미국, 유럽 등에서는 이미 QbD 시스템을 도입, 운영하고 있고, 최근에는 중국 및 베트남 등에서도 도입하는 추세이다.

**스마트공장(smart factory)**

공장 내 설비와 자동관리 솔루션을 연동하여 공정 데이터를 실시간으로 수집·활용하고, 제어할 수 있는 지능형 공장이다. 이는 제조소가 QbD 기반이 선행되었을 때 연계해 사용할 수 있는 설비 시스템이지, 그 자체가 QbD의 구성 요소를 의미하는 것은 아니다.

Chapter

# 02

# Validation

## Q 007 제조업의 관리기준은?

**A**

원료구입, 보관, 제조, 포장 및 출하 등 전 공정에 제조 및 품질 관리의 관한 조직적이고 체계적인 기준이다. Validation을 통해 검증되고 표준화된 공정들(standard operating procedures, SOPs)은 작업과정에서 반드시 준수되어야 한다.

## Q 008 Validation을 하는 근본적인 이유는?

**A**

Validation(밸리데이션)이란, 의약품의 제조공정, 설비·장비·기기, 시험방법, 컴퓨터 시스템 등이 미리 설정돼 있는 판정 기준에 맞는 결과를 일관되게 도출하는지 검증하고, 문서화하는 활동이다. 즉, 의약품의 품질, 안정성, 유효성에 영향을 미칠 수 있는 모든 요소를 객관적으로 확인하는 작업이다.

Validation은 의약품뿐만 아니라 식품처럼 '안전성'과 '신뢰성' 확보가 필수인 분야에서 실시한다. 제품이 의도된 품질 규격에 '적합'하도록, '일관'되게 제조되는 것을, '증명'하는 게 핵심이다. 이를 위해 방대한 양의 문서 작업이 필요하고, 내용도 또한 복잡하지만 이런 작업을 하는 이유는 바로 'GMP' 때문이다.

### ※ Validation 정의

**ICH**

특정 공정, 방법 또는 시스템이 사전 설정된 허용 기준에 부합하는 결과를 일관되게 만들어 낸다는 점을 보증하는 문서화된 프로그램이다.

**US FDA**

특정 공정이 기 설정된 규격과 품질 요소들을 만족하고 있는 제품을 지속적으로 생산하고 있음을 보증하기 위한 증거를 문서화하는 것이다.

**EU EMEA**

GMP 원칙에 따라 어떤 절차, 공정, 설비, 물품, 행위 또는 시스템이 실제로 예상 결과를 만들어 낸다는 점을 증명하는 행위이다.

**KFDA**

특정한 공정, 방법, 기계설비 또는 시스템이 미리 설정되어 있는 판정기준에 맞는 결과를 일관되게 도출한다는 것을 검증하고 이를 문서화하는 것을 말한다.

Validation을 마친 제조 공정이란 해당 공정이 의도하는 바 또는 실시한다고 주장하는 바를 실제로 수행한다고 증명된 공정이다. Validation의 증거는 데이터 수집과 평가를 통해 달성되며 공정개발 단계부터 시작하여 생산 단계까지 지속하는 것이 바람직하다. Validation은 공정 적격성평가(원자재, 설비, 시스템, 건물, 작업자의 적격성평가)를 반드시 포함하여야 하며 반복되는 제조단위 또는 작업량과 관련된 전체 공정에 관한 관리도 포함한다.

〈계속〉

A

**※ Process validation 정의**

Process validation(의약품의 어떤 제형을 만드는)은 특정 공정이 미리 설정한 규격 및 품질 특성에 맞는 제품을 일관되게 만들 것이라는 점을 높은 수준으로 보증하는 증빙 문서를 제시하는 것을 말한다.

- U.S. Food and Drug Administration. Guideline on General Principles of Process Validation. Rockville, MD: FDA, 1987.
- Stage 1: Process Design
- Stage 2: Process Qualification
- Stage 3: Continued Process Verification

**EU EMEA**

설정된 범위 이내에서 작업했을 때 사전에 설정된 규격과 품질 특성에 부합하는 의약품을 효과적이고 재현성 있게 생산할 수 있음을 보여주는 문서화된 증거이다.

## Q 009 Validation의 대상은?

**A**

**밸리데이션의 대상**

1. 다음의 어느 하나에 해당하는 경우에는 미리 수립된 밸리데이션 계획서에 따라 밸리데이션을 실시하여야 한다.
   ① 새로운 품목의 의약품 제조를 처음 하는 경우
   ② 의약품의 품질에 영향을 미치는 기계 · 설비를 설치하는 경우
   ③ 의약품의 품질에 영향을 미치는 제조공정을 변경하는 경우
   ④ 제조환경을 변경하는 경우
2. 밸리데이션 실시에 관한 기준서, 밸리데이션 실시 결과 및 결론을 종합한 보고서를 작성하여 갖추어 두어야 한다.
3. 밸리데이션을 실시한 결과 제조관리 및 품질관리에 관하여 개선이 필요한 경우에는 필요한 조치를 하고 해당 조치에 대한 기록을 작성하여 갖추어 두어야 한다.
4. 식품의약품안전처장이 정하는 바에 따라 객관적이고 합리적인 증거자료가 있는 경우에는 밸리데이션을 생략할 수 있다.

## Q 010 한국의 제약회사에서 cleaning validation을 중요하게 하는 이유는?

**A**

세척 밸리데이션은 교차오염 방지를 목표로 하며 기계 및 설비 등의 제품 잔유물, 세척제 등이 적절하게 세척됐는지를 검증하고 문서화하는 활동으로 검증된 시험방법을 사용해야 하며 품목별로 실시하는 것이다. 국내 의약품은 위탁생산 비율이 높고, 다품목 소량생산으로 의약품을 생산하는 중소제약업체가 주류를 차지하고 있기 때문에 세척밸리데이션이 더 중요하게 실시하고 있다.

의약품 등 밸리데이션 실시에 관한 규정에서 세척 밸리데이션 방법을 규정하고 있는데 구체적인 사항은 아래와 같다.

① 세척 밸리데이션은 연속 제조한 3개 제조단위에 대하여 실시하여야 한다.

② 세척 밸리데이션은 기계·설비 등에 잔류하는 잔류물(전 작업의 의약품, 세척제 등)에 대하여 분석 가능하고 증명할 수 있는 범위 내에서 허용 한계를 설정하여야 한다.

③ 세척 밸리데이션을 실시하는 경우 잔류물이나 오염물질을 검출할 수 있는 밸리데이션된 시험방법을 사용하여야 한다.

④ 세척 밸리데이션은 의약품과 직접 접촉하는 기계·설비 표면에 대하여 실시하여야 한다.

⑤ 세척 밸리데이션은 제조공정 종료 후 기계 및 설비 세척을 시작하기 전까지 허용될 수 있는 기간과 세척 완료 상태가 유지될 수 있는 유효기간에 대한 사항을 포함하여야 한다.

⑥ 제1항에도 불구하고 다음 각 호의 어느 하나에 해당하는 품목은 세척 밸리데이션을 생략할 수 있다.

1. 공용 기계 및 설비를 사용하고 세척방법이 동일한 품목 중에서 함량, 독성, 용해도, 세척난이도 등을 고려한 최악의 조건에 해당하는 품목을 선정하여 밸리데이션을 실시한 경우 그 이외의 품목
2. 밸리데이션을 실시한 품목과 제형 및 기계, 설비가 동일하고 주성분의 함량이 적은 품목

# Part 08

# 의약품유통

## Q 001 의약품 유통의 의미는?

**A**

의약품은 질병 치료에 필수적이어서, 정부는 개발 및 제조, 유통, 판매, 투약(소비)에 이르기까지 전 단계에 걸쳐 안전하고 적정하게 사용될 수 있도록 제도적인 규제를 통해 관리하고 있다. 의약품이 개발, 제조되어 소비자에 이르기까지의 의약품 유통에서 정상적인 유통경로는 생산(제조), 도매, 소매단계를 거쳐 소비자에게 이어지는 것을 원칙으로 하고 있다. 이에 따라 제조업자, 도매업자 및 판매업자, 약국개설자(또는 병의원) 등은 약사법 등 관련법에서 규정한 유통질서 유지에 필요한 사항을 준수해야 할 의무가 있다. 의약품유통과 관련하여 우리나라가 시행하고 있는 관련 제도로는 의약품의 판매질서 유지, 의약품유통관리기준, 약가관리 제도 등이 있다.

우리나라에서는 '의약품 등의 판매질서 유지'를 위하여 약사법 시행규칙 제57조(의약품 등의 유통체계 확립 및 판매질서유지를 위한 준수사항)를 마련, 약국개설자·의약품제조업자·수입자 및 의약품판매업자, 기타 법의 규정에 의하여 의약품을 판매할 수 있는 자에 대한 의약품판매 질서유지에 관한 준수사항을 마련하고 있다.

'의약품유통관리기준(Korean good suppling practice, KGSP; 우수의약품 유통관리기준)'은 2002년 1월 약사법시행규칙 제57조 제16항을 개정하여 도입한 제도로, 그 해 7월 1일부터 의약품도매상에 대해 의무화를 실시하였는데, 의약품의 공급 및 유통 중의 품질확보를 위하여 의약품도매상의 시설과 관리를 표준화하였다.

의약품유통관련제도 중 '약가제도'는 소비자가 의약품을 구입하는데 관여하는 제도로 우리나라의 경우, 약가는 보험약가와 비보험약가로 나누어진다. 보험약가제도는 요양기관이 의료보험 환자진료에 사용한 의약품대금을 의료보험자가 요양기관에 지불(상환)할 때 채택하게 되는 의약품 가격기준을 설정하는 제도로써 우리나라의 경우 1977년 의료보험 도입과 함께 도입되었으며 직권실사제, 신고제(고시가 상환제)를 거쳐 현재 실거래가 상환제가 시행되고 있다.

의약품은 일반 상품들과는 달리 약사법에 따라 제조, 유통, 판매, 투약(소비) 등의 전 단계에 걸쳐 안전하고 적정하게 사용될 수 있도록 규제하고 있다. 특히 의약품 유통의 대부분을 차지하는 도매업체에서 지켜야 할 의약품유통품질관리기준(GSP)를 규정하여 품질관리, 공급관리에 대한 업무지침 매뉴얼을 약사법으로 규정하였다. COVID-19와 같이 다양한 질병으로 인해 다양한 의약품이 생산될 것으로 예상이 되는데, 각 의약품의 특성에 따른 보관조건에 맞추어 우수한 의약품을 신속하게 품질 손상 없이 많은 소비자에게 안전하게 투여될 수 있도록 운송하는 것이 매우 중요한 역할이라고 생각된다.

〈계속〉

A

## 의약품 유통에 중요한 요소

첫째, 제조업체에서 생산된 제품의 품질이 유지된 상태로 소비지에게 공급되어야 한다. 특히 백신, 인슐린 등을 포함한 생물학적제제는 생산·수입에서부터 유통, 보관 및 최종사용에 이르기까지 적정 보관 온도를 항상 유지하는 것이 중요하다. 코로나19 팬데믹 백신 접종을 진행하며 '콜드체인 유통망'에 대한 국민적 관심이 높아졌고, 독감백신이 상온에 노출되는 사건 등을 겪으면서 그 중요성이 강조되고 있다. 최근 식약처는 생물학적제제 보관 및 운송 관리체계를 제도적으로 강화하였다.

둘째, 의약품은 상품이지만, 의약품으로써 판매질서를 유지하기 위해 공정거래 준수가 필요하다. 도매업체와 제약사의 공정 입찰, 구입가미만 판매행위금지, 의료인과 업체 간의 불법 리베이트 근절 등 의약품 판매 질서를 유지해야 한다.

셋째, 의약품 공급자는 가격결정에 영향을 미치면 안된다. 오늘날 의약품의 가격 결정은 제약회사에 의해서만 이루어지지 않고, 이를 구입하는 국가의 보건당국과 협상에 의해 이루어진다. 그러한 협상 방법 중 특이적인 경우에 RSA 이하 위험분담계약을 도입하고 있는데, RSA는 현재 밝혀진 신약의 임상가치를 바탕으로 가격을 우선 책정하고, 이후 차차 약의 진가가 밝혀지면서 받을 수 있는 불이익을 제약회사와 보건당국이 합의하에 분담하는 방식이다. 불이익을 분담한다는 것은, 보건당국이 실제로는 효과가 크지 않은 약에 대해 지나친 비용을 부담한 것일 수도 있고, 반대로 뒤늦게 부작용 등이 발견되어 제약회사가 급여 중단을 선언받을 수도 있다는 의미이다. 우리나라의 경우 2014년부터 대체제가 없는 희귀질환 치료제나 고가의 중증 항암제에 대해 이러한 제도를 시행하고 있다.

## Q 002 누가 의약품을 유통할 수 있는 자격을 갖고 있는가?

**A**

① **의약품 공급자:** 의약품의 품목허가를 받은 자(제조업자), 수입자, 또는 의약품 도매상
- 의약품의 소매 판매를 금지한다.
- 약국개설자, 안전상비의약품 판매자, 한약업사, 약업사(약종상) 또는 매약상, 다른 의약품 도매상 등 외에는 의약품 판매를 금지한다.

② **의약품 판매자**
- 의약품 판매는 약국개설자가 아니면 의약품 판매 및 판매목적 취득이 불가하다(단, 한국희귀필수의약품센터, 안전상비의약품판매자, 한약업사 및 의약품도매상은 예외).
- 한약업사 또는 의약품도매상은 시·군·구청장에게 의약품 판매업 허가를 받아야 한다.

③ **기타 의약품을 취급할 수 있는 사람**
- **약업사(약종상), 약방**

약방은 1954년 약사법이 제정되기 이전부터 약종상(藥種商)을 운영하였거나 병원 또는 약국 등이 없는 지역에만 약사 자격증이 없더라도 양약이나 한약을 판매할 수 있도록 허가된 업소를 말한다. 1954년 제정된 '약종상·한약종상·매약청매상허가규정'이라는 보건사회부령과 약사법 시행규칙 등 관련 법령에 따라 시행된 약방의 운영자는 이후 약업사(藥業事)로 불리게 되었다. 약방이 약사가 운영하는 약국과 가장 큰 차이는 의약품의 '조제'를 할 수 없고 제약회사에서 매약(賣藥)으로 제조한 의약품만 판매할 수 있다. 현재 약종상 제도는 폐지되었다.

## Q 003 의약품 도매상의 기준 요건은(인적기준, 시설기준, GSP기준)?

A

**1) 인적기준**

- 대표자
- 도매 업무 관리 약사(대표자가 약사이면서 업무를 직접 관리 가능할 시 겸직 가능)

**2) 자본기준**

- 자본금 5억 원 이상(단, 수입의약품 · 안전상비의약품 · 시약 · 원료의약품 · 한약 등만 취급하는 의약품 도매상의 경우에는 2억 원 이상)

**3) 시설기준**

- 영업소와 면적 165 $m^2$ 이상의 창고 (단, 수입의약품 · 시약 · 원료의약품만을 취급하는 경우에는 66 $m^2$ 이상, 동물용의약품만을 취급하는 경우에는 33 $m^2$ 이상)

* 창고의 시설 기준
① 저온 보관 및 빛가림을 위한 시설,
② 쥐 · 해충 등을 막을 수 있는 시설
③ 의약품의 변질 방지를 위한, 온도 및 습도를 유지할 수 있는 시설
④ 생물학적 제제 전용의 저장시설(수송용기를 포함한다)
⑤ 마약 및 향정신성의약품의 저장시설
⑥ 인화성 또는 폭발성이 있는 의약품의 보관시설
⑦ 보관방법이 정해진 의약품인 경우에는 그 보관조건을 유지할 수 있는 시설
⑧ 불량의약품 또는 반품의약품의 보관실

**4) GSP 기준**

- GSP (good supply practice)란 의약품유통품질관리기준을 말한다. 의약품의 유통, 판매 단계에 있어서 지켜야 할 의무기준으로 의약품 유통과정에서 약제의 변질이나 파손 등을 방지해 안전하게 최종 소비자에게 전달하고자 하는 것이다. 의약품 유통품질 관리기준(GSP)은 의약품의 공급·유통 중의 품질확보를 위하여 의약품 도매상이 갖추어야 할 시설과 관리기준 등을 정하고 있다('02년도 07월부터 의무화). 의약품 등의 안전 및 품질 관련 유통관리 준수사항은 다음과 같다.

① 변질, 변패, 오염, 손상되었거나 유효기한 또는 사용기한이 지난 의약품을 판매하거나 판매의 목적으로 저장, 진열하지 아니하여야 하며, 의약품의 용기나 포장을 훼손하거나 변조하지 말아야 한다.

〈계속〉

A

② 의약품도매상은 불량의약품의 처리에 관한 기록을 작성하여 갖추어 두고 이를 1년간 보존하여야 한다.

③ 의약품도매상은 대한민국약전 또는 대한민국약전 외 한약 규격집에 기준이 설정된 한약 중 품질관리 기준에 맞는 제품으로 판매할 것을 식품의약품안전처장이 지정 고시한 한약의 경우 규격품이 아닌 것을 판매하거나 판매의 목적으로 저장, 진열하지 아니하여야 한다.

## Q 004 의약품 도매상 vs. 의약품 소매상

A

의약품은 의약품등의 판매 질서 유지에 따라 도매와 소매(일반 판매)를 엄격하게 구분하고 있다.

의약품의 품목허가를 받은 자(제조업자 등), 수입자, 도매상은 소매를 금지하고 있으며, 약국이나 안전상비의약품판매자, 한약업사, 약업자 또는 매약상, 다른 의약품 도매상, 그 밖에 법의 규정에 따라 의약품을 판매할 수 있는 자 외의 자에게는 의약품 판매가 금지된다.

의약품 소매는 의약품을 최종소비자에게 판매하는 행위로 약국개설자, 의약품 도매상(도매업), 의약품 소매상(약국, 약업사, 안전상비의약품 판매자)

## Q 005 의약품 판매질서를 확립하기 위한 방안은?

A

의약품 판매질서 관련 리베이트 규제 정책의 흐름과 영업대행사(CSO)의 지출보고서 의무화가 필요할 수 있다. CSO와 거래에 있어 유통마진을 리베이트에 사용한 경우, 학술행사 대행 수수료를 과다 지급한 경우 등이 문제가 될 수 있고, CSO 지출보고서 작성과 관련 의약품 공급자가 CSO 관리 의무를 소홀히 했을 경우 함께 처벌을 받을 수 있어 주의가 필요하다.

## Q 006 최근 5년간 도매업체 수가 급격하게 증가한 이유는?

**A**

건강보험심사평가원 의약품 관리종합정보센터에 따르면 2020년 말 기준 전국의 의약품 도매업체는 3,170곳으로 집계됐다. 2019년 2,919개에 비해 251곳이 늘어난 것이다. 의약품 도매업체는 2014년까지 2,000개 내외였지만, 2015년부터 급격히 늘어나고 있다. 의약품 도매업체들이 급증하고 있는 것은 의약품 도매업체 창고면적 완화, 위탁도매업체의 경우 관리 약사를 고용하지 않아도 되는 등 규제 완화 정책, 판매대행업체(contracts sales organization, CSO) 등의 영향이라고 할 수 있다. 의약품 도매업소 창고면적 기준은 2000년 규제 완화 차원에서 전면 폐지됐다가 2011년 264 ㎡로 제한 규정이 생겼다. 이후 2015년 초 창고면적 기준이 264 ㎡에서 165 ㎡로 규제가 완화됐다. 또 2015년 약사법 개정을 통해 위탁도매의 경우 관리 약사를 고용하지 않아도 도매업체 운영이 가능하도록 법이 완화됐다. 이 같은 규제 완화책의 영향으로 2015년부터 2020년까지 1,204곳의 도매업체가 늘어났다. 의약품 유통업계는 신설 도매업체들의 대부분이 제약사로부터 저렴한 가격으로 약을 공급받아 병원, 의원을 대상으로 의약품의 처방을 유도하는 품목은 도매와 CSO 등인 것으로 파악하고 있다.

전국적으로 의약품 도매업체 수가 증가했지만, 특히 서울, 경기, 인천 등 수도권에 소재한 도매업체들의 수가 많이 증가해 1,527곳으로 도매업체 2곳 중 1곳은 수도권에서 설립했다. 의약품 유통업계는 신규 업체의 신설이 급증하면서 도매업체들 간의 심한 경쟁으로 의약품 유통의 문란 현상이 우려되고 있다.

## Q 007 도·도매 거래 비중이 증가하는 원인은? 대책은?

**A**

의약품 도매상 간 거래가 늘고 있다. 대형 도매상 위주로 유통시장이 재편되고 있기 때문이다. 반대로 제약사에서 요양기관으로 바로 출고되는 비중은 점점 줄고 있다. 건강보험심사평가원이 29일 발간한 '2021 완제의약품 유통정보 통계집'에 따르면, 2021년 총 79조 5181억 원의 완제의약품이 출고됐다.

이 중 도매상에서 요양기관으로 출고된 금액이 29조 3330억 원으로 가장 많았고, 이어 제조·수입→도매상 24조 8405억 원, 도매상→도매상 22조 4868억 원, 제조·수입→요양기관 2조 8578억 원 순으로 나타났다.

도·도매 거래는 출고금액으로 보면 세번째이지만, 매년 비중은 높아지고 있다. 도·도매 거래 비중은 2019년 27.3%에서 2020년 28.0%, 2021년 28.3%로 증가 추세다. 이와 같은 도·도매의 공급금액 증가는 담보문제를 포함하는 제약사의 의약품 공급 제한과 함께 제네릭 품목 수가 많아지면서 나타나는 풍선효과, 낮은 진입장벽, 소량매입 등의 요인이 작용하는 것으로 분석되고 있다.

여기에 도매상에서 도매상으로의 공급이 늘어나는 것은 전체 시장에서 상위 도매상이 차지하는 비중이 높아진 점 등도 작용하는 것으로 분석된다. 특히 최근에도 담보문제 등에 대한 상황은 변함이 없다는 점, 점차 상위 도매상의 성장이 두드러지면서 기업 간 인수 등도 논의되고 있는 만큼 도·도매 거래 형태는 지속적으로 늘어날 것으로 예상된다. 이외에도 최근에도 문제로 제기되고 있는 CSO 영업 등의 확대 역시 영향을 미쳐 이에 대한 대책 마련 등도 필요하다.

'21년 의약품 유통단계별 공급금액

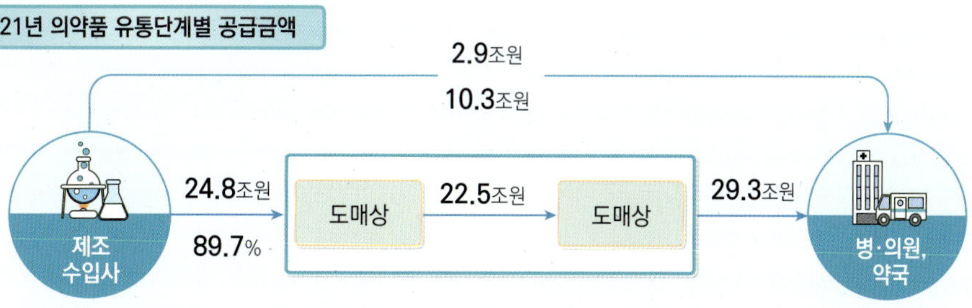


〈계속〉

A

도·도매 거래의 문제점으로는 요양기관이 도매 마진을 통해 약가 차액을 확보할 목적으로 특정 도매상에 일괄판매대행(전납도매)을 맡기거나 직접 도매상을 운영(직영도매)하는 편법적 도·도매 거래가 이뤄지고 있으며, 또 일부 제약사가 의약분업 이후 각종 이유로 특정 도매상을 지정해 독점적으로 공급하고 이를 통해 일방적 마진 및 현금 송금 후 배송하는 등의 불공정거래 행위가 발생하고 있는 것이다. 따라서 이를 해결하기 위한 대책이 필요한 시점이다.

의약품 역시 상품이므로 요양기관의 마진을 일부 인정해 불법 행위를 줄일 수 있다. 실거래가를 반영한 상한가를 주기적으로 조정할 필요도 있다. 마진을 포함한 실거래가의 실체를 파악한 후, 지속적으로 이를 반영해 가격을 조정하는 것이다. 또한 의약품거래소의 거래정보를 활용해 공정하고 투명한 거래가 이뤄질 수 있도록 해야 한다. 의약품 유통업체들이 도매마진 정상화를 위해 의약품 구매전용카드를 도입하는 방안도 있다. 의약품 구매 시 의약품 구매 대금을 전용으로 결제하는 카드를 도입, 과도한 수수료를 절감해 유통업체의 경쟁력과 카드 결제로 인한 거래 투명성을 제고할 수 있다.

## Q 008 CSO 영업활동은 도매업체에 어떤 영향을 미치나?

**A**

도매상에서 도매상으로의 공급이 늘어나는 것은 전체 시장에서 상위 도매상이 차지하는 비중이 높아진 점 등도 작용하는 것으로 분석된다. 특히 최근에도 담보문제 등에 대한 상황은 변함이 없다는 점, 점차 상위 도매상의 성장이 두드러지면서 기업 간 인수 등도 논의되고 있는 만큼 도·도매 거래 형태는 지속적으로 늘어날 것으로 예상된다. 이외에도 최근에도 문제로 제기되고 있는 CSO 영업 등의 확대 역시 영향을 미쳐 이에 대한 대책 마련 등도 필요하다.

## Q 009 기존 제약회사의 CSO 활용 비율이 늘어날까? 줄어들까? 이유는?

**A**

CSO 활용 비율은 앞으로 증가할 것으로 예상된다. 그 이유는 다음과 같다.

① 초기 투자 부담을 줄일 수 있다. CSO 활용은 내부 영업 조직을 구축하는 것에 비해 초기 투자비용이 적다. 고정비를 변동비로 전환하여 자산을 좀 더 효율적으로 사용할 수 있기 때문이다.

② CSO는 높은 영업 생산성을 통해 비용 절감 효과를 볼 수 있다. 제품 규모에 따라 한 영업팀이 여러 회사의 제품을 동시에 취급할 수 있기 때문에 영업 생산성을 높일 수 있고 상대적으로 비용을 낮출 수 있다.

③ 시간이 단축된다. 영업사원을 채용하고 교육하는 데는 많은 시간과 노력이 필요하지만, CSO를 활용하면 빠른 시간 내에 필요한 영업 조직을 구성할 수 있다.

④ 전문성을 제공한다. 특정 지역이나 치료군에 영업 경험과 전문성을 갖춘 영업사원을 배치하여, 상황에 따라 영업사원 수를 조정할 수 있다. 제약회사는 영업 측면의 전문성과 경험을 보완하고, 점차 내부 영업 조직을 확보하며 성장할 수 있어 CSO 활용 비율은 앞으로 증가할 것으로 보인다.

제약회사에서는 영업 측면의 전문성과 경험을 보완하고, 점차 내부 영업 조직을 확보하며 성장해 나갈 수 있기 때문에 CSO 활용 비율은 앞으로 증가할 것이다.

## Q 010 코로나-19 화이자 백신을 더 낮은 온도에서 보관 운송해야 하는 이유는?

**A**

백신은 적정 보관 온도를 유지하지 못할 경우 약물이나 항원, 항체 활성 단위인 역가가 떨어져 이른바 접종을 받아도 예방 효과를 볼 수 없는 물 백신이 될 수 있다.

질병관리청과 식품의약품안전처가 내놓은 백신 보관 관리 및 수송 가이드라인에도 백신 보관 온도는 일반적으로 2-8℃, 평균 5℃를 유지해야 한다.

세계보건기구(WHO)에 따르면 전 세계에 유통 중인 백신의 최대 50%가 유통과정에서 온도를 제대로 유지하지 못해 폐기되고 있다. 따라서 무엇보다 백신은 환자에게 접종할 때까지 안전하게 보관하고 운송하는 것이 핵심이라 할 수 있다. 즉, 콜드체인(cold chain) 시스템을 확보하는 것이 무엇보다도 중요하다. 화이자 코로나 19 백신의 적정 보관 온도는 영하 70℃이다.

## Q 011 향후 유통 마진율이 증가할까? 감소할까? 그 이유는?

**A**

우리나라 의약품 유통의 후진적인 구조를 질적으로 향상시키려면 진입장벽을 강화할 필요가 있다. 즉, 도매업 허가기준을 강화하고, 유통 과정에 대한 상시 감시 체계 구축, KGSP 자율점검 기준 강화, 현지 실태 점검을 통해 도매유통의 신뢰성을 높여야 한다. 궁극적으로 도매업체는 대형화, 전문화를 추진할 수 있도록 내부 역량을 갖춰야 할 필요가 있다.

또한 물류 선진화방안으로 도매업계에서는 의약품공동물류센터 건립도 한 가지 방안이 될 수 있다. 이는 중복 투자에 따른 비용 낭비를 방지하고 대형화를 통한 물류비용을 절감할 수 있다는 장점이 있다. 이외에도 의약품관리종합정보센터 기능을 강화해, 유통구조를 투명하게 만드는 것이 필요할 것으로 제시되었다. 뿐만 아니라, 도매업체의 여러 불공정 행위를 방지하고 시장 질서를 확립하기 위해 요양기관 납품권을 앞세워 독점력을 남용하는 일부 도매업체를 단속할 필요도 있다. 도매업체 내부적 요인뿐만 아니라, 도매유통 비용 증가, 유통 거래의 당사자 쌍방이 모두 의약품재고 관리에 힘쓴다면 의약품의 반품, 불용 재고 발생 등으로 인한 비용 및 자원의 불필요한 소모를 줄일 수 있을 것이다. 이와 같은 방안 외에 선진화된 유통의 혁신이 없을 경우 경쟁이 더욱 치열해질 것으로 예상되어 마진율이 줄어들 것으로 예상되고 있다.

Part

# 09

# 제약바이오 마케팅

Chapter

# 01

# 제약바이오 마케팅이란?

Q&A

## Q 001 국내 MR들이 가장 많이 하는 활동은?

**A**

국내 MR들이 가장 많이 하는 활동은 디테일링(detailing) 활동이 대부분이다. 디테일링 활동은 지난 수십 년간 제약영업사원은 브랜드 의약품에 관한 기본 메신저 역할을 해왔다. 의사에게 디테일링해왔던 것이 제약산업을 크게 성공시킨 주된 요인이다. 디테일링 활동은 제약 MR이 의사를 방문하는 활동인 call이라고도 할 수 있는데 call 중에서 직접 의사를 만나서 자신이 담당하는 제품의 특장점과 이점을 홍보하는 활동을 detailing 활동이라 한다. 즉, 진정한 call 활동만이 detailing 활동이라 할 수 있다.

디테일링은 정확한 메시지를 정확한 빈도로 정확하게 의사 정확한 의약정보를 전달하는 것으로 정리된다. 정확한 메시지는 제품의 특징과 이점을 설명하는 것으로, 반드시 사실을 기반으로 하며 처방하는 의사에게 꼭 필요한 정보여야 한다. 정확한 빈도는 메시지를 전달하는 횟수를 말한다. 의사가 특정 제품에 대한 선호가 생기기 전에 메시지를 전달해야 한다. 의사에게 정확하게 전달하는 것은 고객을 S&T (segmentation & targeting) 한 후 제품에 맞는 의사에게 전달하는 것이다. 의약품은 제품에 따라 S&T (segmentation & targeting)가 다를 수 있는 특수성을 갖고 있다. 예를 들어 골다공증 의약품은 여러 과에서 공통으로 사용하는 약 품 중 하나다. 골다공증을 진료하는 주요 과는 내분비내과, 정형외과, 산부인과이지만, 처방하는 과는 주요 신료과뿐만 아니라 류마티스내과, 신경외과, 가정의학과, 마취통증의학과 등 골다공증 위험이 있는 환자를 진료하는 모든 과를 대상으로 한다. 물론 골다공증 약물 중 같은 class인 약물도 약품의 작용기전에 따라 목표하는 과와 의사가 달라질 수 있다. 또한 내분비내과는 주로 당뇨병, 갑상선질환을 진료하지만 골다공증을 전문적으로 진료하는 병원이 있기 때문에 더욱 정확한 S&T가 요구된다.

〈계속〉

A

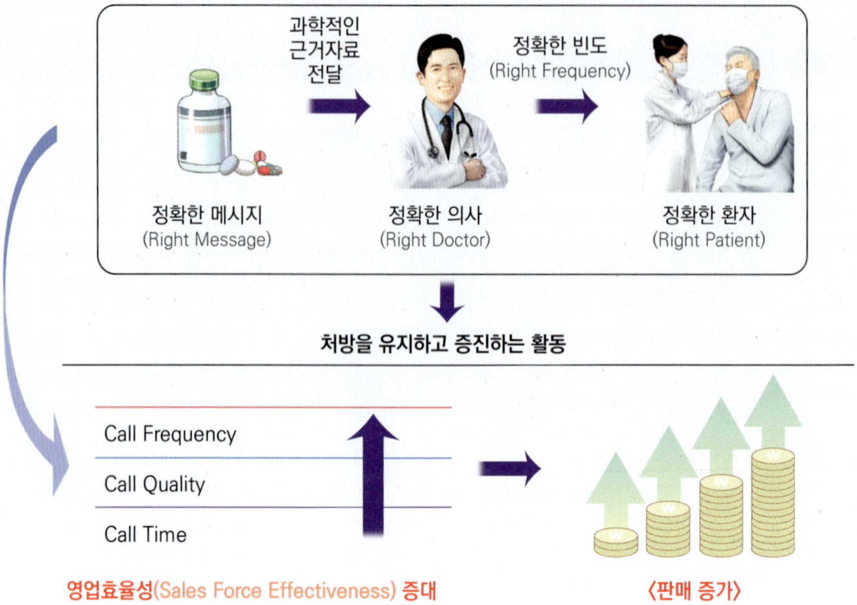


그림 MR Call의 정석.

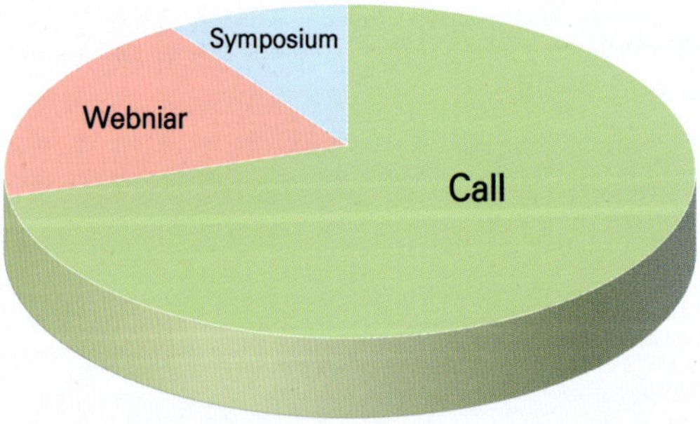


그림 MR Activity.

## Q 002 심포지움(Symposium) 효과를 증대하기 위한 방법은?

**A**

심포지움(symposium) 활동은 주로 신제품이나 회사에서 비중이 큰 품목을 홍보하기 위해 진행한다. 주로 마케팅 부서에서 주관하며, 영업사원들과 함께 제품과 관련이 있는 의사를 대상으로 대규모 참석(100-500명)을 유도하여 제품의 특·장점을 홍보하기 위한 활동이다. 각종 학회나 연수강좌에서는 주로 대학교수들이 연구결과에 대한 내용을 중심으로 진행되어 개원의들 입장에서는 현실감이 떨어진다고 이야기할 수도 있다. 하지만, 심포지움은 특정 제품이 주제가 되고 실제 진료공간에서 바로 활용할 수 있는 내용으로 진행하는 경우가 대부분이다. 그러므로 SYMPOSIUM 효과를 증대하기 위해서는 심포지움 제품에 관심 있는 의사의 흥미를 유발할 수 있도록 사전에 근거 중심의료(evidence-based medicine, EBM)가 될 수 있는 자료를 홍보하여야 한다.

## Q 003 성공적인 RTM을 위한 사전 준비사항은?

**A**

RTM (round table meeting)은 소규모 학술모임으로 진행을 빠르고 쉽게 할 수 있다. RTM을 진행하기 위해서는 지역 모임의 회장으로 있는 의사 선생님의 승인이 필요하고, 그 모임의 총무님과 강의 내용, 날짜, 시간, 장소 등 스케줄을 조율하여 진행한다. 주로 제품과 관련된 질병을 치료하는 대상 의사들 대상으로 10명 내외로 진행하여 간접적으로 회사 제품을 홍보하는 활동을 말한다. 그러므로 RTM 효과를 증대하기 위해서는 RTM 행사 제품에 관심 있도록 사전에 근거 중심의료(evidence-based medicine, EBM)가 될 수 있는 자료를 홍보하여야 한다.

## Q 004 Co-promotion vs. Co-marketing

**A**

코프로모션(co-promotion)이란 기업이 자신의 판매, 유통망과 별도로 다른 기업의 영업망이나 유통망을 이용하는 것이다. 이는 단기적인 판매를 목적으로 비용을 지불하거나 유통망을 빌려주는 기업에게 자신의 브랜드 이미지를 이용할 수 있는 기회를 주는 등의 경제적 효과를 제공한다. co-marketing은 1개의 제품을 다른 제품명으로 허가를 받아 두 개의 회사가 공동으로 판매하는 것이다.

요즘 들어 다국적 제약회사와 국내 제약회사 사이의 코프로모션(co-promotion) 계약이 증가하고 있다. 이런 현상은 다국적 제약회사의 제품력과 국내 제약회사의 영업력이 만난 것을 보여준다. 단순히 다국적 제약사 제품을 도입해 국내에서 판매하는데 그치지 않고 다국적사와 함께 종합병원, 의원 등 판매처를 나누어 공동으로 판매하는 영업 방식이다.

코마케팅(co-marketing)에는 신상품 개발이나 새로운 브랜드 런칭, 마케팅 채널 교환 그리고 이익분배 등이 포함된다.

## Q 005 제약사 간 Co-promotion 비중이 왜 증가할까?

**A**

Co-promotion이란 같은 제품을 공동으로 프로모션을 진행하는 것을 말하며, 흔히 소규모 회사와 대규모 회사 간에 진행하는 마케팅 방법이다. 소규모 회사가 대규모 회사와 파트너를 맺고 상호 간의 이익이 충돌 빚지 않는 선에서 공동으로 그 제품을 promotion하는 것을 말한다. 공동 프로모션은 특히 해당 치료 분야에 경험이 많고 그 분야 전문가들과의 관계가 잘 형성되어 있는 숙련된 영업마케팅 인력으로 구성되어 있어 두 회사의 공동 목표를 달성하기 위해 양사의 자원을 최적화한다는 장점이 있다. 이런 이유로 제약마케팅 시장은 더욱 전문화될 것으로 예상되어 co-promotion 비중은 점점 증가할 전망이다.

## Q 006 글로벌 제약사와 국내 제약사 간의 co-promotion 비중이 증가하는 이유는?

**A** 대부분 글로벌제약사는 평균 1-7개 이내의 품목을 담당하고 있어 글로벌제약사가 기존에 담당하는 계열이 아닌 약품을 개발하여 마케팅하는 경우 주로 다양한 계열의 품목을 담당하는 국내 제약회사들과 co-promotion을 통해 시너지 효과를 얻을 수 있다.

## Q 007 국내 제약사와 국내 제약사 간의 co-promotion 비중이 증가하는 이유는?

**A** Co-promotion은 주로 글로벌제약사와 국내제약사 간에 체결했으나 국산신약이 개발되어 점차 국내 회사들 간의 co-promotion 비중도 증가하고 있다. LG화학의 '제미글로패밀리'는 대웅제약과의 co-promotion 영향으로 2023년 기준 1,000억 원 이상의 매출을 기록했다.

대웅제약이 개발한 칼륨 경쟁적 위산분비 차단제 계열(potassium-competitive acid blocker, P-CAP)의 위식도역류질환 치료제 국산 34호 신약 '펙수프라잔(Fexuprazan)'은 종근당과 2024년 4월부터 co-promotion하고 있다.

## Q 008 향후 CSO 활용 마케팅 전략은 증가할까, 감소할까? 이유는?

**A**

소규모 제약회사가 사용하는 또 다른 방법으로 CSO (contract sales organization) 활용이 있다. 새로운 지역에서 경험과 자원이 부족한 제약기업에 가장 용이한 방안이다. CSO는 의사와 친밀한 숙련된 영업 전문 인력을 고용해 계약된 제품의 특정 기능과 장점에 대한 교육을 한다. CSO와 파트너를 맺는 이유는 이 업무만을 위한 전담 영업팀을 만들고 유지하는 것보다 비용이 저렴하기 때문에, 제품을 생산하는 입장에서는 매우 큰 장점이다. 최근 제약산업이 성장하면서 과별, 질환별, 제품별, 지역별로 CSO를 활용하여 마케팅 전략을 세우는 회사가 늘어나고 있다. 이미 미국을 비롯한 선진국은 CSO의 비중이 약 15-20%의 비중을 차지하며 그 역량을 강화하고 있다. 국내에도 전문성을 요구하는 시대에 맞게 전문 CSO 업체로 활동이 증가하고 있다.

## Q 009 MCM과 E-Detailing 마케팅 전략이 증가할까? 감소할까? 이유는?

**A**

E-Detailing 질환 혹은 제품에 관련된 콘텐츠를 디지털 방식으로 전환하여 정보 수요자(주로 전문의들)에게 전달하는 방식이다. e-detailing은 다양한 서비스 개발이 가능하고, 비용을 획기적으로 감축할 수 있다는 점에서 점점 더 확산될 것이다.

## Q 010 대부분 의약품이 비탄력적이다. 탄력적인 의약품은?

**A** 쌀과 같은 생필품은 비탄력적이다. 대부분 의약품 또한 비탄력적이다. 일부 happy drug 제품, 일부 항암제인 비급여 의약품은 탄력적일 수 있다.

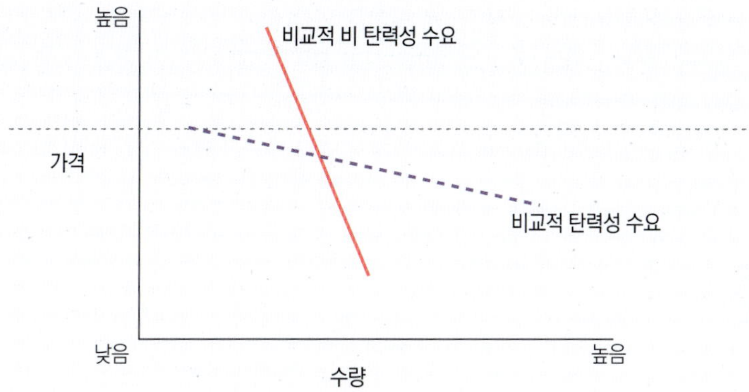


그림 비탄력적인 의약품 가격 그래프.

## Q 011 아스피린 vs. 코카콜라

**A** 아스피린은 의약품으로 병을 치료하거나 증상을 억제하거나 일시적으로 통증을 줄여주는 데 쓰이는 특정 물질로, 유효성과 안전성 그리고 안정성이 필수로 요구되어 강력한 규제를 받는다. 반면 코카콜라는 음료로 취급되어 의약품과는 다른 규제를 받는다.

## Q 012 ETC vs. OTC

**A**

의약품을 접근성에 따라 분류하면 처방이 필요한 전문의약품을 ETC (ethical drug)라 하고 처방 없이 구입할 수 있는 일반의약품을 OTC (over the counter drug)라 한다.

처방이 필요한 전문의약품과 일반의약품은 같은 분야에서 많은 공통점을 가지고 있어 시장에서의 전술이나 홍보 전략이 같을 것이라고 생각하기 쉽다. 그러나 이 두 의약품이 유사한 메시지를 전달하더라도 주요 소비층과 그들의 니즈는 각각 다르다. 전문의약품 시장의 주 고객은 의사, 약사, 도매업자, 소비자이다. 소비자들은 다양하지만 궁극적으로 의약품을 소비하기 위해 같은 결정을 한다.

그러나 일반의약품 소비자는 현저히 다른 생각을 한다. 의사에게 일반의약품 제조회사는 주위를 기울이지 않는다. 대신에 일반의약품 마케터들은 구매력이 높은 일반 소비자에게 집중한다. 중간에 처방자가 없기 때문에 일반의약품 시장은 여타의 소비자 제품 시장과 유사한 부분이 있다. 따라서 일반의약품 생산자는 한 번에 관심을 끌고 기억할 만한 브랜드를 만들어야 한다. 일반의약품 마케팅 전략은 그들의 브랜드가 자리를 잘 잡을 수 있도록 높은 품질을 갖거나 소비자가 쉽게 접할 수 있도록 저렴한 가격을 제시해야만 한다.

## Q 013 NME vs. Generic

**A**

1984년, Hatch-Waxman 법으로 알려진 의약품 가격분쟁과 특허 연계법(Drug Price Competition and Patent Team Restoration Act)은 근래 제네릭 의약품 시장을 부흥시켰다. 제네릭 제조사들이 브랜드 의약품의 기전을 똑같이 가지고 있을 필요가 없고 작용시간 부분만 승인받도록 하면 된다. 사실 Hatch-Waxman 법이 통과하기 전엔 특허가 만료된 오리지널 약의 35%만이 제네릭 의약품을 가지고 있었다. 현재 제네릭 의약품 제조사들은 더 낮은 가격으로 높은 매출을 기록하고 있다. 브랜드 의약품의 최우선 고객이자 마케팅 포커스를 두고 있는 주체는 의사이다. 제네릭 의약품 시장에서의 약은 상품이다. 따라서 제네릭 의약품의 마케팅전략은 다른 의약품과 다르게 4P에 해당하는 가격(Price), 유통(Place), 제품(Product), 판촉(Promotion) 중 가격에 가장 초점을 맞춰 진행한다.

제네릭의약품 시장에서의 가장 큰 차이점은 의사가 최우선 고객이 아니라는 점이다. 일반적으로 의사가 선택하는 의약품은 제약사 입장에서 볼 때 시장에서 유리한 입지를 다지기 쉽다. 그러나 의사들은 환자들이 요구하는 약을 선택해서 제공했고, 그 결과 제약회사는 의약품을 공급하는 회사들을 공략했다. 유통과정도 공동구매나 도매업에 따라서 의약품 공급자에게 영향을 줄 수 있다. 의약품 종류와는 상관없이 제약시장에서 소비자를 충족시키는 것은 가장 중요한 마케팅 진략이다. 제네릭 마케팅은 고객 중심보다는 제품 중심의 마케팅을 원칙으로 한다. 고객중심의 마케팅은 시장을 이해하고, 고객의 니즈(needs)와 원츠(wants)를 파악한 뒤 제품을 발전시켜서 그들의 요구를 만족시켜야만 한다. 제품 중심의 마케팅은 우선 제네릭 제조사들이 제품을 생산하고 시장의 가격적인 면을 중심으로 공략하여 제품이 가능한 많이 팔리게 하는 것이다.

## Q 014 First in class vs. Late follower

**A**

제약마케팅은 의약품의 class별, class간 경쟁이 매우 치열하다. 특히 당뇨병 약은 가장 치열한 시장 중 하나이다. 그중에서도 국내에서 가장 많은 처방이 이루어지는 DPP4-I 계열이다.

DPP4-I 계열 중 Sitagliptin은 first in class로 시장 선점을 할 수 있다. 후속 제품들은 서로 best in class가 되기 위하여 선두 제품이 갖지 못한 특장점 적극적으로 홍보한다. 허가 임상도 주로 비열등성 임상시험(non-inferiority trial)으로 허가를 받고, 가격 역시 대부분 선두 제품보다 낮게 받는다.

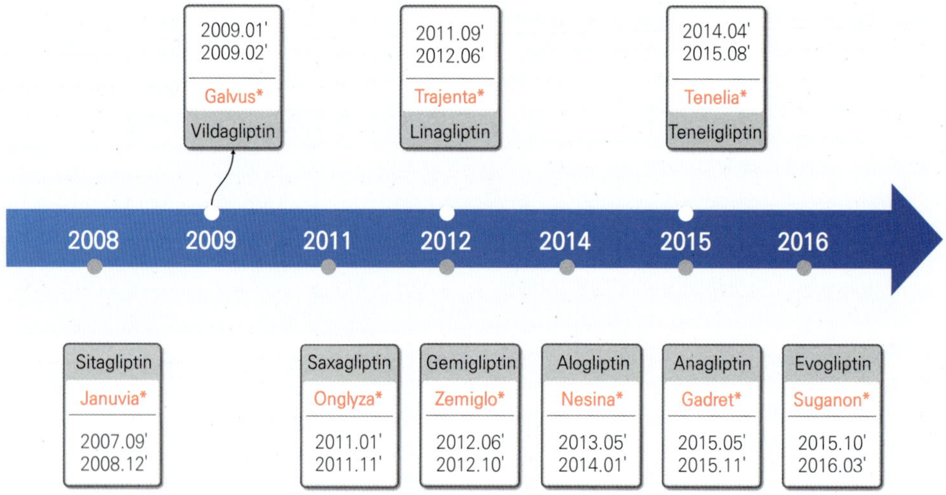

## Q 015 IMD vs. Generic

**A**

안전성, 유효성, 유용성(복약순응도·편리성 등)에 있어 이미 허가(신고)된 의약품에 비해 개량되었거나 의약기술에 있어 진보성이 있다고 식약청이 인정한 의약품으로 신약의 물리화학적 특성, 제제의 다양화 및 효능을 개선함으로써 약효개선, 적응증 추가, 변경, 부작용감소 등 치료개념을 향상 발전시켜 효율을 극대화하고 새롭게 허가 등록된 의약품을 의미한다.

제네릭 의약품(generic medicine)은 오리지널(original) 화학 합성의약품의 내용과 효능 등은 같지만 그것을 복제한 약품이다. 제네릭은 오리지널 약품의 특허가 만료됐거나 특허가 만료되기 전이라도 물질특허를 개량하거나 제형을 바꾸는 등 오리지널을 모방하여 만든 것이기 때문에 '복제약' 이라고도 한다.

## Q 016 Needs vs. Wants

**A**

제약바이오마케팅은 제약산업의 매우 큰 영역으로 제약산업의 특수성을 전반적으로 이해해야만 고도의 의약정보 기술을 제공하는 역할을 할 수 있다. 마케팅 효율을 높이기 위해서는 마케팅믹스(marketing mix)에 대해 충분히 이해하고 활용해야 한다. 의약품의 특장점과 이점이 의사들의 처방에 영향을 미치도록 변수와 방법을 조절해가며 의사들의 needs와 wants를 만족시키기 위한 노력을 해야 한다.

마케팅 활동은 일반적인 욕구를 충족시켜주는 needs에 더해서 구체적인 욕구를 충족시켜주는 wants까지 충족시키는 것이다. 의약품의 한 예로 중간단계인 진통제 '울트라셋'으로 출시하여 성공한 의약품이다.

※ 일반적인 Nsaids → 중간단계 진통제(울트라셋) → 마약성 진통제

※ 울트라셋(Tramadol): 중증 및 중증도 급만성 통증에 사용되는 진통제지만 구조가 마약류와 비슷해 의존증이나 금단증상, 호흡 억제를 일으킬 수 있다. 그렇기 때문에 미국에서는 'Schedule IV'로 마약으로 분류해 관리되고 있다.

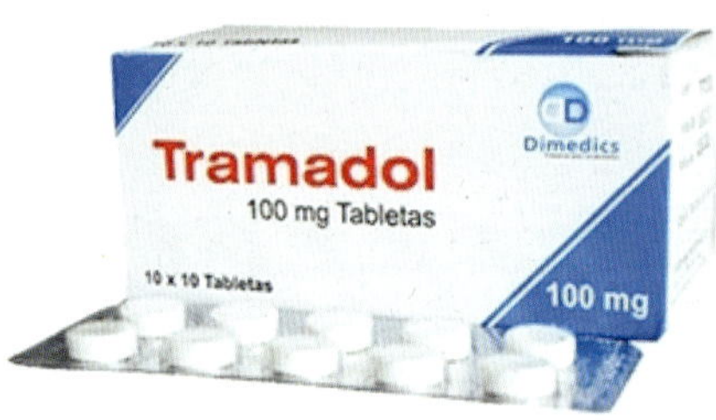

## Q 017 제약영업 vs. 제약마케팅

**A**

제약영업은 1차 고객인 의사를 만나는 영업사원의 역할이 가장 중요하다. 영업사원들의 제약마케팅에서 판촉이라고 하면 의사, 약사 같은 의료 행위 종사자들과 환자에게 필요한 정보나 지식을 전달하기 위한 의사소통을 하는 활동을 말한다. 제약회사들은 다른 산업과 마찬가지로 그들의 고객들이 필요로 하는 것과 원하는 것이 무엇인지 확인하기 위해 노력한다. 이러한 필요와 욕구를 만족시키기 위하여 기존 경쟁품을 제공하는 것보다 분명한 이점을 가진 새로운 제품을 개발하기 위해 투자한다.

제약마케팅은 시대에 따라 다양한 전략 전술이 변화하고 있다. 2020년대 제약마케팅은 신약개발 투자 확대로 바이오의약품, 신약중심으로 확대가 심화되고 어플, 빅데이터를 활용한 스마트 마케팅이 확대될 것으로 예상된다. 지속적으로 확대 유지될 대표적인 마케팅 종류는 디테일링(detailing), 공동 프로모션(co-promotion) 마케팅, CSO (contract sales organization) 활용 마케팅, 다양한 자원들을 활용한 digital marketing 등 제약마케팅의 다양한 자원 중 영업사원을 통한 마케팅 전략이 가장 중요하고 효과적인 전략 중 하나이다.

## Q 018 제약회사 영업마케팅 조직 세분화, 전문화하는 이유는?

**A**

유한양행, 한미약품, 종근당, 동아ST, 녹십자, 한독약품 등 국내제약회사들은 대부분 영업마케팅 조직뿐만 아니라 안전하고 우수한 의약품 생산을 위해 GMP 시설을 갖춘 생산시설을 갖추고 있다. 대부분 국내제약회사는 영업부와 마케팅부가 혼재되어 있고 영업부 내에 ETC 사업부와 OTC 사업부로 구분되어 있다. 또한 의료기관 분류에 따라 종합병원, 준종합병원, 개인의원 담당자로 구분하기도 한다. 국내제약 영업사원은 주로 여러 개 품목을 담당하는 경우가 있어 제품에 대한 전문성은 다국적회사와 차이가 있을 수 있었지만, 상위 국내회사들의 영업조직은 다국적회사의 영업조직과 유사하게 매우 전문성 있는 영업조직으로 급변하게 변하고 있다.

Chapter

# 02

# 제약바이오마케팅의 새로운 변화

Q&A

## Q 019 의사들은 제약 MR들에게 어떤 역할을 원할까?

**A**

의사들이 가장 많은 관심을 가지는 것은 환자이기 때문에 자신의 환자를 치료하는 데 도움이 되는 모든 것을 필요로 한다. 의사들이 필요로 하는 부분은 꼭 약의 정보만이 아니다. 그래서 제약영업사원들은 의사들에게 의약품 정보와 더불어 환자를 치료하는데 도움이 되는 약물요법, 운동요법, 식이요법, 관련 논문 등 다양한 정보를 제공해줄 수 있어야 한다.

제약 영업마케팅은 의약품을 통한 의료에 초점을 두는 것으로 의약품 그 자체에 초점을 두는 것이 아니다. 제약 영업마케팅은 제약회사나 의료인인 의사와 약사를 위하는 것이 아니라 환자를 위해 존재한다. 제약 영업마케팅의 역할은 고객의 요구(needs)를 파악하여 제품을 이들 요구에 맞게 개선하고 이렇게 만들어진 제품을 의사에게 유용성과 임상적 특성, 적정사용 및 사용 시 환자들이 받을 이점 등을 전달한다. 즉 유효한 치료법을 환자 개인의 요구에 맞게 연계하는 것이다.

## Q 020 제약 MR vs. 제약 MSL

**A**

제약회사의 영업대상자는 1차 고객이 최종 소비자인 환자가 아닌 의사나 약사를 상대하기에 타 업종에 비하여 전문성을 요구하고 있다. 현재 대부분 제약회사의 영업사원들의 호칭을 MR (medical representative)라고 부르는 이유이다. MR의 역할이 기존의 영업방식과 다르게 고도의 의약정보를 제공하는 역할로 급격하게 변화하고 있다. MR이 의사를 만나서 담당하는 의약품의 특장점, 이점, 안전성, 부작용, 다양한 의약정보 등을 설명하는 과정을 면담(call)이라고 한다. 대부분 제약회사들이 어떻게 하면 영업사원 면담 빈도(call frequency)와 면담 질(call quality)을 증가시킬 수 있을까 연구하고 있는 실정이다.

MSL (medical science liaison)은 의료현장과 제약회사의 일종의 소통창구 역할을 한다. 회사마다 약간의 차이는 있지만, 자사가 보유한 의약품의 임상적 가치에 대한 전문지식을 전달하는 의학적 소통창구 역할을 한다.

MSL은 단순 영업 인력이 아닌 전문 의료인력으로, 현장 의료인 및 의료계 전문가와 제약회사 사이의 소통창구 역할을 담당한다. 주요 역할은 임상 자료 발굴, MR교육 프로그램 개발, 임상연구(PMS), 의료진과 네트워킹 등을 포함한다.

MSL은 전문성과 관련 분야의 최신 연구와 신제품 정보를 신속하게 전달하기 위하여 지속적인 연구와 학습을 병행해야 한다. 이를 통해 확보한 정보와 지식은 전문가로서 자신들의 의견과 향후 주요 연구 방향을 현장 의료인 또는 교육기관에 정확하게 전달한다. 또한 의료기관 및 교육기관의 주요 의사결정권자가 적절한 결정을 내릴 수 있도록 컨설팅을 제공하며, 이들과 관계(rapport)를 형성하는 역할을 한다. MSL은 회사 측의 정보를 의료현장에 단순히 전달하는 역할에만 그치지 않고, 의료현장의 의견과 피드백을 제약회사에 전달해 의약품과 기타 서비스의 품질 개선을 지원하기도 한다. 또 각종 임상 정보를 숙지하고 있기 때문에 의사와 환자 사이에서 필요한 정보전달의 기능도 수행한다. MSL 비중은 글로벌 제약회사뿐만 아니라 국내제약회사에서도 점점 증가하고 있다. 이러한 현상은 제약영업마케팅이 보다 전문화되어가는 현상을 대변하고 있다.

## Q 021 MR의 영업효율성(sales force effectiveness, SFE)을 향상시키는 방법은?

**A**

전문적인 제약영업사원을 양성하려면 전문교육을 통해서 영업사원들이 의사들에게 보다 학술적이고 과학적인 정보를 제공할 수 있는 체계적인 교육이 필요하다. 특히 제약영업은 1차 고객인 의사를 만나는 영업사원의 역할이 가장 중요하다. 영업사원들의 제약마케팅에서 판촉이라고 하면 의사, 약사 같은 의료 행위 종사자들과 환자에게 필요한 정보나 지식을 전달하기 위한 의사소통을 하는 활동을 말한다. 제약회사들은 다른 산업과 마찬가지로 그들의 고객들이 필요로 하는 것과 원하는 것이 무엇인지 확인하기 위해 노력한다. 이러한 필요와 욕구를 만족시키기 위해 기존 경쟁품을 제공하는 것보다 분명한 이점을 가진 새로운 제품을 개발하기 위해 투자를 한다. 이러한 신제품이 개발되고 나면 전 세계의 시장에 내놓게 되는데, 이러한 신제품이 처방하는 의사나 환자에게 관심을 얻으려면 이 신제품의 특징, 장점, 이점 등을 효과적으로 알려야 한다. 제품이 시장에 잘 정착하고 처방이 많이 되려면 제약회사 영업마케팅 담당자들의 의사소통 능력 또한 무엇보다도 중요하다.

# Q 022 MRs에게 자존감을 높이는 교육방법은?

**A**

제약회사의 영업대상자는 1차 고객이 최종 소비자인 환자가 아닌 의사나 약사를 상대하기 때문에 타 업종에 비하여 전문성을 요구하고 있다. 현재 대부분 제약회사의 영업사원들의 호칭을 MR (medical representative)라고 부르는 이유이다. MR의 역할이 기존의 영업방식과 다르게 고도의 의약정보를 제공하는 역할로 급격하게 변화하고 있다. MR이 의사를 만나서 담당 하는 의약품의 특장점, 이점, 안전성, 부작용, 다양한 의약정보 등을 설명하는 과정을 면담(call) 이라고 한다. 대부분 제약회사들이 어떻게 하면 영업사원 면담 빈도(call frequency)와 면담 질(call quality)을 증가시킬 수 있을까 연구하고 있는 실정이다. 수준 높은 call이 되기 위한 가장 중요한 방법은 MR이 정확한 의사(right doctor)에게 고도의 의약정보를 정확한 환자(right patient)에게 최적의 치료가 될 수 있도록 정확한 메시지(right message)와 근거자료(right resource)를 준비하여 전달하는 능력을 향상시키는 데 있다. Call quality를 향상시키는 방법은 제품에 해당되는 전문적인 질환교육, 제품교육, 의약정보, 판매 기술(selling skill) 교육 등 다양한 교육이 필요하다. 이런 교육 후 면담 빈도, 면담 질 및 시간의 증가된 변화는 MR의 자존감을 회복시키고 제약영업조직의 영업효율성(sales force effectiveness, SFE)을 극대화시켜 결국 매출의 증가를 가져오는 매우 중요한 요인이 되고 있다.

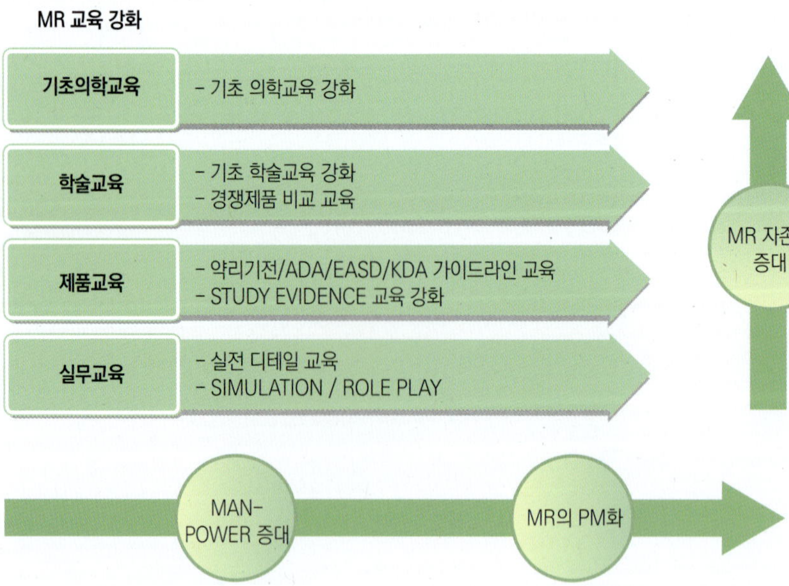


그림 Sales & Marketing Strategy.

## Q 023 MRs에게 가장 유용한 교육방법은?

**A**

제약업계는 다양한 마케팅 전략을 통해 제품의 홍보를 실시하고 있다. 다양한 전략 중 하나로 실질적 소비자인 처방을 하는 의사에게 제품을 홍보하는 MR들의 역량 강화는 필수적이며 가장 근본적인 해결책이고 교육방법 또한 기존 일방적인 교육방법보다는 Facilitator에 의한 Facilitation 교육법이 효과적이다. 필자가 연구한 '2019년에 D제약회사의 MR (413명)들로부터 수집된 데이터를 통한 통계적 분석결과'에 의하면 Facilitation 교육법은 영업사원들의 약품에 대한 이해도를 향상시켜 1일 평균 방문 의사 수, 1일 평균 디테일 의사 수, 1회 평균 디테일 시간에 대한 통계적으로 유의한 향상을 가져왔다고 결론 내릴 수 있다. 개인병원, 종합병원, 대학병원 담당 MRs 모두에서 1일 평균 방문 의사 수, 1일 평균 디테일 의사 수, 1회 평균 디테일 시간이 크게 향상되었음을 확인되었다. 또한, 1일 평균 방문의사 수보다 1일 평균 디테일 의사 수와 1회 평균 디테일 시간에 대한 향상이 더욱 큰 것으로 나타났다. 이는 단순한 call의 frequency 증가와 더불어 call quality에 더욱 영향을 준다고 볼 수 있다.

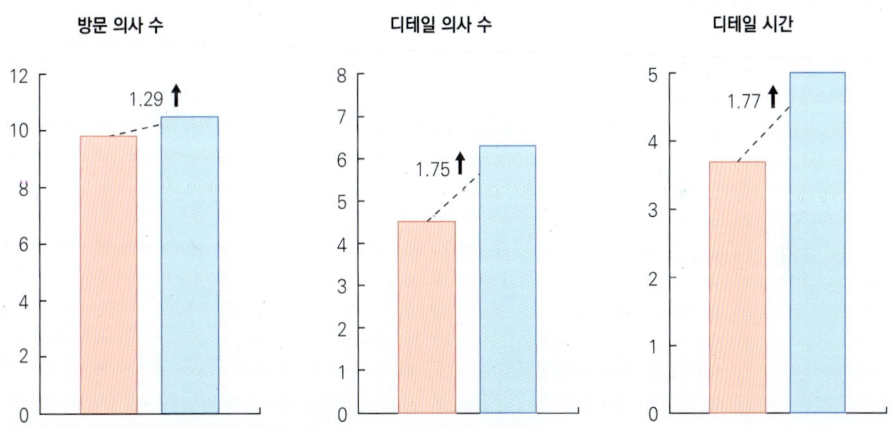


그림 **Facilitation 교육 후 제약 MRs Call activity 변화.**

(출처: The Korean Journal of Health Service Management. vol 13 No. 4 pp. 215-288 Dec 2019)

## Q 024 코로나 19 이후에도 한국은 F2F가 크게 줄지 않았다. 그 이유와 대안은?

**A**

MR의 활동은 크게 3개의 종류로 진행된다. 첫째 매일매일 의사를 직접 만나서 제품의 특·장점과 이점을 홍보하는 call (detail) 활동, 둘째 online-web seminar 활동, 셋째 group symposium 활동으로 이루어진다. 그중 1일 평균 10명 내외의 의사를 만나서 디테일 활동(call)하는 것이 대부분이다. IQVIA 자료에 의하면 코로나-19 이후에도 한국은 다른 나라에 비교하여 F2F영업(call) 비중이 90%로 크게 줄지 않고 매우 큰 비중을 차지하고 있다. 다양한 이유 중 하나는 한국의 제약사에서 고객을 직접 방문하는 F2F 방식 이외의 다른 방법에 아직 준비가 미흡하기 때문이다.

## Q 025 MRs에게 Flipped Learning 교육방법이 효과적일까?

**A**

제약회사 MRs 교육뿐만 아니라 다른 대상 교육도 대부분 교육에 앞서 제공되는 온라인 영상이나 자료 등을 이용해 학생에게 미리 수업내용을 학습하고 수업시간에는 실천과제 연습이나 토론, 프로젝트 등이 수행되면서 단순한 지식 전달이 아닌 facilitator와 학생, 학생과 학생 간의 상호작용이 강조된다. 플립러닝(flipped learning)에서 facilitator들에게는 학생들을 수업에 참여시키고 지적 자극을 주기 위한 보다 정교한 수업설계가 요구된다. 학습자는 일방적으로 수업을 듣거나 학습자료를 읽는 데 그치지 않고 토론이나 과제풀이를 진행하여 학습과 관련된 새로운 아이디어를 생성하는 등의 학습활동에 참여하게 된다.

## Q 026 Facilitator에 의한 Facilitation 교육과 기존 교육방법의 차이점은?

**A**

Facilitator가 진행하는 교육은 일방적인 일괄소통이 아닌, 능동적으로 의사들과의 논의에 참여할 수 있도록 발전하기 위한 교육으로 필요한 지식을 습득하고, 참여하며 이해하는 것이 중요하다. 또한, 정확하게 설명하게 할 수 있도록 학습자에게 질문을 던지고, 학습자들의 생각에 맞서며, 한편으로 독려하여 학습자의 학습을 가속화시키는 교육 진행자, 즉, 개인이나 집단의 문제해결 능력을 키워주고 조절하여 조직체의 문제와 비전에 대한 자신의 해결책을 개인이나 집단으로 하여금 개발하도록 자극하고 돕거나, 교육훈련프로그램의 실행 과정에서 중재 및 조정역할을 담당하는 사람을 의미한다.

- **Facilitation 장점**
  - Facilitator와 참여자들의 토론을 통해 각자의 가치를 향상시키고, 참여자들의 다양한 아이디어를 발굴하고 공유할 수 있다.

- **Facilitator의 태도**
  - 결과물이 참석자의 것이 되도록 진행에 '중립'을 지킨다.
  - 참석자들 스스로 우수한 결과물을 내놓을 것이라고 신뢰한다.
  - 효과적인 facilation에 대한 지식과 기술을 지속하여 연마한다.
  - 특히 facilitator는 feedback을 신속·정확하게, 주로 긍정적으로, 칭찬과 함께 해주어야 한다. 피교육자는 항상 feedback 받기를 원한다. Feedback is Gift이다.

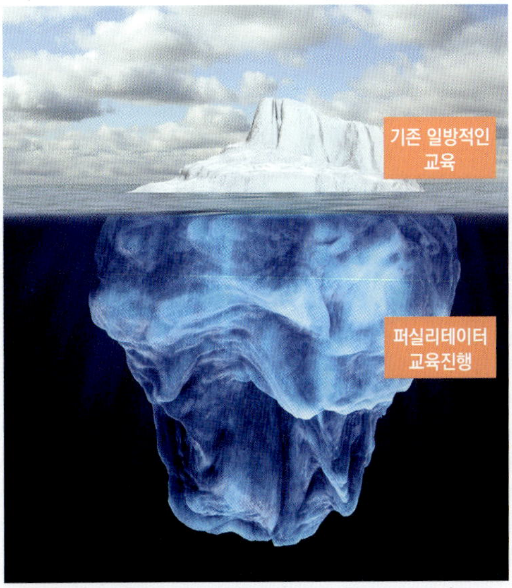


그림 Facilitation 교육의 장점.

## Q 027 Facilitator에 의한 Facilitation 교육의 대상인원은 몇 명이 가장 적절할까?

**A**

필자가 2021년에 D제약회사 제약영업사원(MR)들에게 facilitation 교육을 통하여 제약영업사원의 능력과 전문성을 어떻게 향상시켜 영업효율성(sales force effectiveness, SFE)을 진행한 결과 facilitation 교육의 대상인원은 15-20명이 가장 효과적이었다.

# 용어

# 용어

### (품목허가 등 신청사실의) 통지

등재의약품의 안전성·유효성에 관한 자료를 근거로 의약품의 품목허가 또는 효능·효과에 관한 변경허가를 신청한 자가 등재특허권이 무효이거나 품목허가를 신청한 의약품이 등재특허권을 침해하지 않는다고 판단할 경우에 품목허가 등을 신청한 사실과 신청일, 판단의 근거 등을 특허권등재자와 등재특허권자등에게 통지하는 제도.

### 505(b)(2)

505(b)(2)는 FDA의 제품승인을 받기 위한 신약개발 절차 중 하나로, 이 절차는 이미 FDA가 승인한 기존 의약품에 대한 새로운 용도, 경로, 용량 등의 신약 개발을 가능하게 함. 이는 새로운 의약품 개발에 필요한 기초 자료를 대부분 기존의 자료에서 얻을 수 있기 때문에 시간과 비용을 절약할 수 있음.

### Active Pharmaceutical Ingredient (API)

API는 약물의 핵심 성분으로, 약물이 특정한 효과를 나타내는 데 필수적인 화학 물질로, API는 약물 제조 과정에서 사용되며, 일반적으로는 화학 물질로 제조됨.

### ANDA (Abbreviated New Drug Application)

미국 식품의약품청에 제네릭 의약품 시판허가신청을 하는 단계로, 제네릭 의약품은 이미 FDA의 시판허가 승인을 받고 시장에 나와있는 신약과 동일한 유효성분, 함량, 제형, 용법, 효능이 동일한 의약품이므로 ANDA에서는 신약의 안전성과 유효성을 동일하게 가지는 것으로 전제하고 제네릭 의약품이 대조약목록 의약품(Reference Listed Drug)과 생물학적 동등성함을 입증하는 자료만을 요구함.

### cGMP (current good manufacturing practice)

강화된 의약품 제조 및 품질관리기준으로, 미국 FDA(Food and Drug Administration)가 인정하는 의약품 품질관리 기준으로 국내에서는 '선진GMP'로도 부름.

### Clinical trial

제약마케팅에서 'clinical trial'은 새로운 의약품의 효능, 안전성, 용량 등을 평가하기 위해 인간을 대상으로 수행되는 연구로, 이러한 임상시험은 제품의 개발 및 상업화 과정에서 중요한 단계이며, 규제 기관의 승인을 받기 위해 필수적임. 임상시험 결과는 제약회사의 마케팅 전략과 의사 결정에 영향을 미침.

### CMC (Chemistry, Manufacturing&Controls)

신약 후보군 탐색부터 임상 프로토콜을 설계하는 것을 뜻함.

### DMF (Drug Master File)

좋은 원료의약품을 사용토록 하기 위해 2002.7.1일 처음으로 도입된 제도로 의약품의 원료를 제조하는 회사는 원료의약품을 생산함에 있어 생산 설비, 반응공정, 포장, 저장방법 및 공정에 사용된 모든 물질의 기준 규격 등에 관한 상세한 자료를 식약청에 제출하는 것을 뜻함.

### EMA (European Medicines Agency)

EMA는 유럽의약품청(European Medicines Agency)의 약어로, 유럽연합 내 의약품 규제와 승인에 대한 권한을 가지고 있는 유럽 내 의약품 개발 및 승인에 있어 중요한 기관 중 하나로 꼽히는 곳.

### FDA (Food and Drug Administration)

FDA (Food and Drug Administration)는 미국의 식품의약품안전청으로, 식품, 의약품, 화장품, 의료기기 등의 안전성과 유효성을 검토하여 인가하고, 시장에 유통되는 제품들을 감시하는 역할을 함.

### IND (Investigation New Drug Application)

임상시험 신청과 신약 허가 신청하는 절차.

### KOL (Key Opinion Leader)

KOL (Key Opinion Leader)은 권위자나 영향력 있는 인물로, 제약 회사에서는 KOL을 유치하여 제품 홍보나 마케팅 전략 수립 등에 활용하기도 함.

### MR (Medical Representative)

의사들에게 보다 전문적인 정보를 전달해주는 전문가를 지칭함.

### MSL (Medical Science Liaison)

제약의사는 회사에서 개발된 새로운 약품이나 의료 장비에 대한 정보를 연구자와 의료인들에게 전달하고, 연구자와 의료인들이 필요로 하는 약품이나 장비가 무엇인지를 파악해서 회사에 전달하는 역할을 하는 사람으로, 연구자들이 수행한 연구의 결과물(약품)이 상용화될 수 있도록 제약회사와 연결해주기도 하고 전문 분야의 연구를 직접 수행하기도 함.

### NCE (New Chemical Entity Exclusivity)

Hatch-Waxman Act는 새로운 화학성분(active drug moiety)을 포함한 신물질에 대해 FDA 시판허가 승인일로부터 5년간 시장독점권과 자료독점권을 부여할 수 있도록 규정함. 5년 NCE 자료독점권은 신물질과 같은 제네릭 의약품의 ANDA 신청접수는 신약의 시판승인이 허가된 날로부터 5년간 거부한다는 것을 의미함.

### NDA (New Drug Application)

NDA는 미국 식품의약품청이 미국에서 신약 판매 허가를 승인받기 위해 의약품 의뢰자가 취하는 공식 단계.

### New Molecular Entity (NME)

New Molecular Entity)(NME)는 새로운 화합물이나 분자로, 기존에 승인된 의약품과 구분되는 새로운 의약품을 뜻함. NMC의 경우, 새로운 작용 메커니즘이나 대상 조직, 새로운 화학 구조 등이 존재하여 새로운 치료 효과를 기대할 수 있으며 따라서 NMC는 새로운 의약품 개발에서 매우 중요한 개념 중 하나임.

### ONE OF THEM

제약 분야에서 'ONE OF THEM'은 일반적으로 여러 대상 중에서 하나를 강조하는 용도로 사용될 수 있음.

### Pharmering (Pharma+Emerging)

제약을 뜻하는 'Pharma'와 신흥을 뜻하는 'Emerging'을 합친 신조어로, 중국을 비롯한 인도, 러시아, 브라질 등의 BRICs 국가와 태국, 이집트, 남아프리카공화국 등 총 17개의 제약 산업 신흥시장을 뜻하며, 전 세계 제약시장의 성장을 주도하고 있음.

### Product hopping

제약회사들이 특정 의약품에 대한 독점권을 만료 전까지 유지한 후 제네릭 의약품과의 경쟁이 시작되기 직전에 시장 지배력을 유지하기 위해 새롭게 특허를 받은 신약이나 제네릭이 대체할 수 없는 개량신약을 출시해 의사들로 하여금 기존 약이 아닌 새로운 신약, 개량신약 처방을 권고하는 행위를 뜻함.

### RA (Regulatory Affair)

제약회사에서 진행되는 의약품의 허가 등록 및 진행 업무, 허가품목의 변경관리 업무(신 적응증, 신 제형 등록).

### Research & Development (R&D)

Research & Development (R&D)는 연구 개발이라는 뜻으로, 제약 회사에서는 새로운 약물의 개발과 효과성 검증, 안전성 평가 등을 수행하며, 이를 바탕으로 새로운 제품을 출시함.

### Royalty

기술이전으로 생산된 제품의 매출에 따라 받게되는 금액을 뜻함.

### Share of Market (SOM)

SOM은 시장 점유율의 약어로, 특정 업종의 제품시장에서 취급되는 전체 거래량 중에서 특정기업이 차지하는 비율을 지칭함.

### Share of Voice (SOV)

SOV는 매체 점유율의 약어로, 특정 산업이나 분야에서 전체적으로 집행된 광고지출비중에서 개별기업이 차지하는 비중을 뜻함.

### Synthesized

Synthesized(합성화된)는 인공적으로 만들어진 것을 의미함. 제약 회사에서는 화학합성을 통해 새로운 약물을 개발하고, 이를 바탕으로 새로운 제품을 출시하기도 함

### Tech transfer

'Tech transfer'는 기술 이전으로, 제약회사가 새로운 제품 또는 기술을 개발하고, 해당 기술을 다른 조직이나 제조업체와 공유하거나 이전하는 과정으로, 이는 새로운 제품의 생산, 제조 및 상용화를 위해 필요한 기술 및 지식을 전달하는 과정이기도 함.

### TNF 억제제

TNF 억제제는 종양괴사인자(tumor necrosis factor, TNF)가 TNF 수용체에 결합하지 못하도록 방해하며, TNF와 결합했을 때 염증반응을 일으키는 신호전달 과정을 차단시켜 염증 억제 효과가 나타나게 함.

### TRIPS (Trade Related Intellectual Properties)

특허권·의장권·상표권·저작권 등 지적재산권에 대한 최초의 다자 간 규범을 의미함.
USPTO (US Patent and Trademark Office)
미국특허청의 약어.

### VBH (Value Based Healthcare)

이는 가치기반 의료를 의미하며, 환자의 건강 결과를 기반으로 의료 제공자에게 보상하는 의료 제공모델.

### WTO (World Trade Organization)

세계무역기구의 약어.

### 가격(price)

가격(price)은 제약 제품의 판매 가격으로, 제약 제품의 가격은 제품의 특성, 경쟁 시장 상황, 생산

비용 등 다양한 요인에 따라 결정됨. 제약 회사는 시장 상황과 생산 비용 등을 고려하여 적절한 가격을 책정하여 소비자에게 제공함. 이때, 제품의 가격은 경쟁력을 높이기 위한 중요한 요소 중 하나임.

### 가교시험

의약품의 안전성·유효성에 관한 민족적 요인에 차이가 있어 외국임상자료를 그대로 적용하기가 어려운 경우 국내에서 한국인을 대상으로 가교자료를 얻기 위하여 실시하는 시험.

### 가교자료

국내외에 거주하는 한국인을 대상으로 얻어진 시험자료로, 임상시험자료집에서 발췌하거나 선별한 자료 또는 가교시험으로부터 얻어진 자료.

### 개량생물의약품

이미 허가된 생물의약품에 비해 다음 가목부터 다목까지의 어느 하나에 해당하는 제제학적 변경 또는 다음 라목에 해당하는 변경으로 이미 허가된 생물의약품에 비해 안전성·유효성 또는 유용성(복약순응도·편리성 등)을 개선한 것으로 식품의약품안전처장이 인정한 의약품을 지칭함.
가. 유효성분의 종류 또는 배합비율, 나. 투여경로, 다. 제형, 라. 명백하게 다른 효능효과 추가

### 거래 사이즈(Deal size)

거래 사이즈(Deal size)는 어떤 거래가 체결될 때 금액이나 규모를 의미하며, 제약 분야에서는 기존 제품을 인수하거나 새로운 제품을 라이선싱하는 등의 거래에서 딜 사이즈가 중요한 역할을 함.

### 계약금(Upfront)

계약금(Upfront)은 어떤 거래에서 초기에 지불되는 금액이나 비용으로, 제약 분야에서는 라이선싱 계약에서 처음에 지불하는 비용임. 이는 라이선서가 라이선스 받는 의약품을 개발하고 상업화하는 데 필요한 초기 자금으로 사용됨.

### 계획전략(Plan strategy)

계획전략(Plan strategy)은 목표를 달성하기 위한 계획과 전략의 결합으로, 제약 회사에서는 제품 개발, 생산, 마케팅 등에 대한 계획을 세우고, 이를 바탕으로 전략을 수립하여 목표를 달성하고자 함.

### 공급(Supply)

공급(Supply)은 제약 분야에서 의약품의 생산, 유통, 재고 등을 관리하는 작업을 의미하며 이는 안전하고 효율적인 생산과 유통 체계를 구축하고, 필요한 시기와 장소에서 적절한 수량의 제품을 제공하여 고객의 요구를 충족시키는 것을 목적으로 함.

### 공동개발(Co-development)

공동개발(Co-development)은 두 개 이상의 제약 회사가 함께 의약품을 개발하는 것을 뜻하며, 이러한 공동개발은 자금과 기술, 인력 등의 자원을 공유하면서 개발 비용을 분담하고 개발 속도를 높일 수 있음.

### 공동생동

여러 제약회사가 모여 비용을 공동 지불해 생동성 시험을 실시하는 것으로, 생동성이 인정되면 이 중 한 회사가 의약품을 제조해 각각의 회사에 공급하게 됨. 이 때 각 회사는 생동성 시험에 드는 비용의 1/n을 지불하기 때문에 단독 생동보다 비용 부담이 줄어듬.

### 권한(Authority)

권한(Authority)은 대한민국에서는 대한민국 식품의약품안전처(FDA)나 유럽의약품청(EMA) 등 규제 기관으로, 제약 회사에서는 이러한 규제 기관으로부터 승인을 받아야만 제품을 시장에 출시할 수 있음. 또한, 국내외 의료 전문가들을 권위자로 인식하고, 그들의 의견에 대한 존중과 활용이 필요하여 이러한 권위자들의 참여는 제품 개발, 마케팅 전략 수립 등에 큰 영향을 미침.

### 규제 바이오의약품(Regulation Biopharmaceutical)

바이오의약품(Biopharmaceutical)은 생명공학 기술을 활용하여 제조된 약물로, 복잡한 단백질 등의 분자를 기반으로 함. 식품의약품안전처(FDA)나 유럽의약품청(EMA) 등의 규제 기관에서 엄격한 검증 과정을 거쳐 승인되는 바이오의약품.

### 다국적(multinational)

다국적(multinational)은 여러 나라에 걸쳐 사업 활동을 전개하는 기업이나 조직. 제약 회사들도 다양한 국가에서 연구, 생산, 판매 등의 활동을 전개하고 있으며, 다국적 기업에서는 다양한 국가 및 지역에서의 법규 준수와 문화적 적응이 필요함.

### 데이터마이닝(data mining)

많은 데이터 가운데 숨겨져 있는 유용한 상관관계를 발견하여, 미래에 실행 가능한 정보를 추출하여 의사 결정에 이용하는 과정을 뜻함.

### 동등생물의약품

생물학적제제규정 제2조제10호에 따라 동등생물의약품으로 식품의약품안전처장이 허가한 의약품을 뜻함.

### 동일의약품

주성분 및 그 함량, 제형, 용법·용량, 효능, 효과가 동일한 의약품.

### 동일제품군

약제급여목록표상의 업체 명으로, 투여경로, 성분 및 제형이 모두 동일한 약제들을 칭함.

### 등록된 원료의약품

「약사법」 및 「의약품 등의 안전에 관한 규칙」, 「마약류관리에 관한 법률」 및 같은 법 시행규칙에 따라 식품의약품안전처장이 지정하는 원료의약품에 대하여 「원료의약품 등록에 관한 규정」에 따라 식품의약품안전처에 등록된 원료의약품.

### 등재의약품

특허목록에 의약품특허권이 등재된 의약품.

### 등재특허권

특허목록에 등재된 특허.

### 등재특허권자등

특허목록에 등재된 의약품특허권의 특허권자 또는 전용실시권자.

### 라이센싱(Licensing)

라이센싱(Licensing)은 제약 회사들이 새로운 제품을 개발하거나 다른 제약 회사의 제품을 판매하기 위해 다른 회사와 계약하는 것을 의미하며, 이러한 계약은 특허권, 판매 및 마케팅 권한, 지식 및 기술의 공유 등을 포함함.

### 레드 오션(red ocean)

레드 오션(red ocean)이란 기존 시장에서의 경쟁이 치열한 시장으로, 많은 제약 회사들이 경쟁적으로 제품을 출시하여 시장을 분할하고, 이를 바탕으로 가격 경쟁을 벌이는 것이 특징.

### 마일스톤(Milestone)

마일스톤(Milestone)은 특정 단계나 성과를 이루었을 때 약속된 보상이나 혜택으로, 제약 분야에서는 새로운 의약품 개발 과정에서 선행 연구, 임상시험, FDA 승인 등의 중요한 단계를 달성할 때마다 마일스톤 지급이 약속되는 경우가 많음.

### 마케팅(Marketing)

마케팅(Marketing)은 제품이나 서비스의 가치를 제고하고 이를 소비자에게 전달하는 일련의 활동으로, 제약 분야에서는 의약품의 개발 및 생산부터 판매까지의 전 과정에서 마케팅 전략을 수립하여 시장에서의 경쟁력을 강화하는 것이 중요함. 이를 위해 광고, 판촉활동, 학술대회 참가 등의 방법을 사용할 수 있음.

### 물질에 관한 특허

의약품에 포함된 성분에 관한 특허로, 염, 수화물을 포함하는 용매화물, 이성질체, 무정형, 결정다형에 관한 특허가 이에 포함될 수 있음.

### 미투(Me Too)

미투(Me Too)는 새로운 효능을 가지지 않고 이미 존재하는 약과 유사한 효능을 가진 새로운 약물로, 이러한 약물은 기존 약물에 비해 경쟁력이 떨어질 수 있지만, 제조공정의 효율성과 안전성 등의 측면에서 이점을 가질 수 있음.

### 바이오의약품

바이오의약품이란 사람이나 다른 생물체에서 유래된 것을 원료 또는 재료로 하여 제조한 의약품으로 생물학적제제, 유전자재조합의약품, 세포배양의약품 등이 있음.

### 베스트 인 클래스(Best in class)

베스트 인 클래스(Best in class)는 해당 분야에서 최고 수준의 성능과 효능을 가진 제품으로, 제약 분야에서는 특정 질환 치료에 있어 다른 의약품들보다 뛰어난 효과와 안전성을 가진 제품임.

### 벤치마킹(Benchmarking)

벤치마킹(Benchmarking)은 자신의 업무나 제품, 서비스 등의 성능, 품질, 비용 등을 다른 회사나 기업 등의 좋은 사례와 비교·분석하여 발전시키기 위한 방법으로, 제약 분야에서는 의약품 개발 및 생산 과정, 시장조사, 마케팅 전략 등의 분야에서 벤치마킹을 수행할 수 있음.

### 브랜드(Brand)

브랜드(Brand)는 제품이나 서비스를 대표하는 이름, 로고, 디자인 등을 뜻함. 제약 분야에서 의약품의 브랜드는 해당 제품의 특성과 안전성, 효과 등을 반영하여 마케팅에 중요한 역할을 함.

### 브릭스(BRICs)

브라질(Brazil), 러시아(Russia), 인도(India), 중국(China)을 통칭하는 말로 미래 큰 성장이 기대되는 신흥 국가들을 지칭하는 용어.

### 블록버스터(Blockbuster) 신약

일반적으로 시장규모에 근거하여 세계시장 규모가 1조 원 이상을 점유하고 있는 약제.

### 블록버스터(Blockbuster)

블록버스터(Blockbuster)는 대성공을 이룬 제품이나 서비스를 의미하며 제약 분야에서는 높은 매출을 올리는 인기 있는 의약품을 가리키는 용어로 사용됨. 이러한 블록버스터 제품은 대개 특정 질환의 치료에 탁월한 효과를 보이며, 대규모 임상시험과 효과적인 마케팅 전략을 통해 광범위한 시장 점유율을 확보할 수 있음.

### 블루 오션(Blue ocean)

블루 오션(Blue ocean)은 새로운 시장을 개척하거나 기존 시장에서 경쟁이 적은 분야로, 기존 시장에서의 경쟁이 치열한 시장이 레드 오션(red ocean)이라면, 경쟁이 적은 새로운 시장은 블루 오션(blue ocean)이라고 합니다.

### 사용량 약가 연동제

약제급여목록 및 급여 상한금액표에 등재된 약제에 대하여 예상 청구액을 초과하거나 보건복지부장관이 정하는 비율이나 금액이상 증가한 경우 이미 고시된 약제의 상한금액을 조정하는 제도.

### 사전인하약제

요양급여기준 제13조 제4항 제2호 및 약제의 결정 및 조정 기준 제8조 제2항 제2호에 의하여 상한금액이 조정된 약제를 칭함.

### 새로운 분자(New molecule)

새로운 분자(New molecule)란 기존에 없었던 새로운 화합물을 뜻함. 제약 분야에서는 이러한 새로운 분자를 발견하고, 해당 분자를 기반으로 새로운 의약품을 개발하는 것이 매우 중요한 전략이기 때문에 이는 새로운 치료 효과를 발견하거나 기존 치료제보다 효과적이며 안전한 대안을 찾기 위한 노력의 일환으로 이루어짐.

### 생물의약품

사람이나 다른 생물체에서 유래된 것을 원료 또는 재료로 하여 제조한 의약품으로서 보건위생상 특별한 주의가 필요한 의약품을 말하며, 생물학적제제, 유전자재조합의약품, 세포배양의약품, 세포치료제, 유전자치료제, 기타 식품의약품안전처장이 인정하는 제제를 포함함.

### 생물의약품

생물학적제제규정 제2조제9호에 따라 사람이나 다른 생물체에서 유래된 것을 원료 또는 재료로 하여 제조한 의약품으로, 보건위생상 특별한 주의가 필요한 의약품을 말함. 생물학적제제, 유전자재조합의약품, 세포배양의약품, 세포치료제, 유전자치료제, 기타 식품의약품안전처장이 인정하는 제제를 포함함.

### 생물학적 제제 약가 경쟁 및 혁신법 (Biologics Price Competition and Innovation Act, BPCIA)

바이오신약 허가 후 4년간 바이오시밀러 허가 신청 금지, 바이오신약 허가 후 4년간 자료독점권

(Data exclusivity) 및 8년간 별도의 후속 시장독점권(Market exclusivity) 부여, 최초 대체 가능 바이오시밀러(Interchangeable biosimilar) 허가 후 최소 1년간 독점권 부여(특허 소송 여부 및 합의 여하에 따라 12~42개월 간 여타 대체 가능 바이오시밀러 허가 불가), BPCIA는 바이오신약 개발자 및 바이오시밀러 개발자 간 반드시 특허공방을 주고받아야 한다는 의미로 소위 'patent dance'로 규정함.

### 생물학적동등성 시험(bioequivalence test)

임상 시험의 일종으로 주성분이 전신순환 혈에 흡수되어 약효를 나타내는 의약품에 대해 동일 주성분을 함유한 동일 투여경로의 두 제제가 생체이용률에 있어서 통계학적으로 동등하다는 것을 입증하기 위해 실시하는 시험.

### 생물학적동등성시험

「약사법」 및 「의약품 등의 안전에 관한 규칙」, 「마약류관리에 관한 법률」, 「의약품동등성시험기준」에 따라 그 주성분·함량 및 제형이 동일한 두 제제에 대한 의약품동등성을 입증하기 위해 실시하는 생체 내 시험.

### 생물학적제제

생물체에서 유래된 물질이나 생물체를 이용하여 생성시킨 물질을 함유한 의약품으로, 물리적·화학적 시험만으로는 그 역가와 안전성을 평가할 수 없는 백신·혈장분획제제 및 항독소 등을 지칭함.

### 생체이용률

주성분 또는 그 활성대사체가 제제로부터 전신순환혈로 흡수되는 속도와 양의 비율을 뜻함.

### 성과기반 위험분담제

환급제의 일종으로 개별 환자의 약제투여성과에 따라 제약사의 환급율을 달리 운영하는 새로운 모형의 지불제도로, 이를 통해 실제 약효가 크게 떨어지거나 지나치게 많은 급여 청구가 이뤄지는 경우를 대비하기 위한 제도.

### 세포배양의약품

세포배양기술을 이용하여 제조되는 펩타이드 또는 단백질 등을 유효성분으로 하는 의약품.

### 세포치료제

살아있는 자가, 동종, 이종 세포를 체외에서 배양·증식하거나 선별하는 등 물리적, 화학적, 생물학적 방법으로 조작하여 제조하는 의약품. 다만, 의료기관 내에서 의사가 자가 또는 동종세포를 당해 수술이나 처치 과정에서 안전성에 문제가 없는 최소한의 조작(생물학적 특성이 유지되는 범위 내에서의 단순 분리, 세척, 냉동, 해동 등)만을 하는 경우는 제외함.

### 소규모 시장(Niche market)

소규모 시장(Niche market)은 큰 시장에서는 주목되지 않는 작은 그룹의 고객을 대상으로 하는 시장으로, 제약 분야에서는 소규모 시장에서 독특한 치료법이나 미처 발견되지 않았던 치료 대상에 대한 새로운 의약품을 개발하여 경쟁 우위를 점하는 전략이 취해질 수 있음. 이러한 전략은 대규모 시장에서 경쟁력이 약한 제약 회사에게 좋은 기회를 제공할 수 있기도 함.

### 안전성·유효성 자료

약사법 제31조 제10항에 따라 신약 또는 식품의약품안전처장이 지정하는 의약품에 관하여 품목허가 또는 품목신고를 받기 위하여 제출하여야 하는 안전성·유효성에 관한 자료를 가리키며, 구체적인 제출자료는 의약품 등의 안전에 관한 규칙 제9조 및 식품의약품안전처장의 고시에 규정하고 있음.

### 약가업무(Market Access)

제약회사 내에서 약의 급여 등재, 약가협상 업무(Pricing & Reimbersment)와 이를 뒷받침하는 경제성평가(Pharmaco-Economics, PE)를 담당하는 부서.

### 약물 감시(Pharmacovigilance)

약물 감시(Pharmacovigilance)는 의약품의 부작용 등의 안전성에 대한 감시 및 평가를 수행하는 분야로, 제약 회사들은 약물의 안전성 및 효과성을 지속적으로 모니터링하며, 이를 바탕으로 개선 조치를 취하는 것이 중요함. 약물 감시는 FDA나 EMA와 같은 규제 기관에서 강제적으로 시행되기도 함.

### 약정서(Term sheet)

약정서(Term sheet)는 합의된 약정 내용을 요약해서 작성한 문서로, 주로 대출, 투자, 인수 등의 계약 과정에서 사용됨. 제약 분야에서는 특허, 라이선싱, 합작 등의 계약 과정에서 term sheet를 사용할 수 있음.

### 에버그린 전략(Evergreen Strategy)

신약개발 제약사가 신약의 독점기간을 늘려 제네릭 제약업체들의 진입을 막기 위해 취하는 전략을 의미함.

### 역지불합의(pay for delay)

신약특허권을 가진 오리지널 회사와 제네릭 의약품 회사가 특허분쟁을 취하하고 경쟁하지 않기로 하는 대신 경제적 이익을 제공하면서 합의하는 것으로, 오지지날 품목을 가진 다국적회사가 국내회사에 제넥릭품목 판매지연을 조건으로 co-promotion하는 행위 등을 칭함.

### 예상청구액

요양급여기준 제11조의2 제8항에 따라 공단과 업체가 합의한 요양급여 비용의 예상청구액을 칭함.

## 오픈소스(open source)

소프트웨어의 설계도에 해당하는 소스 코드를 인터넷 등을 통하여 무상으로 공개하여 누구나 그 소프트웨어를 개량하고, 이것을 재배포할 수 있도록 하는 것 또는 그런 소프트웨어를 뜻함.

## 오픈이노베이션(open innovation)

기업들이 연구·개발·상업화 과정에서 대학이나 타 기업·연구소 등의 외부 기술과 지식을 활용해 효율성을 높이는 경영전략.

## 외국임상자료

임상시험자료집 중 외국에서 얻어진 임상시험자료.

## 우선판매품목허가

i) 우선판매품목허가를 신청하는 의약품과 동일의약품이면서 ii) 등재의약품의 안전성·유효성에 관한 자료를 근거로 품목허가 또는 변경허가를 신청하는 의약품으로서 iii) 등재의약품과 유효성분이 동일한 의약품의 판매가 일정기간 동안 금지되어, 우선하여 의약품을 판매할 수 있는 허가.

## 원 앤 온리(One and only)

원 앤 온리(One and only)는 유일무이한, 유일한 것을 의미하며, 이 용어는 보통 특정 약물이 유일한 치료제로 인식될 때 사용됨. 예를 들어, 어떤 질병을 치료하기 위한 유일한 약물이 있는 경우에 'the one and only drug for the treatment of the disease'라고 표현하기도 함.

## 위임형 후발의약품

신약(오리지널 의약품, 브랜드 의약품)이 제약사에 의해 직접 또는 위탁생산되어 신약과는 다른 이름이나 포장으로 판매되는 의약품.

## 위탁생동

위탁제조를 의뢰할 때 해당 품목이 이미 생동성 시험을 통과한 약이라면 위탁제조된 약에 대해서 별도의 생동성 시험 없이도 생동성을 인정해주는 것. 이 때 두 약은 같은 제조사가 제조하는 똑같은 약이지만 각자의 회사에서 다른 이름으로 판매됨. 공동생동과 위탁생동은 같은 제조사에서 만든 약을 여러 회사가 다른 이름으로 판매할 수 있게 된다는 공통점이 있지만, 공동생동은 개발단계(생동성 시험)에서부터 여러 회사가 함께 참여하는 반면 위탁생동은 일반적으로 이미 개발된(생동성 시험을 통과한) 약에 대한 위수탁이 이뤄진다는 점에서 차이가 있음.

## 유전자재조합의약품

유전자조작기술을 이용하여 제조되는 펩타이드 또는 단백질 등을 유효성분으로 하는 의약품.

### 유전자치료제
병치료 등을 목적으로 인체에 투입하는 유전물질 또는 유전물질을 포함하고 있는 의약품.

### 유효성분
주성분에서 의약품의 효능·효과를 나타내는 부분으로, 예를 들어, 주성분이 실데나필시트르산염인 경우 유효성분은 실데나필을 의미함.

### 의약적 용도에 관한 특허
의약품의 효능·효과, 용법·용량, 약리기전 등에 관련된 특허.

### 의약품 로열티(Drug product royalty)
의약품 로열티(Drug product royalty)는 특허권 등에 기반하여 다른 회사에게 특정 의약품의 판매 및 생산 권한을 부여하고, 이를 이용한 판매 수익의 일정 비율을 받는 제도로, 이는 제약 회사가 개발한 의약품을 다른 회사가 라이선스를 받아 제조 및 판매하는 경우에 적용됨.

### 의약품 설계기반 품질 고도화(Quality by Design, QbD)
제조공정과 품질관리로 이원화된 현 시스템을 하나의 시스템으로 융합하여 첨단기술을 활용해 의약품 생산공정에서 발생할 수 있는 위험성을 사전에 예측하고 대처하는 품질관리시스템.

### 의약품 특허목록
식품의약품안전처장이 품목허가 또는 변경허가를 받은 자료부터 등재 신청을 받은 의약품에 관한 특허권을 등재하여 관리하는 의약품 특허목록으로 인터넷 홈페이지(http://nedrug.mfds.go.kr)에 공개됨.

### 의약품실사상호협력기구<br>(The Pharmaceutical Inspection Convention and Pharmaceutical Inspection Co-operation Scheme, PIC/S)
의약품 제조 및 품질관리기준(GMP)과 실사의 국제 조화를 주도하는 국제 협의체로 1995년 결성됨. 미국식품의약국(FDA) 등 41개국 44개 기관이 가입되어 있으며, 한국은 2014년 5월 16일 42번째 가입국이 되었으며, PIC/S 가입을 바탕으로 향후 GMP 실사의 국가 간 상호인정협정이 체결되면 국내 의약품을 수출할 때 수입국의 GMP 실사 등을 면제받을 수 있게 됨.

### 의약품특허권
품목허가를 받은 의약품에 관한 특허권.

### 임상시험
「약사법」 및 「의약품 등의 안전에 관한 규칙」에 따라 의약품 등의 안전성과 유효성을 증명할 목적으로, 해당 약물의 약동·약력·약리·임상적 효과를 확인하고 이상반응을 조사하기 위하여 사람을 대상으로 실시하는 시험(생물학적동등성시험을 포함).

## 임상시험 전(Preclinical)

임상시험 전(Preclinical)이란 인체 내에서 임상시험 이전 단계에서 진행되는 실험으로, 약물 개발 단계에서는 약물의 효능, 안전성, 약물동력학 등을 연구하는 과정이기도 함. 이는 동물실험 등을 통해 수행됨.

## 임상시험(Clinical trial)

임상시험(Clinical trial)은 새로운 의약품의 안전성과 유효성을 검증하기 위해 환자를 대상으로 수행되는 실험으로, 이러한 임상시험은 규제 기관의 승인을 받아 진행되며 의약품의 개발 및 상업화에 있어서 매우 중요한 단계임.

## 자료제출의약품

「약사법」, 「의약품 등의 안전에 관한 규칙」, 「마약류관리에 관한 법률」 및 같은 법 시행규칙, 「희귀질환관리법」에 따른 「의약품의 품목허가·신고·심사규정」 제2조 제8호에 따른 안전성·유효성심사 자료제출의약품 및 「약사법」 및 「의약품 등의 안전에 관한 규칙」에 따른 「생물학적제제 등의 품목허가·심사 규정」(이하 "생물학적제제규정"이라 한다) 제2조제2호에 따른 자료제출의약품.

## 재협상약제

약제의 결정 및 조정 기준 제8조 제2항 제4호에 따라서 재협상하는 약제를 칭함.

## 전략(strategy)

전략(strategy)은 목표를 달성하기 위해 일련의 계획 및 행동을 수립하는 것으로, 제약 회사에서 전략은 제품 개발, 생산, 마케팅 등에 대한 계획 및 방향성을 정하는 데 중요한 역할을 함.

## 점진적으로 수정된 의약품(Incrementally modified drugs)

점진적으로 수정된 의약품(Incrementally modified drugs)은 기존의 의약품을 일부 수정하거나 개선하여 새로운 형태로 재개발한 제품을 의미하며, 이러한 수정은 효능, 용도, 제조 공정 등 다양한 측면에서 이루어질 수 있고 이를 통해 기존의 의약품의 특성을 보완하거나 경쟁력을 강화하는 것을 목적으로 함.

## 제네릭

특허가 만료된 오리지널 의약품의 카피약을 지칭하는 말로 최근 제약협회에서는 카피약 대신 제네릭을 공식용어로 사용키로 결정함.

### 제조(Manufacturing)

제조(Manufacturing)는 제약 회사에서 개발한 의약품을 대량 생산하기 위한 과정을 의미하며, 이 과정은 약물 성분을 합성하고 정제하는 과정부터 제품 생산, 포장, 검사 등을 포함함.

### 제형에 관한 특허

주사용, 경구 등 제형(제제)의 특수성 등을 이용하여 의약적 효과를 증대시키는 내용에 관한 특허.

### 조성물에 관한 특허

의약품 주성분을 조합한 복합제 또는 의약품과 첨가제의 조합을 통한 처방에 관한 특허.

### 주성분

의약품의 효능·효과를 나타낸다고 기대되는 주된 성분으로 일반적으로 의약품의 허가 사항에 주성분으로 기재되는 성분.

### 청구액

요양급여비용 총액을 의미하며, 본인부담금의 청구분을 포함함.

### 최초등재제품

약제급여목록표에 해당 투여경로·성분·함량·제형으로 최초 등재된 제품.

### 최초의 신약(First in class drug substance)

최초의 신약(First in class drug substance)은 새로운 작용 기전을 가진, 기존에 없던 처음 개발되는 약물로, 이러한 신약은 대부분의 경우 R&D 단계에서 대규모 임상시험 등의 과정을 거치며, 규제 기관의 승인을 받아야만 시장에 출시될 수 있음.

### 컨트롤(Controls)

컨트롤(Controls)은 제약 분야에서 제품의 품질과 안전성을 유지하기 위해 수행되는 통제 작업으로, 이는 제조 공정에서의 품질 관리, 검사 및 검증 절차, 위험 평가 등을 포함함.

### 퀄리티(Quality)

퀄리티(Quality)는 제품이나 서비스가 고객의 요구에 부합하는 정도로, 제약 분야에서 의약품의 품질은 해당 제품의 안전성, 효과, 안정성 등과 밀접한 관련이 있으며, 이는 규제 기관의 검증과 평가를 통해 확인됨.

### 크라우드소싱(crowd sourcing)

대중(crowd)과 외부발주(outsourcing)의 합성어로, 생산·서비스 등 기업활동 일부 과정에 대중을 참여시키는 것을 지칭함.

### 통지의약품
등재의약품의 안전성·유효성에 관한 자료를 근거로 품목허가 또는 변경허가를 신청하고, 그 신청 사실을 특허권등재자와 등재특허권자 등에게 통지한 의약품.

### 특허관계 확인서
등재의약품의 안전성·유효성 자료를 근거로 의약품등의 제조판매·수입 품목허가를 받으려는 자가 품목허가 신청시에 제출하여야 하는 등재특허권과 품목허가신청 의약품의 관계에 대한 확인서로 의약품 등의 안전에 관한 규칙 제4조 및 별지 제5호 서식으로 규정하고 있음.

### 특허권등재자
품목허가 또는 변경허가를 받은 자로서, 의약품특허권의 등재를 신청하여 특허목록에 의약품특허권을 등재받은 자.

### 틈새시장(Nichebuster) 신약
개인 맞춤형 표적지향적인 의약품으로, 전문 임상의(specialist)가 주 마케팅 대상으로서 독점력과 기술혁신성이 강한 약제를 뜻함.

### 파트너 개발 시장(Partner developed market)
파트너 개발 시장(Partner developed market)은 제품을 생산하는 제약 회사와, 해당 제품을 판매하는 지역적 파트너 간의 협력 관계로, 파트너 개발 시장은 주로 신흥 시장에서 많이 이루어지며, 지역 파트너는 해당 지역의 시장 조건과 문화에 대한 이해도가 높기 때문에 해당 시장에서의 판매에 유리함.

### 판매금지
i) 식품의약품안전처장이 등재특허권자등의 신청을 받아 통지의약품에 대하여 등재특허권자등이 통지를 받은 날로부터 9개월간 판매를 금지하는 처분 또는 ii) 식품의약품안전처장이 우선판매품목허가를 받은 의약품과 동일하고, 등재의약품과 유효성분이 동일한 의약품에 대하여 최초로 우선판매품목허가를 받은 의약품의 판매가능일로부터 9개월간 판매를 금지하는 처분.

### 포괄수가제(Diagnosis related groups, DRG)
병원경영개선을 목적으로 개발된 입원환자 분류체계로 진단명, 부상병명, 수술명, 연령, 성별, 진료결과 등에 따라 유사한 진료내용의 질병군으로 분류함. 이때 하나의 질병군을 DRG라 칭함.

### 표적(Target)
표적(Target)은 제약 회사에서 개발한 의약품이 어떤 질병 또는 증상을 치료하는 데 사용되는 분자,

세포, 조직 등을 가리키는 용어로, 이는 의약품 개발 과정에서 매우 중요한 요소 중 하나이며, 특정한 표적을 찾아 그것을 치료하는 새로운 의약품을 개발하는 것이 제약회사의 주된 목표임.

### 품목허가

약사법 제31조 제2항 및 제3항에 따라서 제조업자 등이 제조하거나 위탁제조한 의약품을 판매하려는 경우 또는 법 제42조 제1항에 따라서 수입을 하려는 경우 식품의약품안전처장에게 품목별로 신청하여 받는 제조판매·수입 품목허가

### 프로토콜(protocol)

프로토콜(protocol)은 임상시험 수행 시 어떠한 방식으로 연구가 진행되어야 하는지에 대한 계획서로, 프로토콜은 수행할 연구의 목적, 대상 환자군, 검사 방법, 임상시험의 일정, 책임 등을 명시하고, 연구 결과의 타당성과 유효성을 보장하는 역할을 함.

### 행위별수가제(Fee-For-Service)

의료기관에서 의료인이 제공한 의료서비스(행위, 약제, 치료재료 등)에 대해 서비스 별로 수가를 정하여 사용량과 가격에 의해 진료비를 지불하는 제도.

### 혁신신약

특정 질환에 대한 약의 효능이 기존에 나온 여타 약물과 구별되는 신약을 의미함.

### 협상대상제외약제

보건복지부장관이 사용량 협상 대상에서 제외하여 협상을 명하지 않는 약제를 지칭함.

### 협상등재약제

공단과의 약가협상에 의하여 약제급여목록표에 등재된 약제.

### 홍보(promotion)

홍보(promotion)는 제품 또는 서비스를 소비자에게 알리기 위해 다양한 마케팅 방법을 사용하는 것으로, 제약 분야에서는 의약품의 효능과 안전성을 알리는 광고, 판촉 활동, 제품 시료 제공 등의 방법을 사용하여 소비자의 인식과 구매 의사 결정에 영향을 미치는 것이 중요함.

### 화학제품 생산(Chemical production)

화학제품 생산(Chemical production)은 화학 물질을 대량 생산하는 것을 의미하며, 제약 회사에서는 API (Active Pharmaceutical Ingredient) 등의 화학물질을 대량 생산하여 약물 제조에 활용함.

### 희귀의약품(Orphan drug)

희귀의약품(Orphan drug)은 소규모 환자 집단을 대상으로 하는 드문 질환을 치료하는 의약품으로, 이러한 질환은 시장 규모가 작기 때문에 개발에 높은 비용이 들어가지만, 정부 지원제도나 특수 인센티브 등의 제도적 지원을 받을 수 있음. 또한 적용대상이 드물고 적절한 대체의약품이 없어 긴급한 도입이 요구되는 의약품으로, 식품의약품안전 처장이 지정하는 의약품.

# 참고문헌


- (사) 한국다국적의약산업협회. 제약산업발전과 환자접근성 향상을 위한 약가제도 개선 방안. 2016.
- 2021-22 CSR Report, 한미약품
- BIO ECONOMY REPORT, 2021, 2020년 글로벌 제약 기술거래 사례 및 M&A 동향
- Brian Klepper, 2013, Getting Beyond Fee-For-Service, Medscape Connect's Care and Cost Blog
- Clinical Development Success Rates and Contributing Factors, 2011 – 2020
- CSR과 CSV의 차이가 뭐야?. (2013.3.11.). Avaliable from: https://m.blog.naver.com/cnm_univ/140183449181
- D.S. Hsia et al., 2017, An Update on SGLT2 Inhibitors for the Treatment of Diabetes Mellitus, Current Opinion in Endocrinology, Diabetes and Obesity, 24(1);73-9.
- Diabetes Care 2021;44(10):2361–2370
- DPP-4 억제제의 비교 및 고찰, (2012.1.3.). Avaliable from: https://m.blog.naver.com/artistry/10128407326
- E. Bae, S. Park, M. Lee, 2019, Mediating Effects of Job Crafting on Relationship between Self-Leadership and Commitment to Change for Medical Representatives in a Pharmaceutical Company, Korea Lifelong Education and HRD Institute, Vol.15(2); 125-7.
- Evaluate Pharma, 2020, World Preview 2020, Outlook to 2026
- Evaluate. Avaliable from: https://www.evaluate.com/
- Farinde, 2021, Overview of Pharmacodynamics, MSD MANUAL
- Filippatos TD et al., 2014, Expert Opin Drug Metab Toxicol., 10:787-812.
- H.K. Lee et al., 2017, Unique binding mode of Evogliptin with human dipeptidyl peptidase IV, Biochemical and Biophysical Research Communications, 494(3-4);452-9.
- H.S. Im et al., 2019, The Effectiveness of Facilitation Education for Call Quality of Medical. Representative in Pharmaceutical Industry., The Korean Journal of Health Service Management., 13(4), 215-28.
- H.S. Im, 2016, Marketing and sales strategies of IMD Cilostazole, Chungang University
- H.S. Im, 2021, Marketing and sales strategies of Evogliptin to maximize effectiveness, Chungbuk National University
- Henry Kotula, 2017, Cartoon – Fee for Service Healthcare
- HIRA, 의약품 도매상 유통 구조의 문제점과 개선방안, 정책동향 2019년 13권 1호
- I-S. Choi, 2009, Two Perspectives on Facilitation in Adult Education: Learner- centered Facilitation versus Interventionist Facilitation, Andragogy Today: International Journal of Adult & Continuing Education, 12(3);103-29.
- Iqvia-institude, Biosimilars in the United States 2023 – 2027
- Iqvia-institude, Global Trends in R&D 2023
- Iqvia-institude, The Use of Medicines in the U.S. 2023
- IQVIA, 'The Global Use of Medicines 2022' DATA
- J. Kor. Soc. Health-Syst. Pharm., Vol. 31, No. 6, 1044-53 (2014)
- J.B. Cha, G.Y. Ryu, 2013, The Relationship among Internal Marketing Activities, Job Satisfaction, Organizational Commitment, and Turnover Intention in Pharmaceutical Companies -Focusing on Pharmaceutical Salespeople-, The Korean Journal of Health Service Management, Vol.7(1);69-82.
- Jongsthapongpanth et al., 2010, Spatial and sex differences in AIDS mortality in Chiang Rai, Thailand., Health &

Place, 16(6);1084–93.
- KPBMA Brief, 2020. 04. Vol. 20, 한국제약협회정책보고서
- KPBMA Brief, 2020. 12. Vol. 21, 한국제약협회정책보고서
- KPBMA, 2020. 제약바이오산업 DATABOOK 통계자료
- KPBMA, 2021. 12. 제약바이오산업 DATABOOK
- Lee et al., 2017, Biochem Biophys Res Commun., 494(3–4):452–9.
- Lee SH et al., 2018, Variability in metabolic parameters and risk of dementia: a nationwide population–based study., Alzheimers Res Ther., 10(1):110.
- Node and Inoue, 2009, Cardiovasc Diabetol, 8, 23.
- OECD, 2018, Health at a Glance 2018
- P–H. Groop et al., 2014, Linagliptin treatment in subjects with type 2 diabetes with and without mild–to–moderate renal impairment, Diabetes, Obesity and Metabolism, 16(6);560–8.
- Park J et al., 2017, Diabetes Obes Metab., 19(12):1681–7.
- PESTLE analysis(2020), Charterd Institute of Personnel and Development
- S–M. Hong et al., 2017, Efficacy and safety of adding evogliptin versus sitagliptin for metformin–treated patients with type 2 diabetes: A 24–week randomized, controlled trial with open label extension, Diabetes, Obesity and Metabolism, 19(5);654–63.
- Seung–Lai Yoo, 2020, 중앙대학교, 신약에 대한 환자의 접근성 향상을 위한 한국의 약가정책평가(2007–2018)
- Yang et al., 2013, Diabetes Obes Metab., 15;410 – 6.
- 가천대학교 산학협력단, 2019, 외국약가 참조기준 개선방안 연구
- 감성균, 2020.02.29., 약가제도 개편 무엇이 바뀌고, 어떻게 준비해야 하나, 약사공론 Available from: https://www.kpanews.co.kr/article/show.asp?page=1&idx=211278)
- 강예림, 고소희, 이종혁. 우리나라의 건강보험 약가 사후관리제도 고찰 및 발전 방안. 약학회지. 2017;61(1):55–63.
- 강희정, 보건복지포럼 2016. 건강보험제도의 현황과 정책과제
- 건강보험 행위 급여·비급여 목록표 및 급여 상대가치점수(보건복지부 고시 제2020–331호)
- 건강보험심사평가원, 2017, (보도자료) ′ 17년 상반기 건강보험 진료비 33조 9,859억 원 … 9.2% 증가
- 건강보험심사평가원, 2018, 2017년 진료비통계지표
- 건강보험심사평가원, 2018, 약제비 본인부담 차등제
- 건강보험심사평가원, 2019, 급여의약품 청구현황
- 건강보험심사평가원, 급여의약품 청구 현황(2020)
- 건강보험심사평가원, 사용범위 확대 약제 약가 사전인하제도
- 건강보험심사평가원, 상급종합병원 의료이용 현황분석 및 역할 정상화를 위한 개선방안(2019)
- 건강보험심사평가원, 신약 등 협상대상 약제의 세부평가기준
- 건강보험심사평가원. 건강보험심사평가원 10년의 이야기. 2010.
- 건강보험심사평가원. 보험약가 상환방식 연구. 2010.p53.
- 건강보험심사평가원. 사용범위 확대 약제 약가 사전인하제도. 2014
- 건강보험심사평가원. 신약 등 협상대상 약제의 세부평가기준. 2017
- 건강보험심사평가원[인터넷]. 제도안내[cited 2023 Oct 23]. Avaliable from: https://www.hira.or.kr/main.do
- 고신정, 2011, 신포괄수가 시범사업 확대...초음파 등 급여화, 의협신문. Available from: http://www.doctorsnews.co.kr/news/articleView.html?idxno=71744)
- 과학기술정보통신부,(2020.10.). 뇌혈관 투과성/향상성 조절 생체 분자 규형 및 신규 물질 개발
- 국민건강보험[인터넷]. 정책센터[cited 2023 Oct 23]. Avaliable from: https://www.nhis.or.kr/nhis/index.do
- 국민건강보험공단 공고 제2015–40호(2015.06.04), 약가협상 지침 및 사용량 약가 연동제

- 국민건강보험공단, 2020.10. 8, 공고 2020-제7호, 위험분담제 약가협상 세부운영지침
- 국민건강보험공단. 2019 노인장기요양보험통계연보. 2020.
- 국민건강보험공단. 2020 노인장기요양보험통계연보. 2021.
- 국민건강보험공단. 2021 노인장기요양보험통계연보. 2022.
- 국민건강보험공단. 2021년 건강보험 주요통계자료. 2022.
- 국민건강보험공단. 2022년도 주요국의 건강보장제도 현황과 정책동향. 2023.
- 국민건강보험공단. 약가협상 지침 및 사용량 약가 연동제. 2015.
- 국민건강보험공단. 위험분담제 약가협상 세부운영지침. 2020.
- 권진숙. (2021.6.24.): 의약품을 키우는 제약사 마케팅의 본질은 '이것'. Avaliable from:http://www.hitnews.co.kr/news/articleView.html?idxno=34653
- 김경철, 2018, 유전체, 다가온 미래 의학, 메디게이트뉴스
- 김길원. (2023.5.4.). 질병도 '화성男·금성女'…"성차의학은 맞춤치료가는 길". Avaliable from: https://www.yna.co.kr/view/AKR20230503152300518?input=1195m
- 김동영, 2019, 디지털 헬스케어, 의료의 미래 의료의 개념 자체가 바뀐다, 이달의 신기술
- 김민준. (2023.8.23.). 국내 최초 성차의학 건강증진센터를 소개합니다. Avaliable from: https://www.medifonews.com/news/article.html?no=181729
- 김병호, 2020, 문재인케어 신약 보장성 강화하려면 약가 제도 개선 필요, 매일경제. Available from: https://www.mk.co.kr/news/it/view/2020/09/988382/
- 김용주, 2021, 전국 의약품 도매업체 3천곳 넘었다, 히트뉴스
- 김은아, 2009, 고개드는 '위탁생동' 성분명처방 수순밟기?, 의협신문
- 김일중, 류왕성, 안지현, 2019, 알기 쉬운 당뇨병(약물치료를 중심으로), 한국임상고혈압학회
- 김정일. (2021.12.14.). 제약업계 ESG 경영, CSO 등 시장 투명성 강화 필요. Avaliable from: https://www.yakup.com/news/index.html?mode=view&cat=12&nid=264316
- 김정주, 2020, 제네릭 약가개편 시장 왜곡 '파장', 데일리팜. Available from: https://www.dailypharm.com/Users/News/NewsView.html?ID=271590)
- 김지영, (2018), 시뮬레이션 간호 교육에서의 촉진자(facilitator) 개념 분석, 한국간호교육학회지, 24(1), pp39-49
- 김철중. (2023.11.27.). 질병도 남녀유별... 남성이 여성보다 심근경색 3배 많다. Avaliable from:https://www.chosun.com/culture-life/health/2021/06/24/G3YQSVH5YZA73P5KWTXYQ5EBF4/?utm_source=naver&utm_medium=referral&utm_campaign=naver-news
- 김혜린, 이재현. 사용량·약가 연동제 시행 주요 외국의 현황 조사·연구. 한국보건의료기술평가학회지. 2013;1:61-8.
- 김혜린. OECD 국가 대비 우리나라의 신약 가격수준 비교분석. 성균관대학교 일반대학원. 2015.
- 김혜진, (2021), Glucagon-Like Peptide 1 수용체작용제 최신지견, 한국당뇨병학회, 22(2) 126-33
- 김혜진. (2023.4.5.). 성별 특성 연구로 맞춤의료·정밀의료 앞당긴다. Avaliable from: https://www.kyosu.net/news/articleView.html?idxno=102927
- 나병수, 김재영, 2020, 신약의 기술이전 최적시기 결정 문제-바이오텍의 측면에서, 지식경영연구
- 낯선 인포그래픽 마케팅? 1위 '리피토'만의 자신감, (2016.1.13.). Avaliable from: https://blog.naver.com/wiviwivi/220595862060
- 뉴스더보이스헬스케어[인터넷]. 생동시험 약가차등제 확정...예정대로 7월 시행[cited 2023 Oct 23]. Avaliable from: http://www.newsthevoice.com/
- 당뇨병 진단기준 및 위험인자, (2022.6.27.). Avaliable from:https://blog.naver.com/grbubuim/222790859000
- 당화혈색소를 떨어뜨리는 방법, (2024.1.1.). Avaliable from:https://cafe.naver.com/healthnhealing/49858
- 대웅제약, 국내 첫 펙수클루 심포지엄 'WE are the ONE' 개최, (2922.7.7.), 대웅제약 뉴스룸. Avaliable from: https://newsroom.daewoong.co.kr/archives/14302

- 대한고혈합학회. Korea Hypertension Fact Sheet 2022. Clinical Hypertension (inpress). p.25.
- 대한의사협회 의료정책연구소, 2020, 주요국 의원급 의료기관 진찰료
- 데일리팜[인터넷]. [2020 10대뉴스] ④제네릭 약가개편 시장 왜곡 '파장'[cited 2023 Oct 23].
- 매일경제[인터넷]. 문재인케어 신약 보장성 강화하려면 약가 제도 개선 필요[cited 2023 Oct 23].
- 맹호영, (2023.7.7.) "의약품 광고규제, 소비자 알 권리 침해해선 안된다". Avaliable from: http://www.hitnews.co.kr/news/articleView.html?idxno=46494
- 문초혜, 국내외 희귀의약품 개발 관련 정책적 지원제도 및 시장 동향, Weekly KDB Report 2021. 10. 12
- 문한림. (2020.8.25.). 롤러코스터 탄 '이레사'...실패를 되돌려 성공한 신약개발법. Avaliable from: http://www.hitnews.co.kr/news/articleView.html?idxno=19230
- 박선혜. (2023.12.6.). 비만약 급여화 추진, 제2의 탈모약 이슈 되지 않으려면. Avaliable from: http://www.monews.co.kr/news/articleView.html?idxno=328434
- 박성은, 2021, [정밀의료의 미래] ① 의료 AI의 꽃 정밀의료, 어디까지 왔나, Ai타임즈
- 보건복지부 보도자료, 2013.9.16. 사용량-약가 연동제 등 약가 사후관리 개선
- 보건복지부 보도자료, 2016.7.7. 약가 개선·의료기기 신속 제품화로 글로벌 시장진출
- 보건복지부 보도자료, 2019.3.28. 제네릭 의약품 약가제도 개편방안
- 보건복지부 보도자료, 2019.7.2. 건강보험 보장성 강화대책 2년간의 성과 및 향후 계획
- 보건복지부. OECD Health Statistics 2020. 2020.
- 보건복지부. 건강보험 행위 급여·비급여 목록표 및 급여 상대가치점수. 2020.
- 보건복지부. 사회보장제도 노인건강분야 기본평가. 2016.
- 보건복지부. 약제의 요양급여대상여부 등의 평가기준 및 절차 등에 관한 규정 일부개정규정(안). 2016.
- 보건복지부[인터넷]. 「OECD 보건통계 2022」로 보는 우리나라 보건의료 현황[cited 2023 Oct 23]. Avaliable from: https://www.mohw.go.kr/react/index.jsp
- 보건복지부[인터넷]. 2019년 하반기부터 제네릭 의약품 차등 보상 제도 실시[cited 2023 Oct 23]. Avaliable from: https://www.mohw.go.kr/react/index.jsp
- 보건복지부[인터넷]. 건강보험 보장성 강화대책 2년간의 성과 및 향후 계획[cited 2023 Oct 23]. Avaliable from: https://www.mohw.go.kr/react/index.jsp
- 보건복지부[인터넷]. 약가 개선·의료기기 신속 제품화로 글로벌 시장창출[cited 2023 Oct 23]. Avaliable from: https://www.mohw.go.kr/react/index.jsp
- 보건복지포럼. 건강보험제도의 현황과 정책과제. 2016.
- 생명공학정책연구센터, 2017, 미국 내 바이오시밀러 출시, 최대 6개월 단축 전망
- 생명공학정책연구센터, 2020, 글로벌 제약산업 2020년 프리뷰 및 2026년 전망
- 서진우, 2019, 美FDA `입성`하는 국산 희귀의약품, 매일경제
- 성재영, 2019, "국내 손 습진환자, 겨울철에 가장 많아", 메디팜뉴스
- 송재훈, 2020, 건강보험 진료비 중 약품비 비중 하락, 23%대 근접, 의약뉴스. Available from: http://www.newsmp.com/news/articleView.html?idxno=207420
- 식약처 보도자료, 2020, 2019년 국내의약품 시장규모 전년대비 5.2% 증가, 식품의약품안전처
- 식약처 보도참고자료, 2020, 코로나19 상황에서도 임상시험 지속 증가, 식품의약품안전처
- 식약처 신속심사과, 해외 주요국 신속심사 사례집 2021,10
- 식품의약품안전처 보도자료(2019.4.15. 배포)
- 식품의약품안전처, 2014, 동등생물의약품 평가 가이드라인
- 식품의약품안전처, 2015, 의약품 허가특허연계제도 해설서
- 식품의약품안전처, 2015, 의약품허가-특허연계제도이해 및 대응과정
- 식품의약품안전처, 2017, 생물학적동등성시험 심사자료 평가시 일반적 고려사항

- 식품의약품안전처, 2017, 의약품 기준 및 시험방법 심사자료 평가시 일반적 고려사항
- 식품의약품안전처, 2017, 의약품 안전성유효성 심사자료 평가시 일반적 고려사항
- 식품의약품안전처, 2017, 의약품 재심사자료 평가시 일반적 고려사항'
- 식품의약품안전처, 2017, 의약품 품목허가·심사 절차의 이해
- 식품의약품안전처, 2017, 의약품 허가, 심사 절차의 이해. 의약품 가이드북 시리즈1
- 식품의약품안전처, 2017, 의약품의 위해성 관리 계획 평가시 일반적 고려사항
- 식품의약품안전처, 2018, 동등생물의약품 허가 및 심사를 위한 질의응답집(민원인 안내서)
- 식품의약품안전처, 2018, 의약품 재평가 실시에 관한 규정 가이드라인(민원인안내서)
- 식품의약품안전처, 2018, 제형군별등 사전 GMP 평가 운영지침(공무원 지침서)
- 식품의약품안전처, 2021.4.7., 의약품동등성시험 가이드라인
- 식품의약품안전처, 2021.6.9., Guidance on Good Manufacturing Practices for Medicinal Products
- 식품의약품안전처, 보건복지부 부처합동 보도자료(2019.11.22. 배포)
- 식품의약품안전처. 의약품 허가, 심사 절차의 이해. 의약품 가이드북 시리즈 1. 2017.
- 식품의약품안전처고시, 2020, 제2020-36호, 의약품의 품목허가·신고·심사 규정.
- 식품의약품안전청, (2012.10). 고령자를 대상으로 하는 임상시험 평가 가이드라인.
- 식품의약품안전청, (2012.2) 간질환 환자에 대한 의약품 적정사용 정보집.
- 식품의약품안전평가원, 2015, 의약품 품목허가 및 신고 해설서
- 신광수, 박교준, 박하영. 정부의 '약가제도 개편 및 혁신형 제약기업 지원' 정책의 효과성 연구. 한국보건경제정책학회. 2020;26(1):1-39.
- 신성태, 2007, 성분명 처방제의 문제점, 대한내과학회지, 제73권 부록2호
- 신성태. 성분명 처방제의 문제점. 대한내과학회지. 2007;73(2):854-6.
- 신은진. (2023.2.7.). 매일 털어넣는 10개의 약… 처방이니 괜찮다? Avaliable from:https://health.chosun.com/site/data/html_dir/2023/02/07/2023020702006
- 신주영, 정선영, 박병주. (2010), 의약품 오프라벨사용과 근거중심의사결정, 약물역학위해관리학회지, 3(1), pp1-6
- 약사공론[인터넷]. 약가제도 개편 무엇이 바뀌고, 어떻게 준비해야 하나,[cited 2023 Oct 23]. Avaliable from: https://www.kpanews.co.kr/
- 어윤호. (2024.1.26.) 급여 앞둔 신장병 신약 '케렌디아' 종병 랜딩 시작. Avaliable from: https://www.dailypharm.com/Users/News/NewsView.html?ID=308270&REFERER=NP
- 없어서 못 파는 비만주사 GLP-1, DGB금융그룹, 2023.4
- 오수진, 2014, 신약개발과정에서의 약물대사 연구, 국가신약개발재단
- 오우용 외, 2017, 임상시험의 in silico 기법을 활용한 약물요법 평가 구축, 식품의약품안전평가원
- 웨인 조나스(추미란 옮김), 2019, 환자 주도 치유 전략: 현대의학, 다시 치유력을 말하다., 동녘라이프
- 유미영. 신약 등의 경제성평가 활용과 약가제도 변화. 병원약사회지. 2014;31(6):1044-53.
- 유승래. 신약에 대한 환자의 접근성 향상을 위한 한국의 약가정책평가(2007-2018). 중앙대학교. 2020.
- 윤나경, 강민구, 2019, 한국 의약품 부작용 보고제도에 관한 고찰, 대한약국학회지
- 윤누리, Trend Focus, 제2형 당뇨병 치료제 최신 동향, 서울대학교 약제부
- 윤새롬. (2023.2.1.). 제2형 당뇨병 치료제 'SGLT2 억제제', 장점과 주의사항은? Avaliable from:
- 의료정책연구원. 2020년 기준 주요국 의원급 의료기관 진찰료 수준 비교. 2020.
- 의약뉴스[인터넷]. 건강보험 진료비 중 약품비 비중 하락, 23%대 근접[cited 2023 Oct 23]. Avaliable from: http://www.newsmp.com/
- 의약품안전나라(https://nedrug.mfds.go.kr)
- 의학신문[인터넷]. 내년도 의원급 초진진찰료 330원 오른다[cited 2023 Oct 23]. Avaliable from: http://www.bosa.co.kr/
- 의협신문[인터넷]. 신포괄수가 시범사업 확대...초음파 등 급여화[cited 2023 Oct 23]. Avaliable from: https://www.

doctorsnews.co.kr/
- 이도희, 박정산, 왕현선, (2018), 리더십, 사회적책임과 직무만족도 간의 관계에서 임파워먼트의 매개효과 검증, 재무와 회계정보저널. 18(4). pp1-23
- 이상훈, (2023.11.2.) 종근당, 고혈압 치료제 '텔미트렌' 축소 제형 출시. Avaliable from: https://www.yakup.com/news/index.html?mode=view&cat=12&nid=287103
- 이상훈, (2023.11.9.). 종근당, 이상지질혈증 치료제 '리피로우' 제형 축소 리뉴얼 출시. Avaliable from: https://www.yakup.com/news/index.html?mode=view&cat=12&nid=287337
- 이영재. (2020.5.25.). 침묵의 살인자' 고혈압…이젠 복합제 대세. Avaliable from: https://www.doctorsnews.co.kr/news/articleView.html?idxno=134701
- 이원식, 2014, 신약 등재 절차 줄이고 복합제 약가산정 개선, 보건뉴스
- 이은희. 위탁/공동 생물학적동등성 시험 제도 변화가 제네릭의약품 시장에 미치는 영향. 충북대학교 대학원. 2023.
- 이의경, 2013, 우리나라와 OECD 국가의 약가비교, 제25회 한국보건행정학회 학술대회
- 이재원, 2020, 내년도 의원급 초진진찰료 330원 오른다, 의학신문. Available from: http://www.bosa.co.kr/news/articleView.html?idxno=2127959.
- 이정환, 2015, 서울아산병원, 기초연구·임상시험 역량 높인다, 의협신문
- 이종운, 2013, "연구개발력 포함한 종합적 지식융합 필요", 약업신문
- 이종혁, 방준석. 우리나라 건강보험의 위험분담제도가 재정 및 환자접근성에 미친 영향. 한국임상약학회지. 2018;28(2):124-30.
- 이태진 외, 2014, 제약산업정책의 이해, 한국보건산업진흥원
- 이한영, 2021, 기업들 너도나도 ESG 경영, 왜 중요한가?, 우리문화신문
- 이현주, 2019, 미국서 맥 못추는 특허만료 약, 국내는 스테디셀러, 메디칼업저버
- 임형석, 2014, 신약개발에서 1상 임상시험의 역할, 국가신약개발재단
- 임형석, 2014, 약동-약력학 모델링과 신약 개발, 국가신약개발재단
- 임형석, 2015, DRUG DESIGN DEVELOPMENT AND THERAPY
- 임형석, 2015, PHARMACOGENETICS AND GENOMICS
- 장수현, 장선미. 동일성분 동일가격 정책이 특허만료 의약품 시장의 가격경쟁에 미치는 영향. 보건경제와 정책연구. 2022;28(3):29-50.
- 장하은. (2020.5.28.). 동아제약 "지속가능한 성장 위해 윤리경영 강화". Avaliable from: https://www.whitepaper.co.kr/news/articleView.html?idxno=193836
- 정재철, 2012, 건강보험료 부과체계의 문제점과 개선방안, 민주정책연구원
- 채민정, (2021.6.30.) 내 고객이 누군지 안다는 자만, 실패의 첫걸음. Avaliable from: http://www.hitnews.co.kr/news/articleView.html?idxno=34826
- 채민정, 2019, 특허만료 리피토를 두고 선택한 화이자의 대단한 모험, 히트뉴스
- 청년의사[인터넷]. Avaliable from: http://www.docdocdoc.co.kr
- 최봉선, 2017, '마일스톤'이란? 친절한 한미약품, '신뢰경영' 실천, 메디파나뉴스
- 최상운, 2013, 신약개발을 위한 또 하나의 전략, Drug Repositioning, 국가신약개발재단
- 최윤섭, 2016, 자체 임상시험하고, 의료기기 직접 만들고, 참여하는 환자들의 혁신, 최윤섭의 헬스케어 이노베이션
- 최윤섭, 2018, 의료인공지능, 클라우드라인
- 최윤섭, 2019, 미래 2030-디지털 기술이 여는 의료의 미래, 한국정보화진흥원 정책본부 미래전략센터
- 최윤수. (2023.6.26.). 글로벌 당뇨병 치료제 절반 이상이 주사제 …국내는 아직까지 '경구제' 선호. Avaliable from: https://www.yakup.com/news/index.html?mode=view&nid=282974
- 한국다국적의약산업협회, 2016, 제약산업발전과 환자접근성 향상을 위한 약가제도 개선 방안
- 한국보건경제정책학회, 2020, 정부의 '약가제도 개편 및 혁신형 제약기업 지원' 정책의 효과성 연구, vol.26, no.1, pp. 1-39.

- 한국보건사회연구원, 2014, 제222호, 보건복지 Issue & Focus
- 한국보건사회연구원, 2019, 사회보장제도 노인건강분야 기본평가
- 한국보건사회연구원. 보건복지 Issue & Focus. 2014.
- 한국보건산업진흥원, 2014, 의료자원 통계 핸드북
- 한국보건산업진흥원, 미국 ANDA 허가제도에 따른 의약품 특허 침해 사례 분석 연구, 2013
- 한국보건산업진흥원, 보건산업브리프, Vol 314, 2020.9.18.
- 한국보건산업진흥원. 한국제약협회정책보고서. 2016.
- 한국수출입은행 해외경제연구소, 2017, 세계 의약품 산업 및 국내산업 경쟁력 현황: 바이오의약품 중심
- 한국의약품안전관리원(https://www.drugsafe.or.kr)
- 한국인 이상지질혈증의 역할(이상지질혈증 진료지침 제5판), (2023.3.). Avaliable from: https://blog.naver.com/sjloveu2/223042525302
- 한국임상약학회지, 2018. 제28권 제2호 124-130
- 한국제약바이오협회, 2020, 한국제약바이오협회 정책보고서 vol. 20
- 한국제약바이오협회, http://www.kpbma.or.kr/
- 한국제약바이오협회. 제약바이오산업 DATABOOK 통계자료. 2020.
- 한국제약바이오협회. 한국제약협회정책보고서. 2016.
- 한국제약바이오협회. 한국제약협회정책보고서. 2020
- 한민규 외, 2017, 유전체·Health-ICT 융합 기반 정밀의료 기술개발, 한국과학기술기획평가원
- 허성규, 2021, 지난해도 의약품 도도매 비중 증가··· 단계별 거래서 '36.9%', 메디파나뉴스


## 단행본


- (사)대한약학회 병태생리학분과학회, 병태생리학 요약집 2017, 군자출판사
- 2022 고혈압 FACT SHEET
- 2022 제약바이오산업 DATABOOK
- 2023 BiolNdustry 산업동향 보고서, 국가생명공학정책연구센터
- 2023 당뇨병 진료지침 전문
- 2023 생명공학백서, 과학기술정보통신부
- 김응빈. 생물학의 쓸모. 길벗출판, 2023.
- 대한당뇨병학회, 2021, 당뇨병 진료지침
- 이재홍 외. 알기쉬운 건강보험론. 수학사; 2022.
- 이태진 외. 제약산업정책의 이해. 한국보건산업진흥원; 2014.
- 제약산업학 교재 편찬위원회, 2013, 제약산업학, 명지출판사
- 임형식. 의약품 인허가의 현장. 내하출판사; 2020.
- 임형식. 제약바이오산업의 실무. 군자출판사; 2022.
- 임형식. 제약바이오산업현장. 내하출판사; 2018.
- 임형식. 제약영업마케팅의 현장. 내하출판사; 2020.
- 임형식. 자신만만 건강보험 약가정책. 군자출판사, 2023.
- 김응빈, 생물학의 쓸모, 길벗출판사, 2023.
- 전주홍. 역사가 묻고 생명과학이 답하다. 지상의 책, 2023.
- 한국보건산업진흥원. 의료자원 통계 핸드북; 2014.
- 한국제약바이오협회. 제약바이오산업 DATABOOK; 2022.